眼科学病例精粹

Ophthalmology Pearls

注　意

医学在不断进步。虽然有关安全问题的注意事项必须遵守，但是由于新的研究和临床经验在不断拓宽我们的知识，在治疗和用药方面做出某些改变也许是必需的或适宜的。建议读者核对所开每种药品生产厂商的最新产品信息，确认推荐剂量、服药方法、时间和禁忌证。决定患者服药剂量和最佳治疗方式的责任在实施治疗的医师，即有赖于其个人经验和对每位患者的了解。出版商和著者对可能引起的人身或财产的任何损伤和（或）损失，不承担任何责任。

出版者

眼科学病例精粹

Ophthalmology Pearls

主　编　JANICE A. GAULT

主　译　梁仲琪

副主译　高　洁　孙玉兰

主　审　吴寿岭

北京大学医学出版社

Peking University Medical Press

Ophthalmology Pearls
JANICE A. GAULT
ISBN-13：978-1-56053-498-3
ISBN-10：1-56053-498-2

Authorized Simplified Chinese translation from English language edition published by the Proprietor.
978-981-259-969-8
981-259-969-X

Elsevier (Singapore) Pte Ltd.
3 Killiney Road，#08-01 Winsland House I，Singapore 239519
Tel：(65) 6349-0200，Fax：(65) 6733-1817
First Published 2008
2008 年初版

北京市版权局著作权合同登记号：图字：01-2007-2684

图书在版编目（CIP）数据

眼科学病例精粹/（美）高尔特（Gault，J. A.）主编；梁仲琪主译．—北京：北京大学医学出版社，2007

书名原文：Ophthalmology Pearls

ISBN 978-7-81116-340-7

Ⅰ．眼… Ⅱ．①高… ②梁… Ⅲ．眼科学-病案-汇编 Ⅳ．R77

中国版本图书馆 CIP 数据核字（2007）第 136401 号

眼科学病例精粹

主　　译： 梁仲琪
出版发行： 北京大学医学出版社（电话：010-82802230）
地　　址：（100083）北京市海淀区学院路 38 号 北京大学医学部院内
网　　址： http://www.pumpress.com.cn
E - mail： booksale@bjmu.edu.cn
印　　刷： 北京佳信达艺术印刷有限公司
经　　销： 新华书店
责任编辑： 马联华　田国宝　**责任校对：** 杜悦　**责任印制：** 郭桂兰
开　　本： 889mm×1194mm　1/32　**印张：** 12.75　**字数：** 346 千字
版　　次： 2008 年 1 月第 1 版　2008 年 1 月第 1 次印刷
书　　号： ISBN 978-7-81116-340-7
定　　价： 98.80 元

著者名单

Lawrence M. Buono, MD
Assistant Professor of Ophthalmology, Duke University Eye Center, Duke University, Durham, North Carolina

Hakan Demirci, MD
Fellow, Oncology Service, Wills Eye Hospital, Philadelphia, Pennsylvania

Airaj Fasiuddin, BA
Oncology Service, Wills Eye Hospital, Philadelphia, Pennsylvania

Rod Foroozan, MD
Instructor of Ophthalmology/Neuro-ophthalmology, Cullen Eye Institute, Baylor College of Medicine, Houston, Texas

Suzanne Freitag, MD
Assistant Professor of Ophthalmology, Boston University School of Medicine; Director of Oculoplastic and Facial Cosmetic Surgery, Department of Ophthalmology, Boston University Medical Center, Boston, Massachusetts

Janice A. Gault, MD
Assistant Surgeon, Cataract and Primary Eye Care Service, Wills Eye Hospital; Clinical Instructor, Thomas Jefferson University Hospital, Philadelphia, Pennsylvania

Tehmina Haque, MD
Clinical Instructor, Cataract and Primary Eye Care Service, Wills Eye Hospital, Philadelphia, Pennsylvania

Silke Heinisch, BS
Oncology Service, Wills Eye Hospital, Philadelphia, Pennsylvania

Ekaterini C. Karatza, MD
Pediatric Ophthalmologist, Fellow in Ocular Oncology, Wills Eye Hospital, Philadelphia, Pennsylvania

Vera O. Kowal, MD
Clinical Assistant Professor, University of South Dakota, Vermillion, South Dakota; Black Hills LASIK Center, Rapid City, South Dakota

Brian P. Marr, MD
Assistant Surgeon, Wills Eye Hospital; Oncology Service, Wills Eye Hospital, Philadelphia, Pennsylvania

Arman Mashayekhi, MD
Fellow, Oncology Service, Wills Eye Hospital, Philadelphia, Pennsylvania

Miguel A. Materin, MD
Oncology Service, Wills Eye Hospital, Philadelphia, Pennsylvania

Mark Nelson, MD
Retina Service, Wills Eye Hospital, Philadelphia, Pennsylvania

Michele Piccone, MD
Assistant Surgeon, Wills Eye Hospital; Oncology Service, Wills Eye Hospital, Philadelphia, Pennsylvania

Peter J. Savino, MD
Director of Neuroophthalmology, Wills Eye Hospital; Professor of Ophthalmology and Neurology, Thomas Jefferson University Hospital, Philadelphia, Pennsylvania

Abdallah E. Shelil, MD
Fellow, Oncology Service, Wills Eye Hospital, Philadelphia, Pennsylvania

Carol L. Shields, MD
Professor, Jefferson Medical College, Thomas Jefferson University Hospital; Attending Surgeon, Wills Eye Hospital; Oncology Service, Wills Eye Hospital, Philadelphia, Pennsylvania

致　　谢

感谢 Wills 眼科医院视听部和 Irving Raber 博士。

译校者名单

主　　译　梁仲琪
副 主 译　高　洁　孙玉兰
主　　审　吴寿岭
译校人员　（按姓氏笔画为序）
于春红　王　彬　卢爱东　孙玉兰　刘晓玲
李二军　李金涛　李春江　高　洁　徐贺玲
梁仲琪

译 者 前 言

近年来，眼科学在国际上有了飞速的发展，对很多眼科疾病有了新的认识。近 20 年来，在我国改革开放的新形势下，国内外眼科学界的交流不断加强，我国眼科医生的学术技术水平有了长足的进步，在检测手段和诊疗技术方面都有很大提高。同时，患者对眼科医生的要求也在提高。因此我国眼科医生需要不断学习，开阔眼界，掌握新知识，新技术，以满足广大患者的需求，并使我国的眼科事业继续向前发展，达到国际先进水平。

《眼科学病例精粹》一书是由美国费城 Wills 眼科医院和托马斯·杰弗逊大学医院的 GAULT 博士主编的，著者收集了大量的临床病例，既包括常见的，也包括罕见疑难的，从症状体征、检查诊断到病因分析及治疗方法等都有详尽描述，因此对于临床眼科医生来讲，本书有很强的实用性，是一本难得的好书。

为此我们组织了多名中青年眼科技术骨干翻译了此书，并对书中的疑点、难点进行了讨论，力求忠实原文，但由于水平和时间有限，难免存在不足之处，敬请同仁们不吝赐教。

谨以此书献给我的父亲，将毕生精力献给我国眼科事业发展的梁绍造教授。

梁仲琪

2007 年 2 月

著 者 前 言

《眼科学病例精粹》一书沿用“临床医学病例精粹”系列丛书的编排方式，通过描述92例病种广泛的患者的病情，以富于挑战性的方式帮助临床医师明确病例的重要方面、得出诊断并制订最后的治疗方案。每个病例都有讨论部分，即针对患者的所有异常逐条进行分析，并对病例的独特之处进行重点讨论。每个病例的最后部分是“临床要点”，即将最重要的诊断和治疗要点列出，并以文本框的形式突出。

本书采用这种编排方式的目的是：使学习材料以真正的以患者为导向的方式表述。标准的教科书通常不会描述得出疾病诊断的实际步骤，而在临床实践中，本书这种相似的、颇具考验意味的场景比比皆是。本书提供的这些非常有价值的信息是别处没有的。相信医学生、住院医师和有经验的临床医师都会从中受益。我希望《眼科学病例精粹》可以证明其适用范围和利用价值，并且在这个领域中占有主要的一席之地。

Janice A. Gault，MD

目　　录

病例 1　新生儿上睑下垂

Ekaterini C. Karatza 和 Janice A. Gault

一位母亲主诉她 6 周大的孩子眼睑下垂。

眼科检查

当眼睑被提起时，患儿双眼能够“注视并跟随”。但试图保持“下颏上抬”的注视姿势。双眼提上睑肌功能缺陷，无眼睑皱褶，眼球转动及同向运动正常，“Bell 征阳性”。眼睑无肿块，双眼睑裂高度为 4mm，上睑缘至角膜映光点距离为 2mm。双眼睫状肌麻痹后验光结果为+1.5D。其余检查正常。这种情况自出生时即存在。根据记录，患儿父亲幼时做过眼睑手术，但手术时间不祥。

问题

诊断是什么？

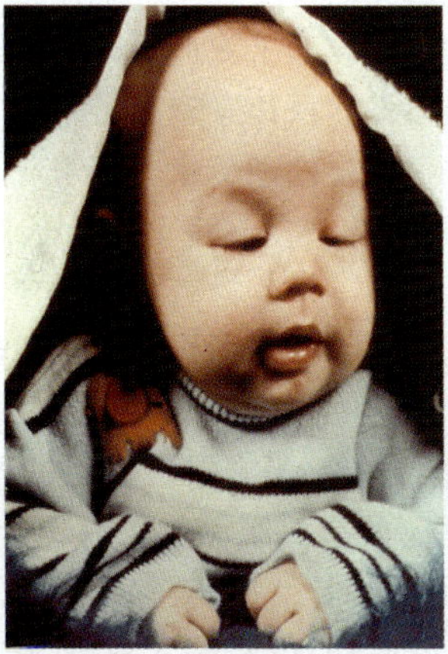

眼睑下垂且无眼睑皱褶。

诊断

上睑下垂。

讨论

上睑下垂根据发病年龄主要分为先天性和后天性两种。先天性上睑下垂是一种相对常见的组织结构缺陷，可为单侧或双侧上睑下垂。病理上可见提上睑肌的肌纤维发育障碍伴脂肪组织浸润，因此，称之为肌源性上睑下垂。

上睑下垂的病情可以是轻微的，也可遮蔽瞳孔而影响视轴，从而引发许多临床和社会问题，包括双眼屈光参差、弱视、斜视、不正常的头后仰和下颏上抬姿势而影响患儿的运动发育，也可影响患儿容貌外形而不利于社会交往。儿童期上睑下垂最严重的并发症是弱视，上睑下垂本身几乎不导致视力丧失，但可导致弱视，这主要是由于上睑下垂的患儿更容易产生屈光不正，如眼睑位置异常引起散光。上睑下垂整复后散光可以改善。另外，上睑下垂可以掩盖眼位不正，从而可以导致弱视。

采集有关上睑下垂起病的完整病史是必要的。父母亲告知，患儿上睑下垂出生时即存在。儿童期的照片可提供证明眼睑位置异常，从而证实临床上对先天性发病的怀疑。先天性上睑下垂往往有家族倾向，所以家族史必须被问及。例如小睑裂综合征是一种常染色体显性遗传病，可表现为：眦距过远（宽的内眦间距），反向内眦赘皮（自上下睑延伸的皮肤皱褶）及严重的上睑下垂。上睑下垂的检查对确定合适的治疗方案很重要，具体的检查主要包括：视力测定，眼球运动，瞳孔是否被遮盖，以及裂隙灯检查除外角膜暴露（因为眼睑上提后会加重角膜暴露）。确定是否需要手术及最适当的术式，还要考虑患儿的年龄，是单侧还是双侧眼受累，有无异常头位存在（abnormal head posture，AHP），开睑和闭睑能力的评价，还要准确测量睑裂（palpebral fissure，PF）的垂直高度及上睑缘至角膜中心映光点的距离（margin-reflex distance，MRD），对于上睑下垂来讲，后者比前者要敏感。MRD的正常值约为4～5mm。确定提上睑肌功能（levator function，LF）是一项最重要的测量，有助于确定采取哪种手术方式来矫正上睑下垂。具体的测量方法为测量者固定额肌以防止因额肌力量引起的眼睑被动抬高的可能，同时，测量患儿从用力向下注视到用力向上注视时上眼睑移动的距离。对于不能用上述方法测量提上睑肌功能的婴幼儿来说，Iliff征是一个检验提上睑肌功能的良好指标，对于提上睑肌功能不良或缺失的儿童，将其上睑翻转，眼睑不能自动回复到原来的正常位置。还要记录眼睑皱褶的高度和轮廓，典型的先天性上睑下垂患者没有眼睑皱褶，检查向下注视时有否出现兔眼征很重要，亦应记录有无Bell现象。

儿童上睑下垂可以通过手术治疗以提高视力和美化外表。眼睑手术是惟一的治疗方法，尽管无年龄限制，但一般常推迟到2～4岁。主要因为先天性上睑下垂一般不会发展，随着面部发育可能会有轻度改善，除非问题比较严重，例如患者可能采取下颏上抬的姿势。轻度的上睑下垂通常不需要手术，但是患者早期进行定期眼科检查对于防止形成无法治疗的弱视的严重后果很重要。上睑下垂的儿童要检查和治疗弱视、屈光不正和斜视。如果在儿童期不早期治疗弱视，弱视将持续一生；如果伴随斜视，眼睑位置可能被影响，要先行眼肌手术，同时也要做外眼运动检查以排除双侧提上睑肌麻痹所致的上睑下垂。先天性纤维化患者存在提上睑肌功能缺陷及眼球运动障碍，常伴有下颏上抬头位，各方向的强迫转动试验阳性，手术的目的是通过双眼下直肌后退和额肌悬吊保持头正位。

上睑下垂手术通常在全麻下进行。手术风险包括感染、出血和视力下降。每个病例都要求医生根据经验和能力仔细地评估，选择最合适的手术方式。一般来说，对于肌力在4mm或以上的提上睑肌发育不良的上睑下垂患者，可经设计好的眼睑皱褶切口（经皮肤）施行外路的提上睑肌缩短手术。根据术前上睑下垂程度确定手术切除量（不固定），一般根据具体手术实践和术者手术经验确定合适的手术切除量。对于轻度的上睑下垂患者，少数医师仍选择结膜入路，相对简单快速的结膜-

Müller 肌切除术，大部分医生选择结膜- Müller 肌切除而不选择早期的睑板-结膜- Müller 肌部分切除术，即 Fasanella - Servat 术式，后者因睑板被去除而受到质疑，而且没有证据表明该术式与其他术式相比在维持眼睑稳定性方面有何不同。对于严重的上睑下垂，当提上睑肌肌力很弱时，使用结缔组织、硅胶带或不可吸收的缝线，从眉弓处悬吊眼睑，以便前额肌肉可协助提起上睑，这种术式被称作额肌悬吊术，即沿睑板前缘放置悬吊物，而后在轮匝肌下穿过缝合于眉弓之上，利用额肌收缩协助提高眼睑。一些医生使用 Supramid 缝线，虽然这种缝线可再吸收而导致矫正不足，但患儿很少会有炎症反应和肉芽肿形成。硅胶带是另一种替代物，易于使用，可调整，并有很好的组织相容性。因为不会产生什么不良结果，对于儿童来说是很好的材料，可以作为“桥梁”过渡，直到病人能承受自身阔筋膜额肌悬吊修复上睑下垂。

所有上睑下垂手术共有的一个缺点是：不能同时满足完美外观和功能恢复。虽然改善眼睑下垂十分有效，但眼睑对称可能不会很完美，一些病例可能需要不止一次手术。

对于严重的上睑下垂，特别是术后可能出现暴露性角膜病变的患者来讲，手术治疗是一个挑战，上睑下垂修复可以导致兔眼征。保留轻度矫正不足可较好的避免角膜暴露。幸运的是，兔眼征很少长期存在，因为角膜似乎能对轻度的角膜暴露进行调整，特别是儿童患者。

对于提上睑肌功能缺失而以下颏上抬姿势试图视物的患儿，弱视并没有发生，需进行额肌悬吊术以借助额肌力量来提高眼睑，并嘱患儿父母随着面部发育可能需要再次手术，而且美容效果不会十分理想，同时注意夜间可能需要润滑剂以防止暴露性角膜病变。

临 床 要 点

1. 先天性上睑下垂的患者提上睑肌功能低下，可为单侧或双侧，可以是不对称的。伴有上直肌功能低下的占15%。在有些儿童，眼睑的位置受口腔运动的影响，如进食，这种情况称为 **Marcus Gunn** 下颌-瞬目综合征。
2. 对于儿童新发的上睑下垂，要注意以下几种疾病的可能性：重症肌无力、横纹肌肉瘤、**Horner** 综合征和动眼神经麻痹。神经纤维瘤和血管瘤也可引起机械性上睑下垂。
3. 先天性上睑下垂是静止性的，随儿童的面部特征发育可有所改善。眼睑手术可在任何年龄施行，但通常推迟到2~4岁，以达到更好的整容和功能效果。

（卢爱东译　梁仲琪校）

参 考 文 献

1. Wagner RS, Mauriello JA Jr, Nelson LB, et al. Treatment of congenital ptosis with frontalis suspension: a comparison of suspensory materials. Ophthalmology 1984; 91: 245 - 248.
2. Hornblass A. Kass LG. Ziffer AJ. Amblyopia in congenital ptosis. Ophthal Surg 1995; 26: 334.

病例 2 LASIK 术后视力减退

Vera O. Kowal

患者女性，28 岁，LASIK 手术 3 年后视力逐渐减退，手术前屈光不正：右眼为 −2.75S−2.50C×20，左眼为 −4.00S −2.50C×75。术前测定角膜厚度为：右眼 486μm，左眼 490μm。总切削深度为：右眼 45μm，左眼 51μm。微型角膜刀切削板层瓣厚度为 160μm。

体格检查

裸眼视力：右眼 20/40，左眼 20/100。最佳矫正视力为：双眼 20/20。显然验光：右眼 −1.50×50，左眼（+0.50～3.00）×145。术后双眼未见明显异常，鼻侧为蒂的 LASIK 角膜瓣愈合良好，清楚分界面。其他眼科检查未见明显异常。

实验室检查发现

术后角膜厚度测定为右眼 453μm，左眼 440μm。

问题

什么原因导致视力减退？诊断是什么？

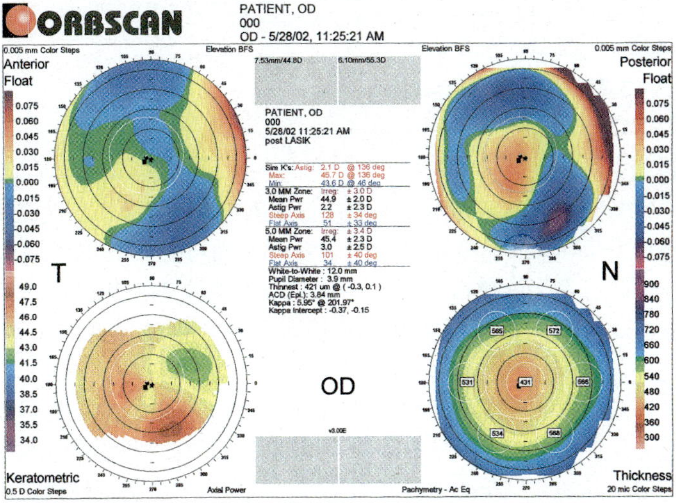

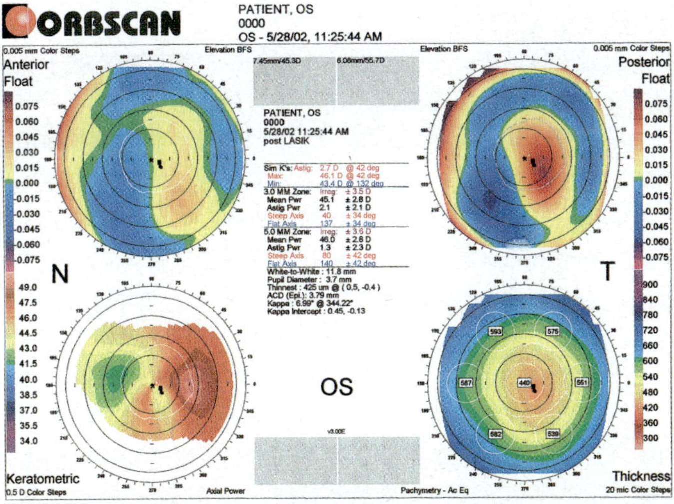

角膜地形图显示：双眼不规则散光和后表面高度漂移。

诊断

LASIK 术后的角膜膨隆。

讨论

角膜膨隆是一种不规则的进行性角膜基质变薄，虽然有报道可发生在手术后一周内，但多发生在成功的 LASIK 手术后 1~2 年。发生的原因主要是手术造成的剩余基质床的变薄和减弱，LASIK 手术的角膜瓣没能起到增加机械强度的作用，此外，角膜深层基质可能比浅层基质机械强度更小。

这种发生在成功的 LASIK 手术后 1~2 年的、少见的迟发性并发症通常表现为视力下降。早期阶段不容易与单纯的视力回退相鉴别。但是随着时间的延续，病人会发生进行性近视和少见的不规则散光。晚期，由于角膜病变更加不规则而不能得到最佳矫正视力。

诊断比较困难，特别是在病变过程的早期，主要基于临床病史及检查所见。眼角膜地形图检查有助于诊断。

治疗方法是多种的，没有一种单一的方法能适合各种不同的情况。如果眼镜或软性接触镜不能提供合适的矫正，硬性透气角膜接触镜可用于矫正进行性屈光不正。有一些成功的病例报道，应用 Intacs 或类似的角膜基质环来稳定角膜，可防止病变进一步发展。如果其他方法失败，还可行穿透性角膜移植术。

因为 LASIK 术后的角膜膨隆是一种罕见的而严重的并发症，通过术前选择合适的病人，特别是对术前确定有潜在问题的病人，最主要的预防措施是要严格掌握手术适应证。圆锥角膜是任何一种屈光手术明确的禁忌证。对于那些不对称领结样散光伴下方角膜轻度变陡，即使没有达到严格的圆锥角膜标准，或对于那些角膜基质床厚度看起来似乎安全的散光患者，都应该进行仔细地评估。除了角膜基质床厚度，光学区治疗直径也是应当考虑的一个因素，一般来讲，小的光学区比大的光学区更容易造成前后位的角膜偏位。

对于该患者的诊断及治疗均是一种挑战，幸运的是，患者没有进一步恶化，配镜治疗也很成功。在 1997 年，手术中角膜瓣和残余基质床厚度的测量数据并不是按常规获得的，如果 160μm 的角膜瓣厚度是确切的，那么残余基质床厚度应该是大约 280μm。因为没有经过任何加固措施，所以实际残余基质床的厚度还不能得到。

临 床 要 点

1. LASIK 术中测量角膜瓣和剩余基质床厚度是非常重要的。
2. LASIK 术后角膜膨隆可能是一种迟发并发症。
3. 角膜膨隆即使在术前预计残留基质床的厚度是合适的，也可能在 LASIK 术后发生。

（卢爱东译　梁仲琪校）

参 考 文 献

1. Rao SN，Epstein RJ. Early onset ectasia following laser in situ keratomileusis：case report and literature review. J Refract Surg 2002；18：177-184.
2. Siganos CS，Kymionis GD，Astyrakakis N，et al. Management of corneal ectasia after laser in situ keratomileusis with INTACS. J Refract Surg 2002；18：43-46.
3. Argento C，Cosentino MJ，Tytiun A，et al. Corneal ectasia after laser in situ keratomileusis. J Cataract Refract Surg 2001；27：1440-1448.
4. Amoils SP，Deist MB，Gous P，et al. Iatrogenic keratectasia after laser in situ keratomileusis for less than －4.0 to －7.0 diopters of myopia. J Cataract Refract Surg 2000；26：967-977.

病例 3　老年人上睑下垂

Rod Foroozan、Lawrence M. Buono 和 Peter J. Savino

患者男性，72 岁，主诉上睑下垂 2 个月。晨起时能睁开眼睛，然而，数小时后，上睑下垂进行性加重。患者无复视，无咀嚼、吞咽困难，无呼吸短促和说话费力。患者有冠心病及高血压病史，有应用阿司匹林及地尔硫卓病史。否认眼病史。

眼科检查

外眼检查提示双眼上睑下垂，延长向上注视时间上睑下垂加重，当检查者抬起患者一侧眼上睑时，对侧眼睑下垂更明显。视力右眼 20/30，左眼 20/40。瞳孔 4mm，无相对瞳孔传入阻滞（relative afferent papillary defect，RAPD）。能辨别 8/8 石原假同色色盲检查板。视野检查正常。有中度的核性白内障，与患者视力一致。

问题

什么诊断？还要进行什么其他检查？

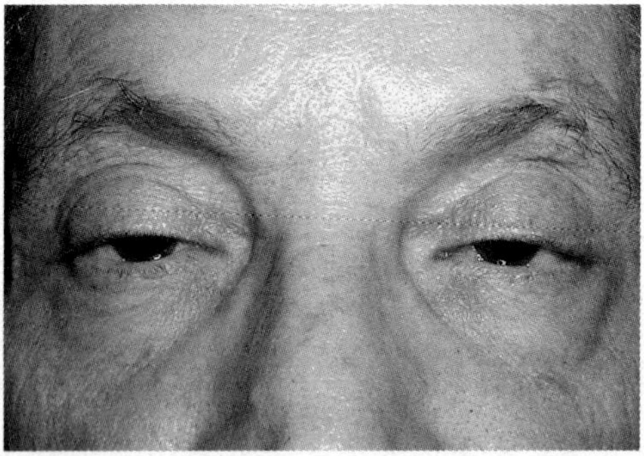

上睑下垂。

诊断

眼部重症肌无力（MG）。

讨论

重症肌无力是一种随意肌的自身免疫性疾病，通常累及面肌、提上睑肌和眼外肌。在横纹肌终板可发现抗乙酰胆碱受体抗体，与突触兴奋性延长等突触传导障碍有关。尽管许多病人均已全身肌肉受累，但高达 75% 的病人仅表现为眼部肌肉受累。80% 的病人通常在眼部症状开始后 2 年内继续发展成广泛性 MG。

MG 最早的表现为由眼外肌受累引起的复视和上睑下垂。上睑下垂以晨轻暮重为特点，且在休息后有所缓解。冰冻试验（用外科手套装上冰放置于眼睑上 2 分钟）往往能改善因 MG 引起的上睑下垂。因 MG 引起的眼外肌麻痹可累及任何眼外肌并可产生各种类型的斜视。但是 MG 本身不会引起瞳孔的机能障碍。维持向上注视的眼位可对眼外肌和眼睑进行疲劳试验，从而诱发出在初次检查评估中并不明显的眼位偏斜或上睑下垂，并且通过测量眼轮匝肌的力量强度可以提示眼睑随意闭合的损害程度。各种检查中发现的变化都标志着这种疾病的存在。

尽管对 MG 的诊断首先是一个临床诊断，但几个试验能够为临床医师提供帮助，尤其对于那些不典型病例。静脉注射氯化腾喜龙（依酚氯铵，一种短效的抗乙酰胆碱酯酶药物），在注射后几分钟内可以改善 MG 的症状，其不良反应包括心动过缓和支气管痉挛，对于老年人具有潜在的致命性。因此，对这些病人只有在医院抢救措施完备的情况下才可以勉强进行腾喜龙试验，静脉注射阿托品可以逆转腾喜龙中毒。

在全身性重症肌无力患者中有 80%～90% 可发现抗乙酰胆碱受体抗体，而在单纯眼重症肌无力患者中，有 50%～60% 的病人可发现此抗体。该患者体内抗乙酰胆碱受体抗体的滴度为 3.7nmol/L（正常值为＜0.7nmol/L）。反复刺激的神经传导研究显示，70%的眼MG患者出现异常的神经传导衰减，而且眼轮匝肌的单纤维肌电图显示，至少90%的眼型MG患者出现神经冲动受损。MG患者多伴甲状腺功能障碍或胸腺瘤，因此应该对患者进行甲状腺功能测定和胸部CT扫描。

治疗MG主要依靠抗胆碱酯酶药物，然而，用于治疗全身性MG的典型药物对于眼重症肌无力患者可能效果并不突出。皮质类固醇药物可能有助于缓解部分病人的复视症状，并且减少进展为全身性MG的风险，但类固醇药物可能会引起其他的不良反应。也可以考虑使用免疫抑制剂如硫唑嘌呤或环孢霉素，但不良反应也令人担忧。如果病人的胸腺增大可行胸腺切除术。

临床要点

1. 对于初次发病的上睑下垂的病人，要考虑有眼重症肌无力的可能性。

2. 眼MG患者中约50%乙酰胆碱受体抗体正常，但是对大多数眼MG患者进行眼轮匝肌的单一纤维肌电图检查，可表现异常。

3. MG患者应进行甲状腺功能测定和胸部CT扫描。

4. 许多药物可以使MG病情恶化，包括普通的抗生素、β受体阻滞剂、麻醉剂、镇静药和氯喹。

（卢爱东译　梁仲琪校）

参考文献

1. Kubis KC, Danesh-Meyer HV, Savino PJ, et al. The ice test versus the rest test in myasthenia gravis. Ophthalmology 2000; 107: 1995-1998.

2. Padua L, Stalberg E, LoMonaco M, et al. SFEMG in ocular myasthenia gravis diagnosis. Clin Neurophysiol 2000; 111: 1203-1207.

3. Kaminski HJ, Daroff RB. Treatment of ocular myasthenia: steroids only when compelled. Arch Neurol 2000; 57: 752-753.

4. Weinberg DA, Lesser RL, Vollmer TL. Ocular myasthenia: a protean disorder. Surv Ophthalmol 1994; 39: 169 - 210.
5. Vincent A, Newsom - Davis J. Acetylcholine receptor antibody characteristics in myasthenia gravis. Clin Exp Immunol 1982; 49: 266 - 272.

病例 4　内眦部痛性肿块

Suzanne Freitag

患者男性，30 岁，主诉左眼内眦部出现进行性增大、有触痛的红色肿块 2 周，伴左眼内眦部和睫毛结痂 2 周。病人左眼溢泪 3 年。否认面部外伤史、手术史、放射线损伤史，但发病前 6 个月有相似的内眦部肿痛，经热敷和口服抗生素已治愈。

眼科检查

最佳矫正视力是双眼 20/20，双眼瞳孔反射灵敏，无相对性瞳孔传入阻滞，双侧对比眼外肌运动和视野检查正常，双眼眼压 13mmHg。眼外检查显示左内眦下方有一肿物，周边发红，左眼泪湖隆起，有黏液样分泌物，双眼泪点外观正常。按压肿物有脓液从左下泪点反溢，荧光素泪膜染色左眼 5 分钟后仍存在，而右眼则消失。鼻部检查显示鼻中隔无息肉或肿块。

问题

什么原因导致了病人的肿物和症状？

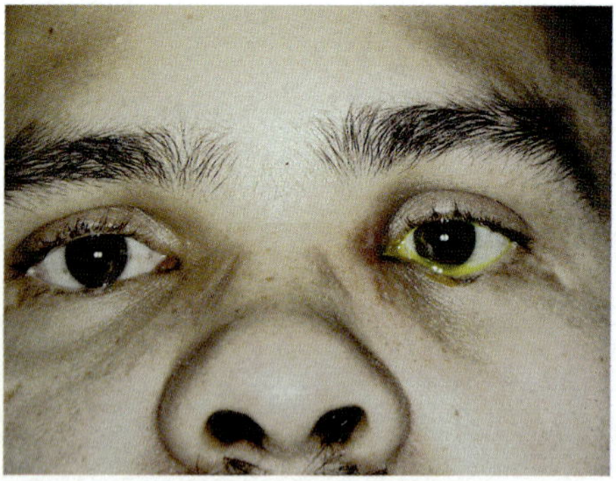

左内眦部肿块伴周边发红。

诊断

左急性泪囊炎。

讨论

泪囊炎又称泪囊感染，可以是急性的，也可以是慢性的，急性泪囊炎的特点是：内眦部下方有触痛的红色肿块，伴泪道阻塞和脓性分泌物。慢性泪囊炎是泪囊亚急性感染的结果，症状可包括溢泪、黏液样分泌物或慢性结膜炎。

这两种类型泪囊炎的病因是泪囊或泪道阻塞、泪液淤积和感染，梗阻导致感染还是感染导致梗阻存在争议，常见致病菌有：肺炎双球菌、链球菌、克雷白杆菌属、嗜血杆菌属、放线菌属、念珠菌属。泪囊炎的患者有时会发现泪石症，泪石主要由上皮细胞和碎屑组成，可引起疼痛和导致鼻泪管阻塞。

儿童泪囊炎在病因上与成年人不同，通常是位于泪道和鼻黏膜结合部位的 Hasner 瓣先天性膜性闭锁的结果，常可自愈或通过泪道探通和冲洗来解决。

急性泪囊炎的鉴别诊断有泪囊肿瘤、鼻窦肿瘤和炎性囊肿。

评价泪囊炎的病人应包括仔细详尽的症状，既往的泪道感染疾患，既往的面部手术史或创伤史，以及可引起泪道狭窄的用药史，如使用青光眼滴眼剂或系统化疗药物。

对有泪道症状主诉的病人进行检查时，应注意泪小点的位置及开放与否，按压泪囊时自泪点反溢的分泌物。经泪点用盐水冲洗使泪道系统开放对溢泪或慢性泪囊炎患者有益，但一般不适于急性感染者，因为有损伤较脆弱的受感染组织的危险。

诊断性泪道探通在成年人少用，只适于确定泪道狭窄部位。评价鼻内的结构，包括鼻甲、鼻中隔和黏膜，对鉴别诊断鼻泪管阻塞相关的疾病会有帮助，如鼻中隔偏曲、黏膜或鼻窦疾病、息肉和肿瘤等。

急性泪囊炎的早期治疗，包括热敷、口服和局部应用广谱抗生素等，对挤压后从泪点反溢的黏液脓性分泌物进行细菌培养和革兰染色有助于选择敏感的抗生素。静脉注射或滴注抗生素适于明显的眼眶蜂窝组织炎的病人，对于疼痛严重、泪囊紧张度高的病人可经皮切开引流，一般可明显减轻疼痛。然而，所有这些治疗不能解决泪囊狭窄的根本问题，如果不治疗，常导致感染复发，根治的方法是泪囊鼻腔吻合手术（dacrypcystorhinostomy，DCR），即将中鼻道黏膜与泪囊黏膜吻合，从而绕过正常鼻泪管解剖通道，而直接排到下鼻道。

该患者口服奥格门汀2周，急性炎症吸收之后做泪囊鼻腔吻合术，成功地消除了溢泪、感染和内眦部肿块。

临床要点

1. 在急性泪囊炎的急性期，应避免泪道冲洗，因为感染的组织变得很脆而容易受到损伤。
2. 典型的泪囊肿胀在内眦韧带的下方，内眦韧带上方的肿胀应怀疑其他病因，如恶性肿瘤。
3. 外部切开引流对疼痛和泪囊紧张度高的泪囊感染病人有益。

（卢爱东译　梁仲琪校）

参考文献

1. Cahill KV, Burns JA. Management of acute dacryocystitis in adults. Ophthalmic Plast Reconstr Surg 1993; 9: 38－42.
2. Bartley GB. Acquired lacrimal drainage obstruction. An etiologic calssification system, case reports, and a review of the literature, part 1. Ophthalmic Plast Reconstr Surg 1992; 8: 237－242.

病例 5　斜视

Ekaterini C. Karatza 和 Janice A. Gault

2 岁患儿母亲主诉：患儿向一侧注视时，一侧眼比另一侧眼高。

眼科检查

双裸眼视力 20/30，该患儿在 6 个月龄时因先天性内斜视做过两眼内直肌后退手术。远距离和近距离注视时眼位无偏斜。裂隙灯和扩瞳检查正常。

问题

你想要做什么其他检查？诊断是什么？

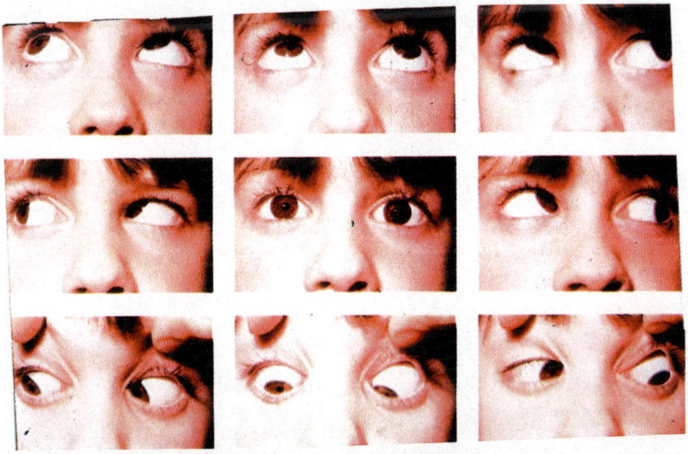

眼球转动同向运动显示为 V 型斜视伴双眼下斜肌功能过强（++）。

诊断

下斜肌功能过强（inferior oblique overaction，IOOA），检查旋转，判断是 A 型或 V 型。检查遮盖-去遮盖试验和棱镜遮盖-去遮盖试验。注意，当患侧眼上升时，另一只眼是否有下斜。该患儿有 V 型斜视伴两眼下斜肌功能过强。

讨论

下斜肌功能过强（IOOA）表现为眼球内转时过度上转，在这个位置，肌肉的垂直运动功能达到最大。可分为原发性 IOOA 和继发性 IOOA。继发性 IOOA 是由对侧的主动肌（上直肌）不完全麻痹引起，常见的是同侧的解剖位主动肌（上斜肌）的不完全麻痹。原发性 IOOA 由于不伴随麻痹性斜视而得名。关于这种分类的根据是有争议的。原发性 IOOA 常与水平斜视共存，虽然可能表现为正常的水平眼位排列。有报道称，70% 的先天性内斜视患者也存在这种情况。这种情况同样也见于约 1/3 的调节性内斜视和间歇性的外斜视患者。

原发性 IOOA 常为双侧，但是不对称和不同步。在 1～6 岁时明显，2～6 个月内会累及第二只眼。严格地讲，单眼发病的情况很少见。

原发性 IOOA 在初级凝视中一般无偏斜现象。功能过强根据向上注视和内转时双眼上升的不同分为+1～+4 级。与垂直肌不同，下斜肌具有外展功能，尤其是向上注视时显著（如向下注视时比向上注视时内斜视加重）。因此，IOOA 常为 V 型的斜视。IOOA 常伴发一种外旋转斜视，可以通过间接检眼镜客观检查发现，主观检查通常是阴性结果，这是整个疾病过程中先发病眼的一种继发性表现，使抑制机制逐渐显现。

IOOA 常被误诊为分离性垂直偏斜（dissociated vertical deviation，DVD）。关键的鉴别特征见病例 61 中的表格。

轻微的功能过强，可能会在斜视手术后消失（特别是在间歇性外斜）。显著的功能过强可能会发展为 V 型斜视或侧方注视时严重上斜视而需要手术。该类患者在被诊断后，IOOA 的治疗主要通过手术减弱下斜肌的肌力。减弱肌肉力量的方法有肌肉部分切除和后退，其中后退手术是较常用的。手术无需分级，因为功能过强的程度越大则手术的效果也越明显。在一侧下斜肌后退后，对侧下斜肌功能过强有可能也会有所改善。在原发性 IOOA 中，一侧或双侧的下斜肌后退都会改善原始眼位的偏斜。在继发功能过强中，一侧下斜肌的后退会将非常有效的矫正 V 型斜视和任何高达 15 棱镜度的原始眼位偏斜。

因为该患者无原始眼位偏斜且不影响美观，建议观察。其父母也得到了安慰。

临 床 要 点

1. 轻微的功能过强可以在斜视手术后消失（尤其间歇性外斜视）。
2. 上斜肌麻痹是继发性 IOOA 最常见的原因。
3. DVD 可以与 IOOA 同时存在。治疗方法各自不同，必须加以区分，临床医师经常容易混淆。

（卢爱东译　梁仲琪校）

参 考 文 献

1. Khawan E. Traboulsi EI. A－pattern esotropia with bilateral inferior oblique muscle overaction. Ann Ophthalmol 1988；20：20－22.
2. Wilson ME，Parks MM. Primary inferior oblique overaction in congenital esotropia，accommodative esotropia，and intermittent exotropia. Ophthalmology 1989；96：950－956，956－957.

病例 6　眼部红肿疼痛伴视物模糊

Janice A. Gault

患者男性，53 岁，主诉眼部红肿疼痛伴视物模糊。该患者有糖尿病和高血压病史。3 个月前因右眼视力突然丧失曾在眼底病专科就诊，被告之“眼底出血”且错过了随访预约。患者视力自那时起明显降低，目前疼痛加剧，伴有畏光。

眼科检查

最佳矫正视力为：右眼手动，左眼 20/30，右眼相对瞳孔传入阻滞（+++）。眼压为右眼 40mmHg，左眼 18mmHg。裂隙灯检查可见：右眼虹膜有新生血管形成，角膜轻度水肿，并且伴有轻度的浅前房。左眼前房深，虹膜未见异常，房角镜检查示：右眼新生血管形成及部分房角闭塞；左眼房角开放，未见新生血管。视神经杯盘比为右眼 0.5，左眼 0.25，右眼底视网膜的四个象限均可见出血伴黄斑水肿。左眼底有轻微的非增殖性糖尿病视网膜病变。

问题

诊断是什么？

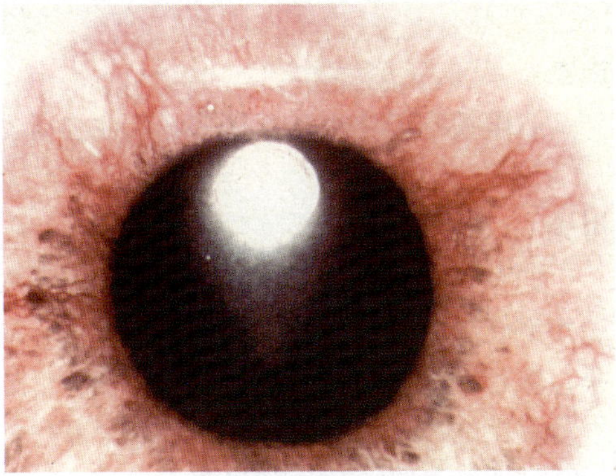

裂隙灯照片示虹膜新生血管和角膜水肿。

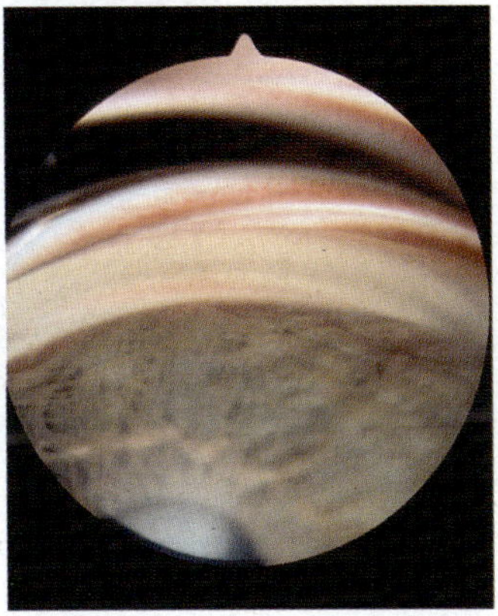

前房角镜检查示房角处新生血管和周边部虹膜前粘连。

诊断

右眼视网膜中央静脉阻塞；新生血管性青光眼。

讨论

虹膜新生血管又称为虹膜红变，主要由于先前的视网膜缺氧性损伤导致新生血管生成和（或）由于局部缺血因素导致虹膜、房角、视网膜和视神经的新生血管形成。表1列举了新生血管形成的原因。如果前房角出现了新生血管，常会导致严重的继发性青光眼。病人前房内可出现浮游细胞和闪光、角膜水肿、前房积血、葡萄膜外翻、视神经杯形和视野丧失。

虹膜红变会逐渐导致新生血管性青光眼。首先，异常充血的血管出现在瞳孔缘、小梁网或二者均有。眼压正常，房角开放。对于有静脉或动脉阻塞病史的病人，发病后的几个月内进行房角镜检查非常重要，因为可能瞳孔缘正常，但房角处已生成了新生血管。应进行积极治疗，因为房角可能在几天内就关闭。在第二阶段，眼压逐渐升高，但房角仍然开放。此时可明确诊断为新生血管性青光眼。在该阶段，新生血管纤维膜覆盖了小梁网，导致了部分或全部房角关闭。发展成为房角前粘连。

鉴别诊断包括炎症性青光眼、Fuchs异色性虹膜睫状体炎和原发性急性闭角型青光眼，上述疾病均没有异常的新生血管。在炎症性阶段和Fuchs病中，虹膜血管均可能扩张，但呈辐射状，并且分布对称。

治疗取决于病因。散瞳检查通常能明确诊断。眼底荧光血管造影（fluorescein angiography，FA）可以确定眼底视网膜缺血的部位。如果没有发现视网膜疾病，则有必要对颈动脉进行非侵入性检查。可以局部和口服用药控制眼压。缩瞳剂不应使用，因为可能导致炎症加重并使房角进一步关闭。局部使用类固醇和阿托品可以降低炎症反应，后者还可以增加葡萄膜巩膜的外引流来降低眼压。如果病因为视网膜的缺血，需要进行全视网膜光凝（panretinal photocoagulation，PRP），如果眼底不能看清，给予全视网膜冷冻，这将使新生血管生成的因子减少。房角光凝术可直接用于治疗房角处的新生血管。如果PRP无法降低眼压，并且房角关闭，则应对病人行小梁切除术或眼内引流管植入术。抗纤维组织增生剂如5-氟尿嘧啶（5-FU）或丝裂霉素，常用于防止滤过失败。应当告知病人这些治疗并不能提高其视力，但可以预防疼痛及保留眼球。如果仍然效果不好，则需要对病人进行睫状体光凝术或睫状体冷凝术，球后注射酒精甚至眼球摘除术。

该患者初次诊断为非缺血性视网膜中央静脉阻塞，但未继续进行跟踪随访治疗，疾病进一步发展为缺血性视网膜静脉阻塞，最终虹膜、房角和视网膜生成了新生血管，这些已由眼底的荧光血管造影证实。目前处于由第二阶段向第三阶段过度的阶段。该患者已被告知即使经过治疗，视力也不会提高。患者接受了PRP和房角激光光凝术，在等待新生血管退缩的时候，给予局部药物治疗——一种选择性β受体阻滞剂，溴莫尼定（α_2受体激动药，抗青光眼药），以及拉坦前列素（前列腺素类药，抗青光眼药）。他的眼压维持在20mmHg左右，房角仍然保持关闭并且前粘连。随后他的眼压缓慢上升到30mmHg，于是又接受了眼内引流管植入术，数月后，他的视力为眼前手动，并且仅使用溴莫尼定即可使眼压维持在15mmHg。

表1. 虹膜红变的原因

1. 糖尿病性视网膜病变——占所有病例的1/3
2. 视网膜中央静脉阻塞——约为所有病例的1/4。分支静脉阻塞很少引起虹膜红变。缺血性视网膜中央静脉阻塞虹膜红变的发生率高达60%，这就是人们所共知的90天青光眼。
3. 视网膜中央动脉阻塞——约占所有病例的1/6，很少见于分支动脉阻塞
4. 视网膜脱离——长时间未予治疗
5. 脉络膜恶性黑色素瘤
6. 视网膜母细胞瘤
7. Coat病
8. 镰状细胞性视网膜病变
9. 放射性视网膜病变
10. 眼部缺血综合征——颈动脉疾病，颈动脉海绵窦瘘
11. 葡萄膜炎

临床要点

1. 患视网膜中央静脉或动脉阻塞的病人应被告知有继发性新生血管性青光眼的危险性。因此，应强调随访的重要性，尽管患者的视力不会提高，但新生血管的发展可能令其眼球丧失。
2. 在大多数时候，新生血管首先出现在瞳孔缘，但是，也有许多病例首先在房角出现了新生血管，因此，对高危险性病人行房角镜检查是必要的。
3. 虹膜和房角的新生血管通常在全网膜光凝术后 3~4 周开始退缩。但也可能需要 3 个月甚至更长时间。如果新生血管保持稳定，不需要再给予更多的光凝。

（卢爱东译　梁仲琪校）

参考文献

1. Shields MB. Textbook of Glaucoma，4th ed. Baltimore，Williams & Wilkins，1998.
2. Hamanaka T，Akabane N，Yajima T，et al. Retinal ischemia and angle neovascularization in proliferative diabetic retinopathy. Am J Ophthalmol 2001；132：648 - 658.
3. Sivak - Callcott JA，O'Day DM，Gass JD，et al. Evidence - based recommendations for the diagnosis and treatment of neovascular glaucoma. Ophthalmology 2001；108：1767 - 1776.

病例 7　内斜视

Abdallah E. Shelil 和 Carol L. Shields

一个患内斜视的 8 个月大的女孩做了一项眼科检查，患者无外伤史、手术史和感染史，未戴过眼镜。新生儿期的用药和手术史正常。无视网膜母细胞瘤家族史。

体格检查和眼科检查

双眼视力：能“注视和跟随”，双眼可见白瞳症，右眼有 40 棱镜度的内斜，眼肌运动正常，麻醉后检查双眼眼压正常。双眼前段检查正常，眼底检查双眼各有两个白垩色的视网膜肿物。最大的肿物占据黄斑部，并有一支明显的滋养血管。无视网膜下及玻璃体内的播散或视网膜脱离。

超声显示：双黄斑处肿物伴钙化，右眼肿物厚为 6.5mm，左眼肿物厚为 7.0mm。荧光血管造影显示：静脉期双黄斑病变处可见丰富的血管网以及滋养与引流血管，晚期造影显示病变部位均匀一致的着染。

问题

考虑为何种诊断？

最佳治疗方法是什么？

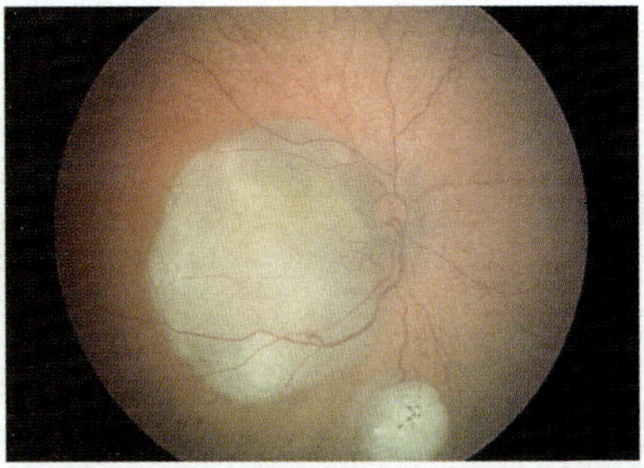

眼底检查可见两个白垩色的视网膜肿物。

诊断

双眼散发性视网膜母细胞瘤。

讨论

视网膜母细胞瘤是儿童中发病率低、但高度恶性的肿瘤之一。视网膜母细胞瘤患儿可有家族史（占 10%），也可以无家族史（散发病例，占 90%）。大约 40% 的病例为常染色体遗传，60% 的病例不遗传。

有遗传史的患儿通常在早期（平均 12 个月）被诊断为双眼多发性肿瘤，然而，非遗传的患儿则在稍晚些时候（平均 24 个月）被诊断为单眼单病灶的肿瘤，其中约 30% 的病例双眼发病，70% 单眼发病。

视网膜母细胞瘤的基因定位于 13 号染色体长臂 1 区 4 带(13q14)，这种基因是隐性抑制基因。视网网母细胞瘤的发生是由于两条 13 号常染色体长臂 1 区 4 带发生了缺失、删除、突变或失活。

视网膜母细胞瘤在治疗方面目前是一个挑战，眼球摘除术和外部射线放疗对进展期的视网膜母细胞瘤是有效的治疗方法，尤其是伴有弥漫性玻璃体播散者。但外部射线放疗可能增加继发性肿瘤及功能畸形的危险，并且还会影响美观。敷贴放射治疗对控制中等的或小的视网膜母细胞瘤有效，治疗上具有时间短，定位准确的优点。

目前，对眼内的视网膜母细胞瘤进行化学疗法备受关注。

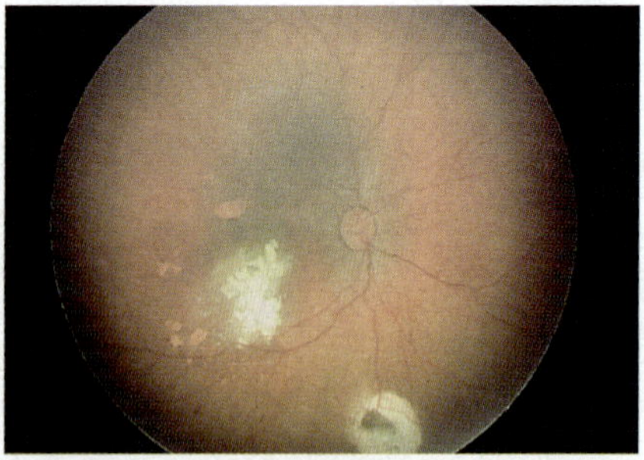

系统化疗联合病灶强化治疗后眼底肿瘤退化。

化疗可单独应用或联合其他局部疗法，如冷冻治疗、激光光凝、敷贴放疗等进行肿瘤强化治疗。当前研究大多数基于三种化疗药物联合应用（长春新碱、依托泊苷、卡铂），应给予 6 个周期的化疗药物以杀灭大部分肿瘤细胞。如果肿瘤的单独化疗效果满意的话，在第 2 周期可加用局部强化治疗。

低剂量的 6 周期系统化疗虽有短暂的骨髓抑制及感染的危险，但由于为低剂量与短疗程的治疗，不易引起与化疗相关的其他肿瘤。

该病例的诊断基本上依靠双眼多病灶视网膜母细胞瘤的特性和超声学中发现的钙化，患者接受了 6 个周期的系统化疗，双眼除黄斑部肿瘤外的其他部位的肿瘤同时行局部强化治疗，在图片中显示双眼的所有肿瘤均已退化，并且患者情况稳定，随访数年后无复发。

临 床 要 点

1. 儿童的双眼多病灶的视网膜肿物应高度怀疑视网膜母细胞瘤，同时应做松果体的检查，因为这些患儿可能有“三侧性”视网膜母细胞瘤。
2. 视网膜母细胞瘤的放射治疗目前较少应用。
3. 系统化疗联合选择性的病灶强化治疗是治疗视网膜母细胞瘤的可行方法。

（卢爱东译　梁仲琪校）

参 考 文 献

1. Shields CL, Shields JA, Needle M, et al. Combined chemoreduction and adjuvant treatment for intraocular retinoblastoma. Ophthalmology 1997; 104: 2101－2111.
2. Shields CL, Shields JA. Recent developments in the management of retinoblastoma. J Pediatr Ophthalmol Strabismus 1999; 36: 8－18.
3. Shields JA, Shields CL. Retinoblastoma. In Shields JA, Shields CL (eds.). Atlas of Intraocular Tumors. Philadelphia, Lippincott, Williams and Wilkins, 1999, pp 208－241.

病例 8　结膜弥漫性色素沉着

Hakan Demirci 和 Carol L. Shields

患者女性，68 岁，主诉左眼结膜弥漫性色素沉着，上述损害早在其 26 岁时已被发现。随后 40 年，该损害进行性加重并慢慢融合。患者既往体健，无皮肤恶性黑色素瘤史和发育不良痣综合征。

眼科检查

双眼视力 20/20。双眼眼压 18mmHg。眼前段检查显示，颞侧和下方球结膜有可活动的、弥漫的、扁平的、棕色的色素沉着，位于结膜上皮内并延伸到颞侧角膜缘附近角膜上皮。病变内部有明显的内源性血管增生，无明显的结节或囊肿。在鼻侧和上方的球结膜、上下睑结膜、泪阜和半月皱襞均无色素沉着。其他眼科检查正常，没有耳前和颈部的淋巴结疾病。

问题

诊断为什么？

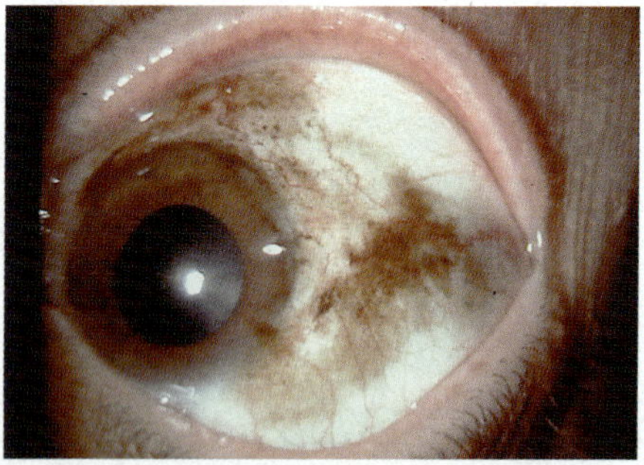

裂隙灯检查显示可活动的、弥漫的、扁平棕色病变，无囊肿，位于颞侧球结膜并延伸到角膜。

诊断

原发性获得性黑变病（primary acquired melanosis，PAM）。

讨论

PAM是一种获得性的、扁平斑片状、非囊性结膜上皮色素沉着，好发于单侧，以中老年白种人多见，可累及球结膜、睑结膜、穹窿结膜、角膜。因此应翻开眼睑对睑结膜、穹窿结膜仔细检查。病变可以是无色素的，临床上不易辨认。

组织病理学上，PAM是聚集在结膜上皮基底层的正常黑色素细胞的异常增殖。根据组织病理学特点，它可分为多种类型：典型PAM和非典型PAM。典型PAM的特点是：结膜的色素沉着，伴有或不伴有黑色素细胞增生，很少发展成恶性黑色素瘤。相比之下，非典型PAM有组织学上异型的黑色素细胞，是结膜恶性黑色素瘤的癌前病变。如果病变含有进展的增厚区域，内部有固有血管或滋养血管，则要怀疑结膜恶性黑色素瘤。

结膜恶性黑色素瘤可来源于PAM、先前的结膜痣或复发的痣，在一项150例结膜恶性黑色素瘤调查中，从组织病理学证据来看，可能来源于非典型PAM者占57%，来源于复发痣者占39%，来源于先前发生的痣者占4%。另一项研究有不同的发现：PAM占75%，先前发生的痣占20%，复发痣占5%。

结膜色素沉着损害的鉴别诊断包括：先天性的和后天性的痣、肤色相关的色素沉着、先天性眼部黑色素细胞增多症或继发原因引起的结膜色素沉着。PAM在临床上与普通痣不同，缺少结膜上皮的囊性内容物。肤色相关性色素沉着见于肤色深的病人，通常是双侧的，在睑裂缝之间病变明显，靠穹窿部出现典型的消退。PAM是单发的，很少发生在非洲裔的美国人，而且病变发生在结膜的各个部分，包括穹窿结膜、睑结膜和泪腺的开口。与蓝色或蓝灰色巩膜表面色素沉着的先天性眼部色素细胞增多症相比，PAM多为后天获得性的，并且位于结膜上皮内，呈金棕色或巧克力样颜色。

PAM可多年无变化，或局部颜色变深、变浅或进一步进展。治疗包括观察、切除活检、酒精上皮烧灼、冷冻疗法和局部化疗。轻度PAM可治愈，可疑的PAM应直接切除活检，然后对周围的结膜施行两次冻融的冷冻治疗和对受累的角膜酒精烧灼去除上皮。在手术时，要对临床上有正常外观的结膜组织做多处地图样活检，以确定有无不典型的色素细胞。近年来，局部应用丝裂霉素已经成功用于一些选择性的病例，可防止复发和术后角膜瘢痕。

由于怀疑PAM可能发展成结膜恶性黑色素瘤，该患者做了病变直接切除活检，对周围结膜进行两次冻融冷冻治疗，对正常结膜多部位地图样活检和酒精治疗，组织病理学检查揭示了不典型PAM。在一个部位，细胞核异型提示了已恶变为恶性黑色素瘤，由于角膜和多部位结膜受累，给予了两个疗程局部丝裂霉素治疗，病人恢复良好，随访6个月，无恶性黑色素瘤复发。

临床要点

1. **PAM是结膜恶性黑色素瘤的最常见先兆，多后天获得性出现，可为活动、扁平、斑片状、非囊性的结膜上皮色素沉着。**
2. **对于增厚的进展区域和有内部固有血管或滋养血管的病变，应怀疑结膜恶性黑色素瘤。**
3. **治疗措施包括活检，受累结膜的两次冻融冷冻疗法，受累角膜的酒精烧灼上皮去除。**

（卢爱东译　梁仲琪校）

参考文献

1. Shields JA, Shields CL. Melanocytic tumors. In: Shields JA, Shields CL (eds.). Atlas of Eyelid and Conjunctival Tumors. Philadelphia, J. B. Lippincott, 1999; pp 243-266.

2. Folberg R，MCLean IW，Zimmerman LE. Primary acquired melanosis of the conjunctiva. Hum Pathol 1985；16：136－143.
3. Shields CL，Shields JA，Gunduz K，et al. Conjunctival melanoma：Risk factors for recurrence，exenteration，metastasis，and death in 150 consecutive patients. Arch Ophthalmol 2000；118：1497－1507.

病例 9　眼部刺激征

Rod Foroozan、Lawrence M. Buono 和 Peter J. Savino

患者男性，54 岁，主诉眼部刺激并伴有一过性复视及视力模糊 2～3 个月。有 Grave 病史，并接受过放射性碘治疗，现服用左甲状腺素钠。吸烟史 25 年，每天吸烟 2 包。

眼科检查

外眼检查提示双侧眼球突出伴内外直肌附着处的结膜充血，双眼视力 20/20，无相对瞳孔传入阻滞（RAPD）。双眼均可分辨 8/8 的石原假同色色盲检查板，自动视野及眼底检查结果未见异常。

实验室检查

甲状腺功能检查正常。

问题

诊断是什么？应该给该患者什么诊疗建议？

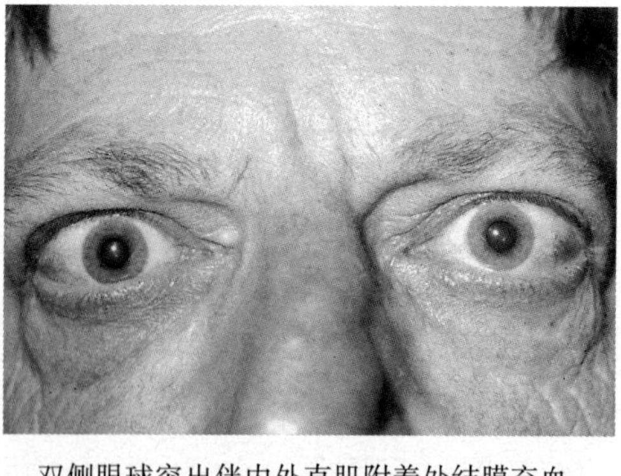

双侧眼球突出伴内外直肌附着处结膜充血。

诊断

甲状腺相关性眼病（thyroid - related orbitopathy，TRO）。

讨论

TRO 最常引起复视，但这种复视不是由于眼外肌瘫痪引起的。女性发病率是男性的 8 倍，虽然在许多病例中甲状腺功能检查为异常，但是甲状腺眼病患者可以为甲状腺功能亢进、甲状腺功能减退或甲状腺功能正常，此外甲状腺功能异常全身治疗对甲状腺眼病患者效果不明显或无效。虽然该病的发病机制尚不清楚，但对该病的临床表现已有充分认识。

患者有眼球突出（TRO 是成人单侧或双侧眼球突出最常见的原因）、眼睑退缩（部分患者由于交感神经刺激上眼睑 Müller 肌引起的）引起甲状腺性“凝视”，向下凝视时眼睑停滞及眼球运动障碍。下直肌受累最常见，其次是内直肌、上直肌、外直肌。虽然几乎任何一种眼外肌运动异常都可能出现，但向上注视受限最常见。眼位不正最常见的是下斜视或内斜视。CT 或 MRI 检查可见患侧眼外肌增粗、肌腱缩短（无症状的患者也会有此表现）。

眼外肌增粗可以导致眶尖部视神经受压，随后出现视力下降并伴有视野缺失及色觉缺失。由于眶内拥挤使得眶内压增高，由此增加了发生挤压性视神经病变的危险。可出现眼睑或眼眶周围肿胀，检查显示结膜水肿，肌肉附着点处的结膜血管怒张。由于眼睑不能充分闭合，眼球突出可以导致轻度角膜暴露。角膜暴露可以用一些润滑膏，很少需要外科手术治疗。

临床最重要的干预措施是劝告这类患者戒烟，吸烟可增加甲状腺功能紊乱的患者患 TRO 的危险，而且可以加重原有的甲状腺相关眼病的症状。最近研究表明，如果放射性碘治疗不同时联合激素治疗，疗效不佳。对于急性恶化性甲状腺眼病患者可采用全身性类固醇治疗。在治疗的前几周内患者对治疗敏感，应避免长期激素治疗。虽然一些学者对眼部低剂量放疗的疗效有疑问，眼部低剂量放疗（2000rad 10 天以上）可以使急性炎症消退，然而，视神经急性充血需要外科治疗减压，以减轻视神经在眶尖部的压力。

临 床 要 点

1. TRO 患者可以甲状腺功能亢进、甲状腺功能减退或甲状腺功能正常。
2. 必须劝告所有甲状腺眼病患者戒烟。
3. TRO 患者应避免长期激素治疗。由于眶尖部受压而伴有视神经病变的患者，需要眼眶减压治疗。

（卢爱东译　梁仲琪校）

参 考 文 献

1. Brix TH, Hansen PS, Kyvik KO, et al. Cigarette smoking and risk of clinically overt thyroid disease. Arch Intern Med 2000; 160: 661 -666.
2. Rasmussen AK, Nygaard B, Feldt - Rasmusssen U. ^{131}I and thyroid- associated ophthalmopathy. Eur J Endocrinol 2000; 143: 155 -160.
3. Scott IU, Siatkowski MR. Thyroid eye disease. Semin Ophthalmol 1999; 14: 52 - 61.

病例 10　脉络膜黑色素病变

Miguel A. Materin 和 Carol L. Shields

患者女性，46 岁，因左眼脉络膜有一小片黑色素病变 3 年就诊，既往无任何眼病，3 年前被发现左眼脉络膜有一小片黑色素病变，该患者定期随访，病变无进展；然而最近出现视物变形。

眼科检查

视力右眼 20/20，左眼 20/30。眼压：右 10mmHg，左 11mmHg。右眼眼外检查及裂隙灯显微镜检查均正常。右眼眼底检查显示无病理征象，左眼底检查在上方血管弓可见一脉络膜色素性肿物，大小为 5mm×6mm×2.5mm，距黄斑中心凹 3mm，距视盘 4mm，伴肿瘤表面视网膜下积液，并累及黄斑中心凹，肿瘤表面表现橘红色。B 超显示低回声的脉络膜肿物，厚度为 2.5mm，并有广泛的视网膜脱离。荧光造影显示视盘颞上脉络膜肿物，动脉期相对强荧光，静脉期肿瘤表面色素上皮出现弥漫斑点状荧光素渗漏。

问题

是良性还是恶性肿瘤？是否应该治疗？如果是，选择什么时机？

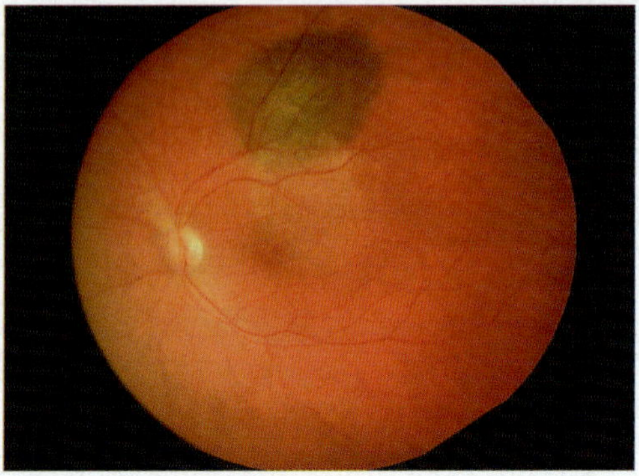

小的脉络膜恶性黑色素瘤，显示生长的五个危险因素中的四个，包括厚度超过 2mm、视网膜下积液、橙红色素和相关症状，距视盘距离约为 4mm。

诊断

小的脉络膜恶性黑色素瘤。

讨论

恶性肿瘤的早期发现和早期治疗对于病人的存活非常重要。在过去的 40 年里，皮肤恶性黑色素瘤的早期发现与改善病人的生存率密切相关。主要强调早期治疗，该观点也适用于脉络膜恶性黑色素瘤。

脉络膜恶性黑色素瘤是成人眼内最常见的原发性恶性肿瘤，其 5 年死亡率在小、中、大肿瘤分别为 16%、32% 及 53%。小的脉络膜黑色素病变的生长被认为是肿瘤转移的一个危险因素。因此，有人主张在生长前进行治疗。在过去 10 年里，由于对肿瘤认识提高和诊断手段的发展，对中等的和大的脉络膜恶性黑色素瘤的诊断水平有了很大提高。对小脉络膜恶性黑色素瘤的诊断仍然是一个挑战，因为该肿瘤在临床上与脉络膜色素痣相似。众所周知，小的脉络膜色素性肿瘤的生长通常提示恶性。Shields 及其同事发现小的脉络膜黑色素瘤的生长的危险因素是肿瘤的厚度大于 2mm、有视网膜下积液和相关症状、肿瘤表面呈橘红色，肿瘤的边缘接触视盘。以上3个或更多的危险因素提示小肿瘤增长的几率大于50%，而且提示是恶性黑色素瘤而不是痣。小的脉络膜恶性黑色素瘤一般的定义为肿瘤隆起高度小于3.0mm，其他研究发现预示小肿瘤生长的附加因素，例如无玻璃膜疣的存在以及无肿瘤相邻部位视网膜色素上皮的变化等。熟记这些危险因素，小的脉络膜恶性黑色素瘤就能被早期发现和及时治疗。

该患者有提示肿瘤生长五个危险因素中的四个，包括厚度大于2mm，橘红色素，症状及视网膜下积液。另外无玻璃膜疣或色素上皮的改变，这些更表明这个小的病变是脉络膜恶性黑色素瘤而不是脉络膜痣，且有很大的生长危险性。

临 床 要 点

1. 区别小的脉络膜恶性黑色素瘤和脉络膜痣可能是有困难的。
2. 间接检眼镜及眼底生物显微镜所见到的临床特征是临床诊断的关键。
3. 识别小的脉络膜恶性黑色素性病变生长的危险因素使你能早期做出诊断，并使这些病人的生存期延长成为可能。
4. 肿瘤生长的危险因素包括：存在视网膜下积液、肿瘤边缘接触视盘、肿瘤厚度大于2mm、肿瘤表面橘红色及有与肿瘤相关的现有症状。

（卢爱东译　梁仲琪校）

参 考 文 献

1. Balch CM, Soong SJ, Shaq HM, et al: An analysis of prognostic factors in 4000 patients with cutaneous melanoma. In Balch CM, Milton GW (eds.). Cutaneous Melanoma: Clinical Management and Treatment Results World - wide. Philadelphia, J. B. Lippin-

cott，1985，p. 332.

2. Diener - West M，Hawkins BS，Markowitz JA，et al：A review of mortality from choroidal melanoma. Ⅱ. A meta - analysis of 5 - year mortality rates following enucleation，1966 through 1988. Arch Ophthalmol 1992；110：245 - 250.
3. Shields CL，Shields JA，Kiratli H，et al：Risks factors for growth and metastasis of small choroidal melanocytic lesions. Ophthalmology 1995；102：1351 - 1361.
4. Shields CL，Cater JC，Shields JA，et al：Combination of clinical factors predictive of growth of small choroidal melanocytic tumors. Arch Ophthalmol 2000；118：360 - 364.
5. The Collaborative Ocular Melanoma Study Group. Factors predictive of growth and treatment of small choroidal melanoma. COMS Report No. 5. Arch Ophthalmol 1997；115：1537 - 1544.

病例 11　眼部发炎

Miguel A. Materin、Carol L. Shields 和 Jerry A. Shields

患儿 7 岁，主诉左眼红 4 周有余，无疼痛，伴视力下降。本人及家人否认有眼外伤史及其他系统疾病史。曾在别处检查，诊断为非典型葡萄膜炎或内源性眼内炎，拟进行玻璃体切割术。无家族眼病史，患者来检查以寻求其他诊疗意见。

眼科检查

视力：右眼为 6/6；左眼为 6/7.5，眼压正常。左眼有轻度弥漫性结膜充血。前房有中量浮游细胞，下部发现 1mm 白色物质。角膜内皮、虹膜表面及前玻璃体发现白色沉积物。无后粘连、白内障或出血。检眼镜检查，视网膜弥散性灰白色混浊及增厚，未累及黄斑中心凹，未见明显视网膜肿块，成簇的白色玻璃体播散物，视神经水肿。超声波检查未见视网膜肿块，但视网膜呈弥散性不规则增厚约 2mm，视神经表现正常。

问题

做何诊断？如何治疗？

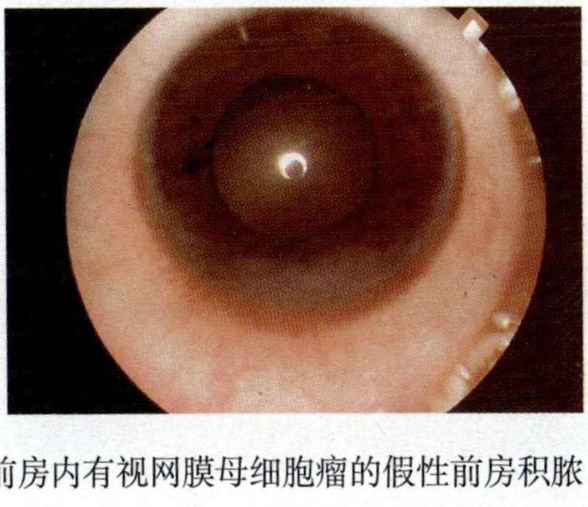

临床照片显示前房内有视网膜母细胞瘤的假性前房积脓，眼轻度充血。

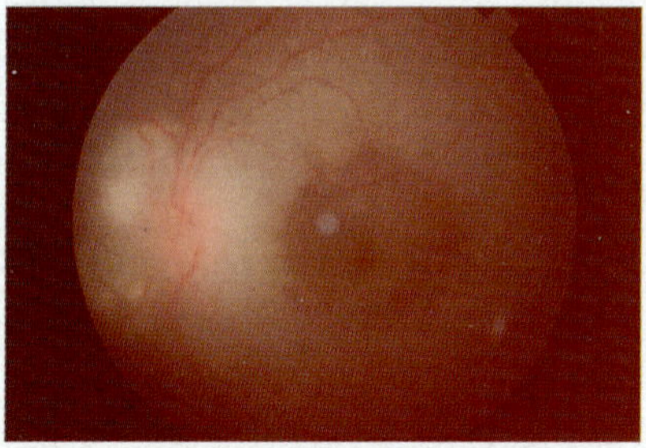

眼底照片显示浸润的视网膜母细胞瘤弥漫性加厚，致使视网膜及神经盘混浊不清，但未累及黄斑。

诊断

弥漫性单侧散发性视网膜母细胞瘤。

讨论

由于视网膜母细胞瘤的视神经浸润广泛，对该患儿实施了眼球摘除术、眼眶放疗及系统化疗，随访 5 年无转移。所有视网膜母细胞瘤病例中只有 1% ~2% 属弥漫性浸润性视网膜母细胞瘤。基本上属于单侧散发性肿瘤，见于无视网膜母细胞瘤家族史的年龄稍大的儿童。弥漫性浸润性视网膜母细胞瘤临床上常与葡萄膜炎或眼内炎混淆，因此它表现为假性炎症，如玻璃体或前

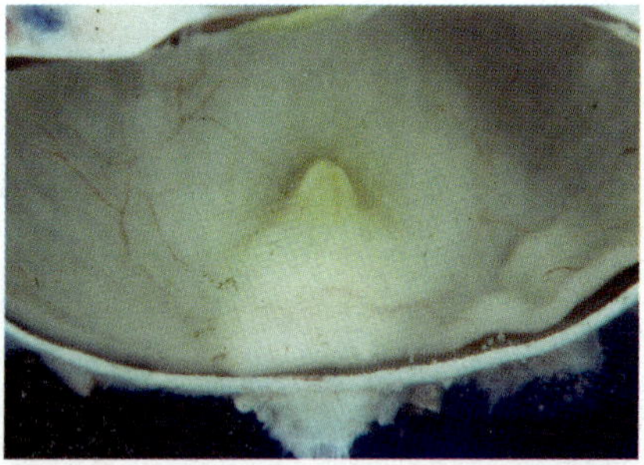

被摘除眼球的肉眼观察：弥漫性浸润的视网膜母细胞瘤使大部分视网膜呈扁平、帽状弥漫性增厚和混浊不清，肿瘤覆盖睫状体扁平部并播散到房角。

房播散呈现假性积脓。由于这种变异的视网膜母细胞瘤相对钙化率低及缺少清晰的肿瘤团块，CT与MRI有诊断价值。针对眼部发炎患儿在排除视网膜母细胞瘤诊断前，应避免采用玻璃体切割术。因为若眼球一旦被侵扰，会造成肿瘤在眼外组织的播散。

肉眼检查可见前房及前玻璃体有团块状白色肿瘤组织，类似的白色物质覆盖睫状体表面，视网膜弥漫性增厚，但无边界清晰的肿瘤。

显微镜下观察，在角膜内皮、虹膜、睫状突及睫状环可见肿瘤细胞。在后部，肿瘤使视盘和视网膜弥漫增厚，并趋于在视网膜血管周围形成血管，可见Flexner-Wintersteiner玫瑰花形结构。肿瘤细胞侵入视神经11mm，到达手术横断面，近视乳头脉络膜处可见小的浸润灶。

弥漫性视网膜母细胞瘤后部片状视神经侵犯并不多见。文献报道28例弥漫性视网膜母细胞瘤中，2例有后部片状视神经侵犯。视网膜母细胞瘤对视神经侵犯的危险因素有大于15mm的结节状肿瘤、外生型和继发性青光眼，本病例均不具备这些特征。本病例显示弥漫性视网膜母细胞瘤同样可呈浸润性并侵犯视神经。这个肿瘤围绕血管及组织平面不寻常的浸润生长方式，有助于视神经侵犯。在这种病例中，除了眼球摘除术外可给予系统化疗及眼眶放疗以防止肿瘤转移。

总之，弥漫浸润型视网膜母细胞瘤在患儿身上会表现为眼内感染或发炎的假象。无痛感、结膜充血、粘连、白内障和玻璃体纤维变性都提示临床医生怀疑是视网膜母细胞瘤而不是炎症。

临床要点

1. 视网膜母细胞瘤可发病于年龄稍大的儿童。
2. 视网膜母细胞瘤可无钙化，甚至找不到肿块。
3. 在排除视网膜母细胞瘤诊断前，应避免采取玻璃体切割术，因为视网膜母细胞瘤会表现为眼内感染或炎症的假象。

（刘晓玲译　梁仲琪校）

参考文献

1. Shields JA, Shields CL. Intraocular Tumors: A Text and Atlas. Philadelphia, W. B. Saunders, 1992; pp. 305-391.
2. Shields JA, Shields CL. Atlas of Intraocular Tumors. Philadelphia, Lippincott Williams and Wilkins, 1999, pp. 207-233.
3. Shields JA, Shields CL, Eagle RC, et al. Spontaneous pseudohypopyon secondary to diffuse infiltrating retinoblastoma. Arch Ophthalmol 1988; 106: 1301.
4. Foster BS, Mukai S. Intraocular retinoblastoma presenting as ocular and orbital inflammation. Int Ophthalmol Clin 1996; 36: 153-160.
5. Bhatnagar R, Vine AK. Diffuse infiltrating retinoblastoma. Ophthalmology 1991; 98: 1657-1661.
6. Shields CL, Shields JA, Baez K, et al. Optic nerve invasion of retinoblastoma. Cancer 1994; 73: 692-698.

病例 12　无症状的神经纤维层梗死

Mark Nelson

患者男性，37 岁，就诊眼科进行常规眼科检查。自述无视觉问题，身体健康。未服用任何药物。

体格检查和眼科检查

血压：110/70mmHg，心率：60 次/分，听诊：心律齐，无心脏杂音。肺部听诊清音，皮肤无皮疹。体温 37.1℃。视力：双眼 20/20。眼压：双眼 14mmHg。眼前节正常，无房水及前玻璃体浮游细胞。眼后节检查：左眼神经纤维层梗死（棉絮斑），其余正常。

实验室检查发现

全血细胞计数（血常规 CBC）正常。快速血糖检测为 64。肝功能、电解质、血清淀粉酶和脂肪酶水平均正常。

问题

还有何种实验室检查有助于确定该患者棉絮斑的病因？做何诊断？

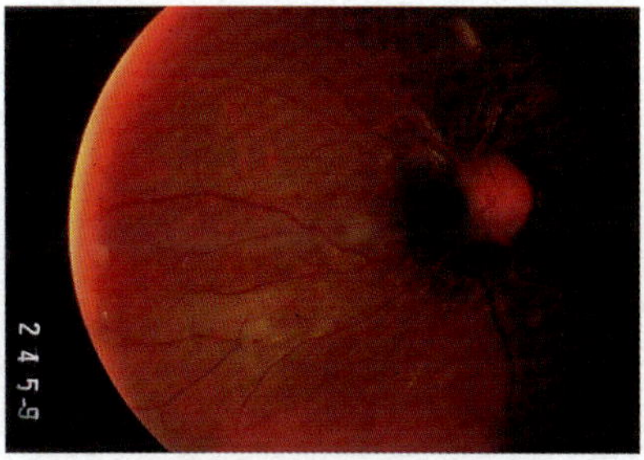

左眼底视神经上方可见棉絮斑。

诊断

人类免疫缺陷病毒（HIV）视网膜病变。应采用酶联免疫吸附法及蛋白质印迹法来确定 HIV 感染。同时，应询问病人有关性行为、输血及静脉注射吸毒等，均有助于 HIV 感染的确诊。

讨论

HIV 视网膜病变是艾滋病患者最为常见的视网膜临床表现，占 50%～70%。它是视网膜毛细血管病变，可能与血管内皮细胞病毒感染有关。最常见的临床表现为神经纤维层梗死，可能并发视网膜出血和微动脉瘤。如本例患者，则可能表现为艾滋病视网膜病变征象。

HIV 视网膜病一般不影响视力，病人偶尔会注意到由于大片棉絮斑导致的暗点。当病人通过采用高效抗逆转录病毒疗法（HAART）使病毒载量降低时，HIV 视网膜病变可能会消退。

对无症状棉絮斑有各种不同的诊断，包括糖尿病、高血压、胶原病、血管病（包括巨细胞动脉炎）、心脏瓣膜病、心内膜炎、艾滋病、白血病、放射性视网膜病变、视网膜血管阻塞、重度贫血、视盘水肿、视神经乳头炎、眼缺血综合征、蛋白异常血症、静脉内吸毒、急性胰腺炎、高原性视网膜病、癌转移、钩端螺旋体病和立克次体感染（落基山斑疹热）。需要进行系统检查，因为 95% 的患者存在系统疾病。

棉絮斑的治疗主要是治疗导致其发生的原发病，本病例由艾滋病所导致。

在本病例中，采用了艾滋病毒检测，因为患者的其他实验室检验正常，而且通过进一步询问得知患者曾有高危性行为，病人被转到一个传染病医生那里进行 HAART 治疗，随访检查 2 个月后，该患者的棉絮斑消退。

临 床 要 点

1. 神经纤维层梗死通常需要 5~7 周消退。
2. 荧光素血管造影下，神经纤维层梗死早期可呈弱荧光，如果范围大，晚期可着染，或呈透见荧光。
3. 当神经纤维层梗死患者无明显致病原因时，要进行系统检查。

（刘晓玲译　梁仲琪校）

参 考 文 献

1. Brown GC, Brown MM, Hiller T, et al. Cotton-wool spots. Retina 1985; 5: 206-214.
2. Jampol LM. Arteriolar occulive diseases of the macula. Ophthalmology 1983; 90: 534-539.

病例 13　阅读困难

Ekaterini C. Karatza 和 Janice A. Gault

患者男性，15 岁，主诉阅读困难。

眼科检查

视力：双眼裸视 20/20，J1+。眼球运动正常。显然验光为双眼平光。睫状肌麻痹验光为双眼+1.00。裂隙灯及扩瞳检查正常。患者感觉无法清晰阅读。

问题

应该再做何种检查？做何诊断？

诊断

检查远近外隐斜视。测量集合近点（near point of convergence，NPC）和集合幅度（convergence amplitudes）。病人患有集合功能不全（convergence insufficiency，CI）。

讨论

轻度外隐斜视，即看远物时外斜 4 棱镜度，看近物时外斜 6 棱镜度，体检属于正常范围。临床观察，集合功能不全的外斜视因融合幅度降低导致集合能力减弱，只在近视或远距离注视时发生，集合不再发生的距离就叫做集合近点（NPC）。成人的正常 NPC 为 4～10cm，伴随 CI 出现的症状由轻到重范围很广，可使患者视力异常——近距离工作时总是出现视疲劳或复视。同时，通过变换与之适应的集合力以达到融合性集合来努力克服集合力下降时，会导致假性近视，所以患者还会表现为视物模糊。

集合功能不全很少见于 10 岁以下儿童，女性患病率高于男性，更多见于青壮年，也是近距离工作时视疲劳的主要原因。原发的 CI 是典型的伴有轻度外斜视，无明显致病因素。（表 1 列举了 CI 继发性的病因）

在这种情况下，眼睛看远物时正常，无症状。但看近物时则有外斜视，有时外斜视或间歇性外斜视伴短暂复视，但按照定义这不是外斜视的表现。CI 决不能混同于集合功能不全型间歇性外斜视。特有表现也包括集合幅度不够和远离的集合近点。有些 CI 病人也患有远离调节近点（NPA）的调节功能不全。

确诊有必要进行包括显然验光的全面眼科检查，眼外肌运动应正常，也应该测量 NPC 和 NPA。用遮盖试验或 Maddox 杆检查近距离和远距离的外隐斜视并加以记录。测量融合幅度，外展应该正常。首先测量近处集合，要测量病人近处的融合性集合能力，病人必须在其阅读距离内注视一个可调节的靶目标，检查者将一个基底向外的棱镜杆放在被测者的一只眼前，缓慢增加棱镜度数，直到患者出现视物重影（突破点），然后慢慢降低棱镜度数直到再次出现单一图像（恢复点）。低破点（即 10～15 棱镜屈光度）或低恢复点或两者都低则符合 CI。调节功能不全必须被排除（表二对两种情况的对比）。正常的集合幅度为近距离 30°～40°，远距离 20°～30°。最后，应该进行睫状肌麻痹屈光检查。

只有当病人出现症状时再考虑治疗，要矫正屈光不正。如果诊断为 CI，一旦患者的调节功能恢复正常，随后的视轴校正治疗能成功地改善融合幅度，大部分患者能减轻症状。病人开始练习的阶段取决于其集合的程度。如果 NPC 降低，近点练习是第一步（即推举铅笔）。然而，如果 NPC 正常，基底向外的棱镜刺激集合可能对病人有益。

加在阅读眼镜上的基底向内的棱镜片矫正外斜视，对一些病人有益处。有一小组经过选择的病人，症状和体征对集合疗法无反应，当非手术疗法效果不佳时，可对个别病例采用单侧或双侧内直肌切除，但手术可能导致远距离复视。

该患者有 10 厘米 NPC 及近距离集合幅度 15PD。他开始每天 3 次推举铅笔练习。他注视着一臂远距离的铅笔，保持聚集，慢慢将铅笔移近脸直到出现复视。患者 2 周后症状有很大改善。

表 1. 集合功能不全的继发性原因

解剖因素——瞳孔间距大（IPD），使集合困难
屈光不正——老视（不能调节，因此集合不够），未校正的高度
高度远视或近视（调节不能使视力清晰，因此缺少合适的集合），远视矫正过度
药物因素——副交感神经阻滞药物
眼部疾病伴调节功能不全——葡萄膜炎、Adie 强直瞳孔
系统疾病——继发于头外伤、疾病或疲劳

表 2. 集合功能不全与调节功能不全的区别

	集合功能不全	调节功能不全
集合近点	远	正常
调节幅度	降低	正常
单眼对 4 度棱镜试验的反应	症状减轻	视物模糊
矫正远视阅读的反应	视物模糊	症状减轻

临 床 要 点

1. 对任何主诉阅读时无特殊不适的病人，应想到集合功能不全。患者可能是裸视 J1＋。

2. 伴随阅读的视疲劳，鉴别诊断包括：未矫正的屈光不正(远视和散光)、调节功能不全（AI）和集合功能不全(CI)。

3. 一旦 NPC 正常，加用基底向外的棱镜片可能对仍有症状的病人有益。通常一半以下的斜视病人需要校正。

（刘晓玲译　梁仲琪校）

参 考 文 献

1. Choi DG，Rosenbaum AL. Medical rectus recession（s）with adjustable suture for intermittent exotropia of the convergence insufficiency type. J Am Assoc Pediatr Ophthamol Strabismus，2001；5：13－17.

2. Mazow ML. France TD，Finkelman S，et al. Acute accommodative and convergence insufficiency. Trans Am Ophthalmol Soc 1989；87：158－168.

3. Krohel FB，Kristan RW，Simon JW，et al. Posttraumatic convergence insufficiency. Annals of Ophthalmology 18（3）：101 － 2，104，1986 Mar.

病例 14　肥胖妇女头疼

Rod Foroozan、Lawrence M. Buono 和 Peter J. Savino

患者女性，24 岁，肥胖，主诉近 2 个月来进行性加重频繁发作头痛，晨起疼痛较重，有时伴有恶心。咳嗽时可伴有短暂的视力波动。服用布洛芬痛感无明显减轻。患者否认有系统性疾病史。但体重长了 25 磅。

眼科检查

该患者身高 5.5 英尺（1 英尺＝0.3048 米），体重 260 磅（1 磅＝0.3732 千克）。视力：双眼 20/20，双眼瞳孔反射灵敏，无相对瞳孔传入阻滞，双眼无色盲。自动静态视野检查见双眼盲点扩大。眼球转动及双眼同向运动正常。远近距离眼位居中。裂隙灯检查双眼正常，眼压测量双眼 14mmHg。眼底检查显示周边视网膜及黄斑正常，其余神经学检查正常。

问题

还需要什么进一步的检查作为诊断依据？做何诊断？

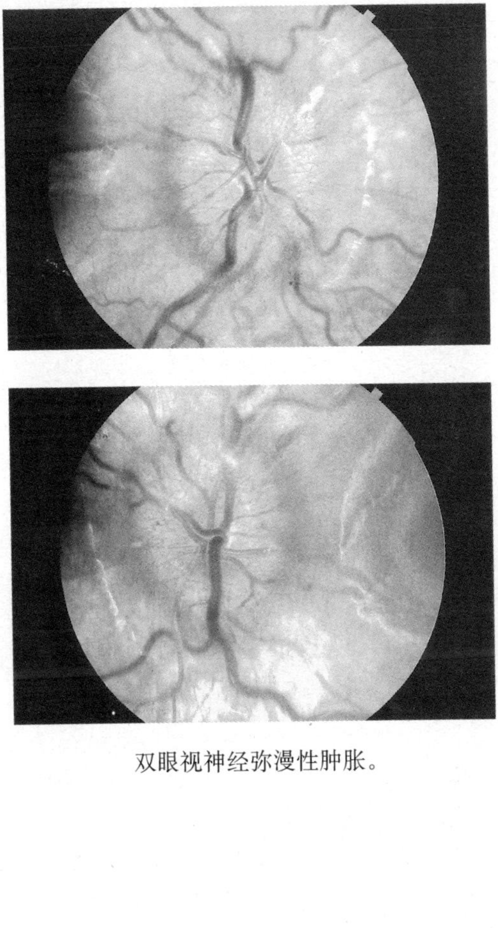

双眼视神经弥漫性肿胀。

诊断

脑假瘤（pseudotumor cerebri，PTC）。头部磁共振检查排除肿物病灶，磁共振静脉造影术排除静脉窦血栓。应该采取腰椎穿刺术（LP）来检测脑脊液（CSF）。

实验室检查发现

该患者的磁共振检查及磁共振静脉造影术（MRV）正常。LP 脑脊液开放压力为 32cmH_2O，脑脊液成分正常。

讨论

脑假瘤由脑脊液压力增高引起。颅内压力增高的机制可能与穿过蛛网膜颗粒进入硬膜静脉窦的脑脊液吸收受损有关，但确切原因不明。

虽然脑假瘤最常 30 岁左右发病，但这种疾病亦见于儿童。成年患者主要是超重妇女，而儿童则无此特征。激素异常可能为其原因之一，但并未证实有必然联系。

脑假瘤病人主要表现为头痛，可能有头晕、恶心和呕吐，卧位最为严重，患者可能有视力间歇性波动，变换体位或屏气呼吸（Valsalva）试验时症状加重。如果第Ⅵ对颅神经受累，可能出现复视。也可能出现搏动性耳鸣，目前认为是由毗连颞骨岩部的硬膜静脉窦内血液湍流引起。

大部分脑假瘤患者有持续时间不等的视盘水肿，也偶有无视盘水肿的脑假瘤发生。急性视盘水肿不影响中心视力，但黄斑水肿可导致视力下降，但这种视力下降是可以恢复的，表现为早期视野缺损可能只是盲点扩大，慢性视盘水肿由于视神经损伤，可导致不可恢复的视野缺损，类似于青光眼视野缺损。

视盘水肿必须区分于假性视盘水肿，假性视盘水肿是先天性视盘隆起，常伴发视盘玻璃疣。这种病人没有视神经杯。患者通常无症状，但出现无症状视野缺失（下方的神经纤维束缺失最为常见），10% 的患者可能经历过一过性黑矇。继发性视力下降是由于黄斑和玻璃体积血及视网膜下脉络膜新生血管膜。假性视盘水肿可用检眼镜检查法区分于视盘水肿。早期视盘水肿出现毛细血管扩张、神经纤维层水肿和出血、脉络膜皱褶及自发静脉搏动消失。后期可能出现神经苍白、血管分流。视杯不受侵害。假性视盘水肿患者血管易见，无神经纤维层水肿和出血，神经充血，可见自发静脉搏动。超声及 CT 显示玻璃疣，静脉荧光血管造影可见自发荧光，这些病人以后发生非动脉缺血性视神经病变的危险性增加。

脑假瘤的诊断基于下列标准：(1) 腰穿测量脑脊液压力增高；(2) 除有些病人脑室小以外，神经影像学检查正常；(3) 正常的脑脊液成分；(4) 除了可有单侧或双侧第Ⅵ颅神经麻痹外，没有病灶性神经功能障碍。

脑假瘤鉴别诊断包括颅内压上升的其他原因，如使用或停用皮质类固醇药物；使用其他药物如萘啶酸、四环素及维生素 A 等；慢性阻塞性肺病；或根治性颈清扫术后颈内静脉结扎，硬膜静脉窦血栓形成也可导致颅内压上升，以及任何一种原因引起的高凝状态，如分娩时、流产后、创伤后或者因中耳感染或耳源性脑积水，计划生育药物也有潜在的诱因。

如果病人出现头疼或视力下降就要进行治疗。肥胖病人治疗的第一步应是控制体重计划。减掉体重的 10%～15%，颅内压的上升可能恢复正常。药物治疗包括乙酰唑胺，剂量应根据症状调节。视盘水肿引起的视力严重下降可短时间使用皮质类固醇药物，直到确定更准确的外科疗法。

如果头疼持续，经过减轻体重及药物治疗，视力下降仍不断恶化或开始视力严重下降，是外科手术指征。手术治疗脑假瘤包括视神经减压、腰部-腹膜分流术或较为少见的脑室-腹膜分流术。手术方式的选择应基于最突出的症状，其中视神经减压的指征为视力下降，轻微头痛或无头痛；分流术的指征是头痛明显而视力下降轻微。

该患者开始每天 4 次服用 250mg 乙酰唑胺并开始减轻体重，2 周后头痛明显减轻，视盘水肿开始吸收，3 个月后减去 35 磅，头疼及视盘水肿完全消失。

临床要点

1. 对脑假瘤患者应采用硬膜静脉窦 MRV 作为神经影像学评价的一部分。
2. 乙酰唑胺常见的不良反应包括汽水金属味觉及手指脚趾的麻刺感。
3. 如果头痛症状不够突出，针对视盘水肿引起的视力下降可选择视神经减压。

（刘晓玲译　梁仲琪校）

参考文献

1. Corbett JJ, Savino PJ, Thompson HS, et al. Visual loss in pseudotumor cerebri. Follow-up of 57 patients from five to 41 years and a profile of 14 patients with permanent severe visual loss. Arch Neurol 1982; 39: 461-474.
2. Sergott RC. Diagnosis and management of vision-threatening papilledema. Semin Neurol 1986; 6: 176-184.
3. Banta JT, Bradley FK. Pseudotumor cerebri and optic nerve sheath decompression. Ophthalmology 2000; 107: 1907-1912.

病例 15　视杯及视盘出血

Janice A. Gault

患者男性，60 岁，常规体检查出视杯及视盘出血，否认有青光眼家族病史。多年未进行眼科检查。

眼科检查

视力：双眼 20/30，有 −1.50 近视。眼压：右眼 16mmHg，左眼 17mmHg。裂隙灯检查可见轻度核硬化白内障。前房角镜检查显示开角。视杯明显，靠近右眼视杯凹陷下方有条索状 Drance 出血，其余检查正常。视野检查显示双眼旁中心暗点。

问题

做何诊断?

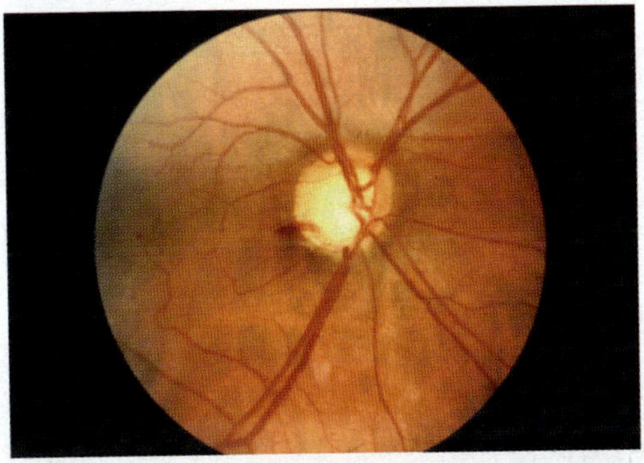

视杯明显凹陷，靠近凹陷颞下方有条索状出血。

诊断

低眼压或正常眼压青光眼。

讨论

大约1/6患原发性开角青光眼的病人，在眼内压不高于20mmHg会受到损害。视野特征性的改变是旁中心暗点。采用药物、激光或手术等积极治疗，将眼内压控制在尽可能低的范围而又不导致低眼压性黄斑病变，对这些病人是有益的。

由于病人偏头痛的发生率较高，这种类型的青光眼可能有血管痉挛的原因。由于这些病人常伴有心血管动脉硬化和（或）颈动脉疾病或糖尿病，另一种理论是缺血，系统低血压的发作也可能导致视神经青光眼样的损害，与低眼压青光眼相似，但该病并不发展。治疗任何心血管疾患，如心律失常、贫血及充血性心力衰竭，对维持视神经的最大灌注都是有益的。正在进行研究以评价口服钙通道阻滞剂和α_2受体兴奋剂保护血管的作用，目前结论还不清楚。

在确诊低眼压青光眼之前，排除其他病因尤为重要。由于高度近视、角膜水肿或角膜薄，患者可能有不确切的压力读数。诊室内读数也许不能确切反映患者的昼夜曲线。在一天的另一时段检测眼压或者让病人每隔一小时检测一次，持续8到10小时，持续观察是否有曲线峰，采用前房角镜检查来确保病人没有周期性房角关闭。询问甾体类药物服用情况以排除暂时性甾体类药物引起的青光眼。无论怎样，如果病人有视杯明显凹陷，视神经会对高眼压的抵抗力变小，如观察病情有进展，要采取治疗以降低眼内压。采用全面检查以排除视神经或视网膜玻璃疣或血管疾病，这些疾病都可能导致类似的视觉缺陷。询问患者既往有无系统低血压发生，它可能在冠状动脉分流或其他手术、脑血管意外或心律失常时发生。针对此类病人，在开始治疗前应确定患者视野或视神经已经出现损害，这种情况可能只出现一次。如果视神经和视野不是典型的青光眼特征，要采用CT或磁共振来检查其他引起视神经病变的原因。在神经系统疾病中，视力下降和视神经颜色苍白是比视杯加深更为重要的体征，这会发生于动脉性和非动脉性缺血的视神经病变及压力性损害。在青光眼中，视杯加深扩大要重于苍白或视力问题，梅毒也可能引起视神经病变。

该患者的视杯凹陷及视野缺损与青光眼有关，无系统低血压病史，也无服用甾体类药物。昼间曲线显示双眼眼压都未曾高于 19mmHg，被暂定为低眼压青光眼。一年后，右眼视杯略有加深，可见 Drance 出血，左眼两处条索状出血。接受两种药物（溴莫尼定和拉坦前列腺素）治疗后，眼压被很好地控制在 11mmHg。如果眼压增高或者视神经或视野问题加重，可能需要进一步的治疗。目前，眼科医生的目标是把眼压控制在 12mmHg 以下。

临 床 要 点

1. 针对低压青光眼病人，要考虑检查角膜厚度。由于角膜过薄，患者的眼压读数可能不够准确。
2. 如果视神经苍白比杯形更为明显，应考虑神经眼科学诊断而不是青光眼。
3. 做过诸如心脏冠状动脉分流等大手术的病人可能有明显的低血压情况而自己却没有意识到。这可能是他们的视杯加深和非进行性“低眼压青光眼”的原因。

（刘晓玲译　梁仲琪校）

参 考 文 献

1. Shields MB. Textbook of Glaucoma, 4th ed. Baltimore, Williams & Wilkins, 1998.
2. Iester M, Mikelberg FS. Optic nerve head morphologic characteristics in high - tension and normal tension glaucoma. Arch Ophthalmol 1999; 117: 1010 - 1013.
3. Hashimoto M, Oshtsuka K, Oshtuka H, et al. Normal - tension glaucoma with reversed ophthalmic artery flow. Am J Ophthalmol 2000; 130: 670 - 672.

病例 16　左眼视觉模糊

Mark Nelson

患者 24 岁，非洲裔美国人，主诉左眼数周来视觉有模糊点，眼部无疼痛或畏光。患者自诉既往体健。系统回顾，近期曾有颈淋巴结肿大和轻度呼吸短促。其母有良性淋巴肉芽肿病史。

体格检查和眼科检查

血压：110/70mmHg。脉搏：60 次/分，律齐。无发热，肺部听诊清音，心脏检查正常。颈部检查有双侧颈淋巴结明显肿大，无压痛。视力：双眼 20/20。眼压：双眼 10mmHg。Amsler 方格表检测左眼颞侧有约 10 度大小的暗点。眼前节检查：双侧可见多个明显的小且呈黄色的扁平睑结膜病灶，还可见双侧肉芽肿性（羊脂状）角膜后沉积物（KP），前房浮游细胞（++），未见虹膜病变及粘连，双侧晶状体透明。眼后节检查：双侧可见玻璃体浮游细胞（+），双眼视网膜静脉有白鞘。左眼视盘颞侧有一个大的、隆起的黄色视网膜下病灶，左眼黄斑中心凹周围有一些小的黄色沉着物。视神经显示正常。

实验室检查发现

ACE 水平轻度上升，胸部 X 线检查显示双侧肺门淋巴结增大。结核菌素纯蛋白衍化物检查（PPD）正常。梅毒试验阴性。全血细胞计数正常。荧光素血管造影（FA）显示视网膜静脉壁染色符合静脉周围炎，左眼有大面积荧光着染及渗漏，符合慢性肉芽肿表现。

问题

肉芽肿性葡萄膜炎患者应该何时开始口服或眼周局部应用类固醇？做何诊断？

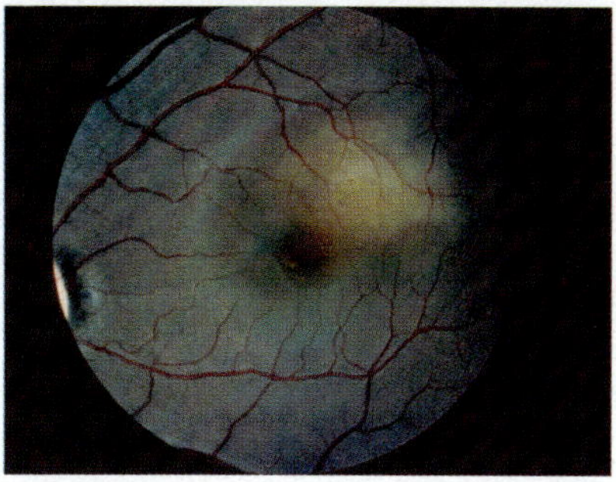

左眼底显示视盘颞侧一个大的隆起的黄色视网膜下病灶。

诊断

良性淋巴肉芽肿。一般来说，在开始全身或眼局部应用类固醇治疗眼部肉芽肿疾病前，首先应该进行PPD试验、胸部X线检查和梅毒检测试验，排除结核病与梅毒具有重要临床意义，否则累及眼后部的病人局部应用类固醇将会无效。如有临床征兆，还应排除Lyme病和钩端螺旋体病。

讨论

该患者具有多方面良性淋巴肉芽肿的典型表现和症状，这是一种特发性、系统性、肉芽肿性疾病，可累及身体任何部位。在非洲裔美国人中的发病率是白人的10倍多，约25%～50%的患者有眼部疾病，良性淋巴肉芽肿未能检测出感染性病原微生物，但病理标本显示非干酪化肉芽肿伴有多核巨细胞。

与结核与梅毒相似，良性淋巴肉芽肿临床表现多种多样，使之不易诊断，因此对每个全葡萄膜炎患者都应怀疑是否有良性淋巴肉芽肿。系统疾病常与肺、肝、或中枢神经系统有关，眼部受累常有轻度眼痛症，微感疼痛或畏光，主诉常为视觉模糊或眼前漂浮物，尤其是后部受累者，临床表现包括非肉芽肿性和肉芽肿性前部葡萄膜炎，多为双侧，30%为单侧。然而，患者可表现为后部或中间型葡萄膜炎或全葡萄膜炎，该患者同时出现泪腺扩张或结膜小丘，还可能发现肉芽肿或非肉芽肿角膜后沉积物，也可发生虹膜前后粘连，也可能出现Koeppe（位于瞳孔边缘）和Busacca（基质的）虹膜结节。还可能有玻璃体团块状混浊（雪球）现象和中间型葡萄膜炎（雪堤征）。视网膜及脉络膜肉芽肿可能伴随视网膜静脉周围炎和血管周围视网膜及脉络膜浸润（烛泪征）出现，视神经可能受累是中枢神经系统受累的前兆。

临床过程同样各不相同，患者可能为慢性持续性炎症，伴有不同的视力，一些病人可能表现为长期反复发作的葡萄膜炎，也有很多患者视力很好，但需要长期口服或球周注射类固醇，其中后部受累者视力下降最为严重。

对于类似该病例有典型表现的患者，良性淋巴肉芽肿的诊断相对容易。然而，对双侧肉芽肿性葡萄膜炎并高度怀疑良性淋巴肉芽肿患者，多数情况下很难确诊。除了发现上升的ACE水平和胸部X光片显示肺部受累外，血清溶菌酶水平也可能升高。

在诊断良性淋巴肉芽肿时，胸部CT或同位素镓扫描可能比胸部X线光片更为敏感。但是组织活检才能确诊为良性淋巴肉芽肿。如有皮肤疑似病损，行结膜或泪腺组织活检，支气管肺部组织活检常用作诊断依据，但是该操作存在风险，所以如果患者无伴发呼吸道症状，呼吸科医生可能不愿采用组织活检。一些医生认为不必行组织活检，可依据CT的特殊表现进行诊断，但还存在争议。

良性淋巴肉芽肿的治疗难易度差别较大，2/3的病人有明确的眼前节受累，很多此类病人可局部应用类固醇和睫状肌麻痹剂。然而，眼后节受累者通常需要全身或球周注射类固醇治疗。对于需三个月以上大剂量应用类固醇的严重病人，应考虑甲氨蝶呤治疗。

该患者曾有结膜结节，因此取小面积结膜样本进行组织活检，证实良性淋巴肉芽肿的诊断，前期炎症采用局部泼尼松龙醋酸酯治疗，两周内消退。由于该患者有严重的淋巴结病变，轻度肺部症状及与脉络膜肉芽肿相符的视觉暗点，在PPD结果出来后，建议每天服用60mg泼尼松，2周后炎症逐步消退；

淋巴结病变、视网膜静脉周围炎和肺部症状也很快改善。但仍有脉络膜肉芽肿，所以采用亚特氏丙炎松 40mg/ml 囊下注射，现已恢复。目前，其良性淋巴肉芽肿呈静止状态。

临 床 要 点

1. 在采用全身或眼周类固醇治疗眼部良性淋巴肉芽肿前，要排除葡萄膜炎的感染性病因。
2. 考虑采用胸部 CT（如果胸部 X 光片正常）检查肺部良性淋巴肉芽肿。胸部 X 线光片会漏诊很多肺部良性淋巴肉芽肿病例。
3. 与结核与梅毒相似，由于良性淋巴肉芽肿临床表现多种多样，极易与其他疾病混淆。
4. 对于需要长期使用大剂量强的松的病人，或治疗效果不明显的病人，考虑用甲氨蝶呤治疗良性淋巴肉芽肿。

（刘晓玲译　梁仲琪校）

参 考 文 献

1. Kaiser PK, Lowder CY, Sullivan P, et al. Chest computerized tomography in the evaluation of uveitis in elderly women. Am J Ophthalmol 2002; 133: 499-505.
2. Moorthy RS, Rao NA. Noninfectious chorioretinal inflammatory conditions. In: Regillo CD, Brown GC, Flynn HW Jr, eds. Vitreoretinal Disease: The Essentials. New York, Thieme, 1999, pp 415-438.
3. Spaide RF, Ward DL. Conjunctival biopsy in the diagnosis of sarcoidosis. Br J Ophthalmol 1990; 74: 469-471.
4. Jabs DA, John CJ. Ocular involvement in chronic sarcoidosis. Am J Ophthalmol 1986; 102: 297-301.

病例 17　右面部下垂

Rod Foroozan Lawrence、M. Buono 和 Peter J. Savino

患者男性，73 岁，主诉两天前开始右面部下垂，进食时，右边嘴唇不能完全闭合。右眼曾受刺激，但无视力变化、痛感或近期皮疹。既往无眼部病史，有服用治疗高血压的氨酰心安（阿替洛尔）史。

眼科检查

右侧鼻唇沟变浅，右眉上方额纹消失。眼睑强迫闭合，可见轻微突眼。无皮疹征兆。裂隙灯检查显示右侧轻度点状角膜病变。其余的眼神经检测，包括其他的颅神经检查均正常。

问题

如何诊断？怎样处理此病例？

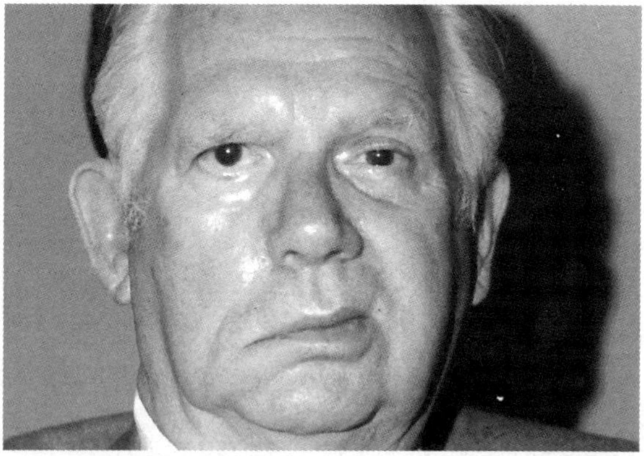

右侧脸部瘫痪，右侧鼻唇沟变浅，右眉上方额纹消失。

诊断

右侧 Bell 面瘫。

讨论

Bell 面瘫的诊断仍为排除周围性面神经麻痹的病人。Bell 面瘫的发病率随年龄增长而增加，据报道为 10～40 例/10 万人。面神经麻痹多为急性、单发。多数病人自诉有病毒感染的前期症状，由于鼓索神经和镫骨肌神经受累，可能造成味觉和听力损害。面瘫在最初 2 周内病情加重，但主要是发病初期症状最重，3 周后病情加重应考虑是由于其他原因引起的第Ⅶ颅神经麻痹，因此，应进行磁共振检查。

第Ⅶ颅神经受累临床上可能有全身其他异常表现。已有报道单纯性疱疹和水痘性带状疱疹病毒感染（Ramsay Hunt 综合征）。Lyme 病、梅毒、HIV 感染、结核及良性淋巴肉芽肿均有报道可导致面神经麻痹，可能伴有神经功能障碍。面神经麻痹也可为糖尿病或血管炎引起的“多发性单神经根炎”的部分表现。对适龄年龄组病人应考虑巨细胞性动脉炎。Guillain-Barré 综合征（GBS）及多发性硬化引起的面神经进行性功能减退也有报道。重症肌无力和各种肌病可见眼轮匝肌肌力降低，容易被误诊为面神经麻痹。脑桥小脑角肿物可引起第Ⅶ、Ⅷ颅神经功能障碍。

唾液腺肿瘤或炎症损害可能导致周围面神经分支功能障碍，触诊可发现腮腺肿大。医源性面神经麻痹的患者在下颌骨和腮腺区皮肤可见手术伤痕。

对面瘫病人的评估（见下图）应该着眼于眼神经患病期间潜在的系统紊乱。面下部肌肉组织功能的评估可能有助于区别中央型和周围型损害。中央型损害只有面下部肌肉组织功能减退，上眼睑闭合及额纹完好。周围型损害造成上下部肌肉组织功能均减退。疑似中央型损害应立即进行影像学检查，最好选择磁共振。对于不明原因的单纯的周围型第Ⅶ颅神经麻痹及无炎症或感染性疾病患者，无需再做检查。

应该考虑使用皮质类固醇药物治疗。一些有经验的医生建议做 Lyme 病血清抗体效价检查，所有病例都要考虑有无良性淋巴肉芽肿。

Bell 面瘫病因尚不清楚，有证据显示，病毒感染炎症可导致面神经肿胀，单纯疱疹病毒和带状疱疹病毒最常见。虽然表现不典型，Bell 面瘫患者的影像学检查可见面神经信号增强，这是磁共振检查时炎症的明显特征。

虽然仍有争议，皮质类固醇类药物确实有助于恢复 Bell 面瘫患者的面神经功能。美国神经学会质量检查分会出版了一本实践指南，其中提到皮质类固醇药物有助于 Bell 面瘫患者面神经功能恢复，文章中推荐 Bell 面瘫患者早期口服皮质类固醇药物，也可添加阿昔洛韦。该患者无其他证据显示内在免疫功能障碍，口服 80mg 泼尼松 5 天，同时给予局部眼睛润滑剂以治疗角膜暴露。如果暴露严重，对润滑剂无反应，可施行患侧眼睑缝合术。

面神经功能恢复预后一般较好，85% 病例 6 周内恢复，完全面部瘫痪的病人及老年患者预后较未完全病损患者差，而且即使是那些恢复运动功能的患者，也常有轻度残存功能障碍。10%～20% 的病例面神经迷离再生，常导致伴睑裂狭窄的假性睑下垂，微笑时有眼睑闭合，闭眼时有鼻唇沟变浅，也有可能导致异常表现，如味觉反射性流泪（鳄鱼泪）。

Bell 面瘫的治疗类似于神经麻痹的治疗，应着眼于保证足够的角膜及结膜润滑。该患者每天补充 4～6 次人工眼泪，入睡前右眼使用润滑剂软膏，没有兔眼征的迹象，如有兔眼征存在则需要用绷带或眼罩使眼睑暂时闭合。更完全损害可以采用外科干预植入眼睑重物或弹簧，也可施行眼睑缝合术。

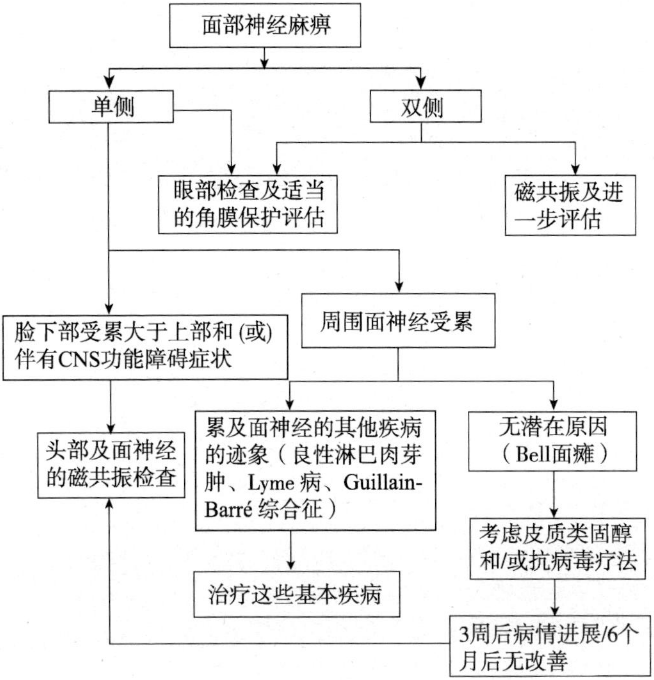

面神经麻痹患者的评估。

临 床 要 点

1. Bell 面瘫的诊断要点是鉴别诊断，如果第Ⅶ颅神经麻痹加重或不能恢复，有必要对面神经麻痹做进一步的评价。
2. 如无禁忌，Bell 面瘫患者应该口服皮质类固醇药物，尤其是面部完全瘫痪的病人。
3. 应给予适当的角膜表面润滑剂保护角膜，然而当兔眼征严重时，有必要外科干预。

（刘晓玲译　梁仲琪校）

参 考 文 献

1. Grogan PM, Gronseth GS. Practice parameter: steroids, acyclovir, and surgery for Bell's palsy (an evidence - based review). Neurology 2001; 56: 830 - 836.
2. Ramsey MJ, DerSimonian R, Holtel MR, et al. Corticosteroid treatment for idiopathic facial nerve paralysis: a meta - analysis. Laryngoscope 2000; 110: 335 - 341.
3. Adour KK, Ruboyianes JM, Von Doersten PG, et al. Bell's palsy treatment with acyclovir and prednisone compared to prednisone alone: a double - blind, randomized, controlled trial. Ann Otol Rhinol Laryngol 1996; 105: 371 - 378.

病例 18　假性斜视

Ekaterini C. Karatza 和 Janice A. Gault

一位母亲主诉 4 个月龄的患儿双眼内斜视（“对眼”）。

眼科检查

双眼能固视和跟随，眼球运动和双眼同向运动正常，双眼角膜映光点居中。遮盖试验正常。其余检查正常。

问题

做何诊断？

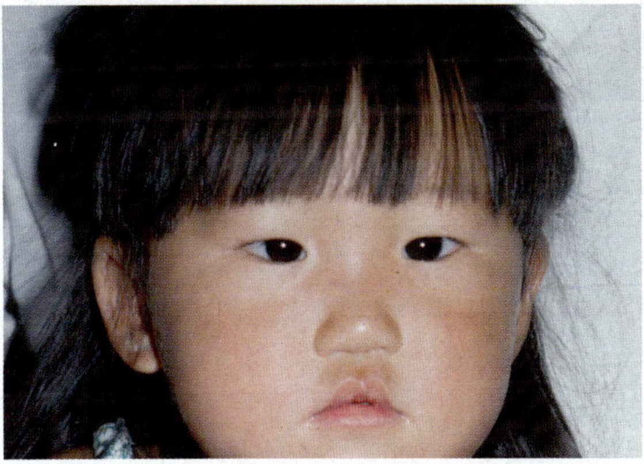

双眼角膜映光居中。

诊断

假性斜视。

讨论

尽管直视正常，假性斜视仍表现为斜视。最常见的形式是假性内斜视，即“交叉错觉”，这是由婴儿的面部外观引起的。在周岁以内的亚洲婴儿中最为常见，可能是由鼻子与内眦间额外隆起的内眦赘皮引起的。内眦赘皮也可遮盖鼻侧的巩膜，使得颞侧的巩膜相对更为明显。此种内眦赘皮为双侧不对称的，侧方注视更为明显，并非真的斜视，双眼角膜映光点对称，遮盖试验正常。如无再注视，此假性斜视随着年龄的增长会逐渐改善，如不能，要再次进行检查。有显著内眦赘皮的病人可能会伴有真性斜视，病情在初次检查后可能会继续发展。

对于该患儿，医生给患儿父母看了对称的角膜映象以及交叉遮盖试验中眼位固定的情况，并解释了有关显著内眦赘皮情况，嘱其放心患儿无需治疗。

临 床 要 点

1. 父母或初级保健医生常被假性斜视误导。
2. 并非真的斜视。双眼角膜映光点对称，遮盖试验正常。
3. 此假性斜视随着年龄的增长会逐渐改善，如不能，要确保再次进行检查。注意有显著内眦赘皮的病人有真的斜视。

（刘晓玲译　梁仲琪校）

参 考 文 献

1. Cibis GW，Waeltermann JM. Rapid strabismus screening for the pediatrician. Clin Pediatr 1986；25：304 – 307.
2. Jacobs HB. Pseudostrabismus：an audit. Br J Ophthalmol 1978；

62：763－764.

3. Urist NJ. Pseudostrabismus caused by an abnormal configuration of the upper eyelid margin. Am J Ophthalmol 1973；75：455－457.

病例 19　眼底色素病灶

Arman Mashayekhi 和 Carol L. Shields

患者男性，29 岁，白种人，一次常规眼科检查中，被查出右眼底有一块色素病灶，不伴有任何症状。既往无色素性皮肤病史及眼部创伤或眼病史，也无黑色素瘤、眼部肿瘤或胃肠肿瘤病家族史。

体格检查

视力：双眼 20/20。外眼检查：正常，无表皮黑色素细胞增多。双眼裂隙灯检查：蓝色虹膜，无黑色素细胞增多，无异色性。检眼镜检查：右眼颞下象限可见一扁平的 4mm×4mm 大的色素病灶。

实验室检查发现

超声波检查右眼：扁平病灶，无脉络膜凹陷征或眶声影。荧光素血管造影（FA）右眼：血管造影各期病灶均呈弱荧光，少许与病灶萎缩区相一致的脉络膜透见荧光，无内部滋养血管及荧光素渗漏。

问题

眼底色素病灶的诊断是什么？

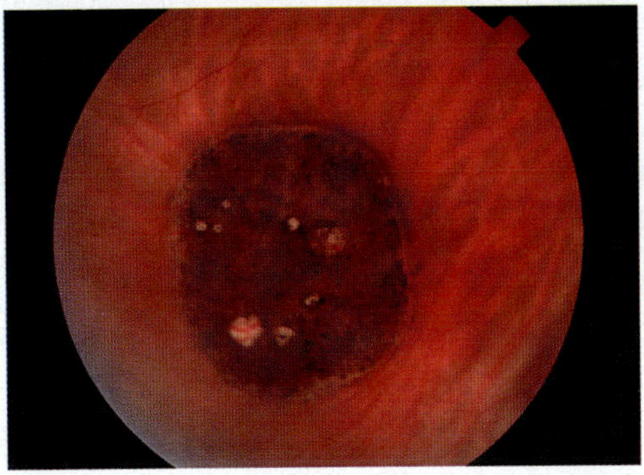

检眼镜检查显示一个扁平的、有多个腔隙的色素病灶。

诊断

先天性视网膜色素上皮肥厚（congenital hypertrophy of the retinal pigment epithelium，CHRPE）。

讨论

CHRPE 呈良性，较常见，单一或多病灶，色素性眼底病损通常为在常规检眼镜检查中的偶然发现。

比较常见的孤立的 CHRPE 表现为单侧、圆或椭圆形，扁平、边界清晰的位于视网膜色素上皮层的色素团块，多位于周边部眼底。与本病例相似，这类病人除了位于黄斑的病灶可能导致视力下降，基本无任何症状。虽然基本上是色素沉着（棕色到黑色），一些病变可能完全脱色。CHRPE 的边缘光滑，少有扇贝形。低色素沉着晕位于外缘内侧，通常可见其外围绕着一圈高色素光晕。可见脱色腔隙并且可能会随时间的推移在大小和数目上有所增加。CHRPE 表面的视网膜血管大部分临床表现正常，但也见血管的变化，如动脉纤细、静脉鞘形成、毛细血管无灌注、微动脉瘤样毛细血管扩张及脉络膜视网膜血管吻合等。多为静止性病变，也有报道孤立的 CHRPE 缓慢增长，但不应该作为恶性肿瘤的显著标志。

孤立的 CHRPE 发展成隆起的实质性肿瘤极为罕见，此类肿瘤增长缓慢，并有视网膜滋养血管，导致渗出性视网膜病变和慢性黄斑囊样水肿。对一例这样的局部肿瘤切除后的组织病理学检查显示视网膜色素上皮的低恶性度腺癌。

在视野检查中，孤立的 CHRPE 常伴有相应部位的暗点，其程度可随时间增长。FA 显示色素沉着区持续弱荧光及脱色素区（腔隙，脱色素晕）的脉络膜透见荧光，无荧光素渗漏。

组织病理学上，孤立的 CHRPE 病灶由肥大和增生的视网膜色素上皮细胞组成，细胞内密集大的、椭圆形或圆形色素颗粒。病灶表面的视网膜光感器外节萎缩和外核层细胞核减少，这可说明为何对应病灶部的视野缺损和当 CHRPE 累及黄斑中心凹时视力会下降。孤立的 CHRPE 可能与脉络膜黑色素瘤混淆，尤其是当其体积大且位于周边眼底时。在假性黑色素瘤的病例中，孤立的 CHRPE 约占 10%。其他鉴别诊断包括脉络膜痣、视网膜下出血及 RPE 增生。孤立的 CHRPE 的治疗包括定期观察生长情况及其是否发展为实质性肿瘤。

多病灶 CHRPE 同样被认为是“先天性视网膜色素沉着”或“熊迹”，表现为多组轮廓清晰的、扁平、灰色或棕色的病灶，很像动物的脚印，常呈扇形分布。在每一组病例中，较小的病灶靠近视盘，较大的则靠向周边眼底。每个单一的病灶类似于独立的 CHRPE，但体积较小且无腔隙或边缘晕。在多病灶 CHRPE 中，同样类似于孤立的 CHRPE，相关的 RPE 细胞内包含数量增多的大的色素颗粒。但与孤立型 CHRPE 不同的是大部分色素颗粒保持正常的椭圆形外观，另外，RPE 细胞的肥大和增生不是显著特征。需要强调的是这里所描述的多病灶 CHRPE 的典型形式与任何系统疾病并无已知关联，应将其区别于与家族性腺瘤息肉病及 Gardner 综合征相伴的多组的、双侧、小的色素沉着眼底病灶。

此病例的 CHRPE 诊断基于典型的临床表现：扁平的眼底色素病灶、边界清楚、腔隙及边缘晕（无色素沉着和有色素沉着的）。超声波检查证实了扁平的实质，FA 表明病灶内部无滋养血管。该患者未进行治疗，随访 2 年病灶无明显变化。

临 床 要 点

1. 孤立的 CHRPE 表现为多年增长缓慢。
2. 孤立的 CHRPE 极少发展为实质性肿瘤，增长缓慢、不引起渗出性视网膜病变和慢性黄斑囊样水肿。
3. 孤立的 CHRPE 可能与其他眼底色素性病损混淆，最显著的有脉络膜黑色素瘤、脉络膜痣及 RPE 增生，边界清晰、有腔隙和边缘晕及不隆起均有助于做出正确的诊断。
4. 多病灶 CHRPE（先天性视网膜色素沉着或“熊迹”）与任何系统疾病并无关联，应与家族性腺瘤息肉病及与 Gardner 综合征相伴的多发的、双侧小的眼底色素沉着病灶相区别。

（刘晓玲译　梁仲琪校）

参 考 文 献

1. Purcell JJ Jr, Shields JA. Hypertrophy with hyperpigmentation of the retinal pigment epithelium. Arch Ophthalmol 1975; 93: 1122-1126.
2. Shields JA, Augsburger JJ, Brown GC, et al. The differential diagnosis of posterior uveal melanoma. Ophthalmology 1980; 87: 518-522.
3. Shields JA, Shields CL, Shah PG, et al. Lack of association among typical congenital hypertrophy of the retinal pigment epithelium, adenomatous polyposis, and Gardner syndrome. Ophthalmology 1992; 99: 1709-1713.
4. Shields JA, Shields CL, Eagle RC Jr, et al. Adenocarcinoma arising from congenital hypertrophy of retinal pigment epithelium. Arch Ophthalmol 2001; 119: 597-602.

病例 20　视物模糊

Silke Heinisch、Arman Mashayekhi 和 Carol L. Shields

患者女性，46 岁，在年度常规眼科检查中，有左眼轻微视物模糊。无眼部疼痛、红肿或复视病史。1 年前的常规眼科检查未发现异常，既往有乳房切除术和双乳再造的外科病史。该患者近期未服用任何药物，平素身体健康。

眼科检查

视力：双眼 20/20。眼压：双眼 16mmHg。裂隙灯检查正常。双眼先天性睑下垂约 1.8mm。右眼底正常，左眼底黄斑中心凹颞侧可见一圆顶形、黄色脉络膜病灶，病灶周围的视网膜下积液并扩展至中心凹。病灶基底部直径为 8.5mm×8.5mm。

诊断性发现

左眼 A 超显示：内部中等强度回声、无自发搏动的脉络膜肿物，视网膜表面浅脱离。左眼 B 超显示：可见厚 2.8mm 的穹窿形脉络膜肿物伴表面局限性视网膜浅脱离。荧光素血管造影（FA）显示：动脉早期脉络膜病灶弱荧光，静脉后期逐渐呈强荧光，视网膜色素上皮有较多渗漏（热点）。

体格检查

CT 扫描胸部、腹部和骨盆：胸骨部无显著异常，肺部数个小于 1cm 的病灶，肝部数个小于 1cm 的病灶，均不能诊断为癌转移。肝部 MRI：无特殊意义的数个小于 1cm 的病灶。头颅 MRI：正常。

问题

如何根据患者病史及临床表现进行诊断？

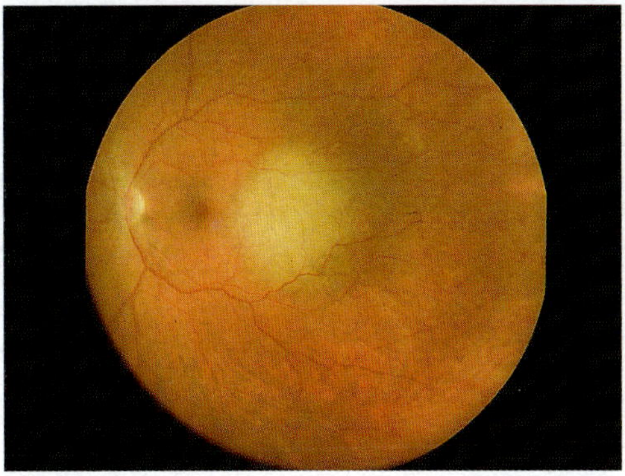

左眼底黄斑中心凹颞侧显示一穹窿形、黄色脉络膜毗连的视网膜下积液。

诊断

脉络膜转移癌。

讨论

脉络膜转移癌是最为常见的眼内癌症，甚至比原发性脉络膜黑色素瘤更为常见。脉络膜转移癌常见于原发乳腺癌的妇女及肺癌患者。皮肤、肾、前列腺、甲状腺等处的癌症极少扩散至脉络膜。这种肿瘤会在患者查出原发癌几年内发病，尤其是乳腺癌女性患者。对于其他的癌症，主要是肺癌，由于眼部可能比肺部更早的出现症状，脉络膜转移可能是癌症的第一征兆。尽管是原发癌，有些患者并无原发癌症状，而主要表现为视力下降、闪光或黑影漂浮物、视物变形或比较罕见的眼部疼痛。

脉络膜转移癌的诊断主要使用间接检眼镜检查来识别肿瘤的典型特征。其他的辅助诊断包括患癌症的病史及超声波检查和荧光素血管造影，有时也可使用针吸活组织检查。检查中，脉络膜转移癌典型表现为实质的、扁平或穹窿形黄色肿物，常伴有继发性视网膜脱离，单一或多病灶，单侧或双侧。A 超扫描主要反映由高至中强度的内部反射波，B 超扫描常显示一个密集的回声、隆起的病灶伴视网膜脱离。荧光素血管造影检测脉络膜转移癌非常有用。脉络膜转移癌特征性表现为动脉早期弱荧光，静脉后期为强荧光。尽管脉络膜转移癌会被误诊为无色素痣、无色素性脉络膜黑色素瘤、脉络膜肉芽肿、巩膜炎或淋巴肿瘤，这里所陈述的技巧有助于做出正确的诊断。针刺吸引活组织检查也可用于查找癌症来源。

脉络膜转移癌的治疗主要取决于肿瘤的大小、活动性及病人的全身情况。如果肿瘤较小无症状，表现为缩小或大小稳定，建议密切观察。如果病灶发展，出现视力症状，可采用化疗、激素或放射疗法。外部射线照射或放射性敷贴可导致肿瘤缩小，减轻病人的视觉症状。有系统性疾病的患者可采用化疗或激素疗法，对眼部肿瘤通常有效。极少数情况下，由于肿瘤过大和广泛视网膜脱离引起新生血管性青光眼，可采用眼球摘除术，通常对脉络膜转移癌患者的治疗会有效果，使他们能保留眼球和部分视力。

本例患者被诊断为脉络膜转移癌是根据既往乳腺癌病史、肿瘤的眼底表现和系统评估。对该患者受累的左眼采用了 5 天的放射性敷贴治疗，2 个月后，视力改善，超声波和眼底检查肿瘤缩小。

临 床 要 点

1. 脉络膜转移癌常见于原发女性乳腺癌及肺癌患者。
2. 超声波和荧光素血管造影是用于检查眼部转移病灶的常规诊断方法。
3. 放射疗法是治疗脉络膜转移癌的一个有效疗法。

（刘晓玲译　梁仲琪校）

参 考 文 献

1. Merrill CF, Kaufman DI, Dimitrov NV. Breast cancer metastatic to the eye is a common entity. Cancer 1991; 68: 623 - 627.

2. Rudoler SB, Corn BW, Shields CL, et al. External beam irradiation for choroid metastases: identification of factors predisposing to long-term sequelae. Int J Radiat Oncol Biol Phys 1997; 38: 251-256.
3. Shields CL, Shields JA, De Potter P, et al: Plaque radiotherapy for the management of uveal metastasis. Arch Ophthalmol 1997; 115: 203-209.
4. Shields CL, Shields JA, Gross NE, et al. Survey of 520 eyes with uveal metastases. Ophthalmology 1997; 104: 1265-1276.
5. Shields JA, Shields CL, Ehya H, et al. Fine-needle aspiration biopsy of suspected intraocular tumors. The 1992 Urwick Lecture. Ophthalmology 1993; 100: 1677-1684.

病例 21　白内障术后视力下降

Mark Nelson

患者女性，66 岁，主诉白内障术后 1 周视力下降。患者 1 周前行左眼常规白内障手术，因视力减退加剧，眼前漂浮物、畏光、左眼轻微疼痛 1 天就诊。

眼科检查

视力：右眼 20/40；左眼：手动，手术后一天时左眼视力为 20/30。眼内压：右眼 20mmHg，左眼 14mmHg。眼前段检查显示：左眼前房浮游细胞（++++），前房积脓 3mm，后房人工晶状体正常居中，结膜充血，前玻璃体可见浮游细胞；右眼除中度白内障外正常。眼后段检查显示：左眼红光反射良好，但眼底影不清；右眼正常。左眼超声显示：玻璃体混浊，巩膜脉络膜增厚，无视网膜脱离。

问题

最可能诊断为什么？

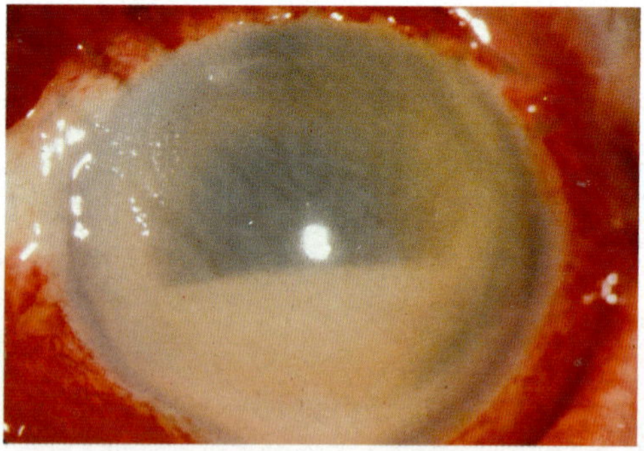

左眼前房积脓伴结膜充血。

诊断

术后细菌性眼内炎。

讨论

近期有白内障手术的病人，临床医生通常要怀疑其是否感染，细菌性眼内炎是一种眼内容物感染，通常涉及眼的前段和后段，因此，应存在玻璃体炎症。

人工晶状体眼内炎很少见，约 1‰的白内障乳化摘除、后房人工晶体植入的患者发生眼内炎，但二次人工晶状体植入术的眼内炎发生率可增至 1/250。大多数细菌性眼内炎源自病人眼睑的菌群，其中最常见的是表皮葡萄球菌、金黄色葡萄球菌及链球菌属。革兰阴性菌和厌氧菌相当少见。尽管关于预防性应用抗生素前瞻性随机化研究资料还不充分，但有证据支持术前术后用碘溶液可以对眼周围消毒杀菌，术前 1 周眼睑擦洗清洁是有益的，特别是有睑缘炎和其他眼睑疾病的患者。

术后细菌性眼内炎的临床症状各异，大多数出现在术后 1 周内，典型表现为：眼痛、视力减退、眼前房积脓及玻璃体炎，但有些病人没有任何疼痛和前房积脓的表现，几乎全部病例至少有某些程度的视力减退，但视力下降范围变化大。某些患者首发症状仅为眼前漂浮物或闪光感，至少有一些玻璃体细胞出现，如果眼底观察清晰，说明没有眼内炎早期体征中的视网膜出血。如果没有玻璃体炎，就不大可能是眼内炎，但临床医生应密切随访高度怀疑有眼内炎迹象的患者。术后眼内炎持续 1 个月以上的患者更可能由真菌感染引起，如念珠菌、曲霉菌或放线菌。

细菌性眼内炎如果没有得到立即干预治疗，预后较差。预后多取决于当前的视力和致病菌类型。如果视力为光感或更糟，那么预后通常很差；如果致病菌是表皮葡萄球菌，预后一般较好，恢复过程一般要数月。屈光间质混浊、视神经、视网膜损害是视力下降的常见原因。眼内炎后发生视网膜脱离也不少见。

怀疑为细菌性眼内炎患者应立即治疗。根据眼内炎玻璃体切割术研究组（EVS）的研究，视力为手动或更好的患者应进行玻璃体抽液（针吸培养或活检）和抗生素注射治疗，仅有光感或视力更坏的患者用玻璃体切割和玻璃体腔内抗生素注射治疗有更好的显著的结果：33%患者视力达到20/40及以上，而抽液注射组仅11%。静脉应用抗生素没有显示比以上任何一组患者有更好的效果，一般采用万古霉素和丁胺卡那霉素（阿米卡星）联合应用。类固醇玻璃体内注射尚未分析，但在治疗后可口服类固醇5~10天，所有病人均给予结膜下注射万古霉素、头孢他啶和地塞米松，并接受强化的局部抗生素治疗。

因为该患者有眼前房积脓，玻璃体炎和疼痛症状，被诊断为细菌性眼内炎。因视力好于光感，所以行玻璃体抽液和玻璃体内注射万古霉素和头孢他啶治疗，也行房水抽液检查，患者玻璃体培养有耐四环霉素的表皮葡萄球菌生长。患者的眼前房积脓和疼痛在24小时后缓解，视力在1个多月后逐渐恢复到20/40，但仍有少许玻璃体混浊物。

临床要点

1. **EVS没有推荐使用玻璃体内注射类固醇，但一些学者使用，但这种治疗方法尚未进行随机化前瞻性临床试验。**
2. **如果病人拖延较长时间才来就诊，那么术前应及时抽取玻璃体腔液进行细菌培养，并进行玻璃体腔注射治疗。**
3. **记住：EVS的研究只应用于白内障手术后和二期人工晶体植入术后的眼内炎患者，因此，其他原因的眼内炎患者（比如滤过泡炎和外伤）在治疗时要慎重。**

（徐贺玲译　梁仲琪校）

参考文献

1. Han DP. Endophthalmitis. In：Albert DM，ed. Ophthalmic Surgery：Principles and Techniques. Malden，MA，Blackwell Science，

1999, pp 650 - 662.

2. The Endophthalmitis Vitrectomy Study Group. Results of the Endophthalmitis Vitrectomy Study: a randomized trial of immediate vitrectomy and of intravenous antibiotics with treatment of postoperative bacterial endophthalmitis. Arch Ophthalmol 1995; 113: 1479 - 1496.

3. Fox GM, Joondeph BC, Flynn HW Jr, et al. Delayed - onset pseudophakic endophthalmitis. Am J Ophthal 1991; 111: 163 - 173.

病例 22　短暂视力丧失

Rod Foroozan、Lawrence M. Buono 和 Peter J. Savino

患者男性，69 岁，主诉 1 周内右眼失明 2 次。第一次发作是在一周前，持续 10 分钟，特征是开始右眼上方视野有暗影，然后累及整个视野。第二次发作发生在今天早晨，症状与前次相同，持续 15 分钟。每次发作后，视力恢复到原来水平，无其他神经系统症状。否认有头痛、头皮触痛和颌跛行。既往无眼病史。3 年前行冠状动脉搭桥术，服用甲氧乙心安（美多心安、美托洛尔）和阿司匹林。

眼科检查

双眼视力 20/20。无相对瞳孔传入阻滞，检眼镜检查正常。自动视野检查仪检查视野正常。

问题

诊断是什么？应该进行什么检查？

诊断

眼底正常的一过性黑矇。

讨论

一过性黑矇或者短暂性视力丧失，被认为是一过性眼部血循环闭塞，是脑卒中的危险因素。患者常主诉视物模糊，持续5~20分钟。眼底大多正常，也可能显示视网膜动脉血栓或动脉和局部静脉变细。一过性黑矇患者应该做颈动脉超声检查和心脏超声心动图，以便找到血栓的来源。有些内科医师也可能让其做24小时动态心电图监测。该患者做了颈动脉超声检查（见图），发现由于动脉粥样硬化引起的侧颈动脉严重狭窄（80%~90%）。患者住院治疗，静脉给予肝素。入院2天后行颈动脉内膜剥离术，随访6个月未再发生一过性黑矇。

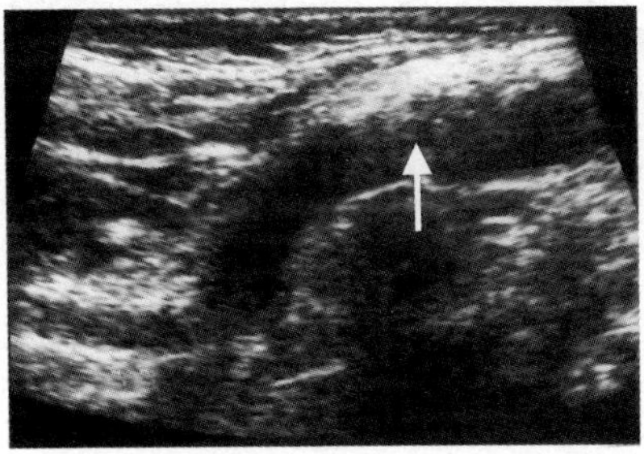

颈动脉超声检查显示：强回声物阻塞右颈内动脉。

在北美，有症状的患者颈动脉内膜剥脱术试验（NASCET）中，一过性黑矇是其评价的三个症状之一（其他两个症状是短暂脑缺血发作和无症状的缺血发作）。颈动脉超声显示颈动脉狭窄70%~99%、且做了颈动脉内膜剥脱术（CEA）者继发卒中的危险性（9%）比药物治疗2年者（26%）低。基于同一资料，NASCET合作者比较了患有单眼一过性黑矇和大脑半球TIA发生中风的危险性，单眼一过性黑矇患者接受药物治疗者共198名，大脑半球短暂脑缺血发作接受药物治疗者共417名，前者脑卒中发生率为后者的一半。单眼一过性黑矇发生脑卒中的六个高危因素是：年龄≥75岁，男性，大脑半球TIA病史，间歇性跛行，颈内动脉狭窄达到90%~94%，以及侧支循环缺失。进行颈动脉内膜剥离术

(CEA) 没有高危因素或只有一个高危因素的患者，3年发生脑卒中的危险性提高2%，但有3个或更多危险因素并施行外科手术的患者3年脑卒中的危险性降低14%。

眼底检查未发现栓塞，对于年龄较大的一过性黑矇患者，应该询问患者巨细胞性动脉炎（GCA）的症状，要查红细胞沉降率（ESR)。如果可能的话，每天一次阿司匹林也可以降低脑卒中的危险性。偏头痛的发作，特别是年轻患者有暂时性失明，也可能有黑矇症。

临床要点

1. 一过性黑矇患者应该做心脏和颈动脉超声检查，以确定栓子的潜在来源，也应考虑做动态心电图。
2. 单眼暂时视力丧失的患者脑卒中的危险性增加。危险性低于大脑半球TIA的危险，并且在有血管方面危险因素的情况下，做CEA可减少发生脑卒中的危险。
3. 应该询问暂时视力丧失的患者是否有巨细胞动脉炎的症状。

（徐贺玲译　梁仲琪校）

参考文献

1. Benavente O, Eliasziw M, Streifler JY, et al. Prognosis after transient monocular blindness associated with carotid - artery stenosis. N Engl J Med 2001; 345: 1084 - 1090.
2. Bioussie V. Carotid disease and the eye. Curr Opin Ophthalmol 1997; 8: 16 - 26.
3. North American Symptomatic Carotid Endarterectomy Trial Collaborators. Beneficial effect of caotid endarterectomy in symptomatic patients with high - grade carotid stenosis. N Engl J Med 1991; 325: 445 - 453.

病例 23　眼球震颤

Ekatarini C. Karatza 和 Janice A. Gault

一位母亲主诉其 2 岁的孩子眼球震颤。

眼科检查

两眼视力 20/40。患儿头持续性转向右侧以至凝视左侧。患儿的眼呈水平方向急速颤动。如果转动头部，向前注视，右眼内斜约 25 棱镜度，并且震颤加重。睫状肌麻痹后验光为双眼屈光度+1.00。如果遮住一只眼，被遮住的眼快速动眼阶段震颤加重。视力也下降到 20/70。眼球转动及同向运动正常。无畏光，无虹膜透照缺陷或白瞳症。其他检查正常。无眼病家族史，瞳孔对光反射正常。视动性描记检查，患者基线震颤无水平型叠加，但有垂直型叠加。

问题

诊断是什么？

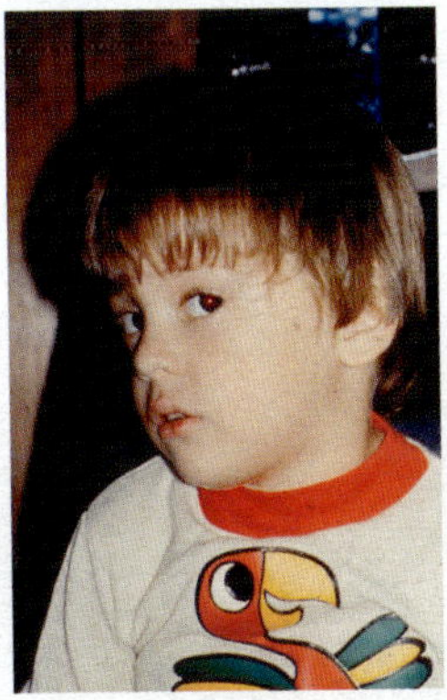

照片显示头右转。

诊断

先天性运动性眼球震颤。

讨论

眼球运动的最初目的是让视网膜上的图像稳定，以便看清物体。摆动可以是水平方向、垂直方向和（或）旋转。先天性眼球震颤的定义是：在出生后早期出现的眼不随意的、节律性运动紊乱。习惯上，将先天性眼球震颤分为感觉性和运动性两类。尽管这种分法存在局限性，但 1962 年 Cogan 的眼震颤分类仍保留了这种分类法的临床意义。感觉性震颤通常是传入缺陷。90% 以上的患者可以被证实有前部视路异常，其余为运动性震颤，运动性震颤是传出缺陷，可能并不存在早期的视力不佳。大多数先天性眼球震颤患者有感觉的起因，伴有视觉的广泛异常（见表 1）。眼球震颤的患儿发生视觉缺陷的危险性比其他儿童高 10 倍以上。尽管发病机制不清楚，但医生应该确诊婴儿先天性眼球震颤的类型，因为两种类型的视力障碍存在区别，尽早确定震颤类型非常重要。

有些诊断特征对评估有震颤患儿有帮助。震颤开始的年龄非常重要，出生时或出生后短时间内就出现震颤往往是运动性的，这种类型的视力通常是正常的或有轻度的影响。相反由于中心注视自身发育不良导致的感觉性震颤，是弱视的一个先

表 1. 先天性感觉性眼球震颤的原因

原发性的
白化病——透光缺陷，中央凹发育不良
虹膜缺失——双侧的，虹膜几乎全部缺失
Leber 先天性黑矇——ERG 无波形或波形低平
双侧视神经发育不良
双侧先天性白内障
全色盲——视网膜电流图锥细胞反应异常
先天性静止性夜盲症

兆，并且在出生后 6~8 周获得，进一步询问病史和检查对确定病因是必要的。因为感觉性眼震颤通常是常染色体显性遗传，家族史可能会有助于诊断。视网膜病常见的症状是畏光，特别注意询问父母有关孩子户外活动的情况，可以提示有无畏光。对年长儿检查色觉同样重要，异常的瞳孔信号是相当敏感的，但与前部视路无特殊联系。尽管瞳孔异常缩小以减少光照最早用来描述先天性静止性夜盲症（CSNB）患者，但在很多种眼病患者身上都可以看到。为了排除先天性静止性夜盲症的可能性，应询问患儿的父母有无夜盲病史，并检查他们是否存在高度近视。虹膜透照法可以提示眼部白化病特有的病理征象。

对眼球震颤的婴儿应该特别注意仔细评估眼球运动反应。在先天性运动性眼球震颤患者，当眼球运动鼓在孩子眼前水平运动时，无重叠的眼球运动图像。然而，当眼球运动鼓在垂直方向上下移动时，可以看到在基础震颤图像上有明确的、重叠的垂直方向眼球运动异常。事实上，重叠的垂直反应提示是一个单纯眼球水平运动紊乱。先天性运动性震颤还有很多其他特征（见表 2）。此外，如果无明显的屈光不正，无明显的眼结构异常，并且神经的其他方面正常，预后往往较好。孩子将不会进入低视力班或用大号铅字排印的课本。然而在以后仍然会继续有眼震颤，并且将来可能阅读时书拿得比其他孩子离眼更近。如果异常头位进一步发展，就应该手术治疗。

表 2. 先天性运动性眼震颤的临床特征

辐辏减缓性眼震颤
振动幻觉缺失
凝视位置转向盲区
双眼视力相等
近视力较好
眼运动倒置
脸转向
睡眠时消失
潜在的

感觉性先天性眼球震颤情况不同。无论是垂直或水平反应测试，患儿的基础眼球震颤都没有重叠现象，任何引起固视丧失的过程都可以诱发这种现象。明显不应该被忽视的原因包括：白内障、视神经萎缩、黄斑斑痕、严重的早产儿视网膜病变（ROP）、角膜混浊。不易鉴别的感觉缺陷性疾病，如先天性静止性夜盲症、全色盲、全色盲视神经发育不良、白化病和 Leber 先天性黑矇症应该被排除，这要求医生更仔细地检查睫状肌麻痹时的屈光度，瞳孔检查，识别虹膜透照缺陷，测验色觉，视盘和黄斑中心凹仔细的间接检眼镜检查。告知患儿父母预后要保守。当未发现异常时，应该做视网膜电流图。视网膜电流图检查对 Leber 先天性黑矇症有特异性，有助于鉴别诊断锥体营养不良和一些白化病。儿童白化病和先天性运动性眼震颤 ERG 是正常的，除非有其他指征，否则 ERG 只能作为先天性运动性眼球震颤全部检查的一个方面。另外，如果眼球震颤与运动性眼球震颤的临床表现不符合或对眼球震颤的病因有怀疑（前部视路或神经病学的异常），也应该做 ERG。

眼球震颤根据其表现常规分类为摆动性、急动性、扭转性、潜隐性和痉挛变异性。不论是感觉性或运动性眼球震颤都可最先表现为无固定的或异常眼球运动。然后可变为摆动的或急速的颤动。摆动性眼球震颤一个周期有两个相等速度的时相，急动性眼球震颤有一个缓慢的漂移时相伴随一个快速时相回到眼球初始位置，周而复始。病人可有一个零点眼位，眼球运动可有任何二维空间的描述：水平性、垂直性或旋转性。相关的术语过于简化，应用时要加以注意，如“摆动性”和“急动性”伴感觉性和原发性运动性眼球震颤，要各自分开。潜隐性眼球震颤仅发生在当一只眼被遮盖时，急动性眼球震颤的快相向未遮盖眼移动。对这些病人最好采用一只眼加正号镜的云雾法检查视力而不是完全遮盖，防止潜隐性眼球震颤以记录最佳视力。潜隐性眼球震颤会变为显性斜视。

有一小组在婴幼儿时期最明显的体检发现是：点头和摇头的儿童被确定有眼球震颤，这些儿童有痉挛变异，最常见的眼球震颤是非常轻微的、摆动的和不对称的，甚至可以是单眼的，痉挛变异被认为是婴幼儿时期双侧眼球震颤最常见的原因。点头不是代偿性的，在睡眠时会消失，这种少见的病症一般在生后4～12个月发生，发病机制尚不清楚，但有相当数量的病例伴发视神经胶质瘤。鉴别获得性痉挛变异性眼球震颤和中枢神经系统的神经胶质瘤没有明确的体征，因此，应对童年早期不明病因的获得性眼球震颤的所有患儿行增强CT检查。因为这种眼球震颤是自限性的，通常3岁以后会消失，总体来讲预后较好。

因眼球震颤而导致视力残障的孩子会采取一种异常的头位，通过变换头位来代偿相应的眼球震颤，眼球震颤的幅度和波形在所有注视范围是不一致的。很多病人的注视头位与眼球震颤的零区有密切关联，从实际观察来看，所有低于正常视力的眼球震颤并有异常代偿头位的病人都应考虑手术治疗。手术的目的是使双眼向转脸的方向机械的运动，这种类型的手术不仅使零区漂移到一个从整容角度来讲更可接受的位置，减轻摇头，而且能降低零区以外眼球震颤的张力，最普遍的方法是最早由Kestenbaum提出的缓解手术，多年来被广泛接受的缓解手术是Parks手术（“传统的大量”），包括不同程度的后退和切除。手术量采用“5－6－7－8”的指导标准，这样就使每只眼接受等同的13mm手术总量，这种类型的手术对转脸小于30°的病例效果好。应该认识到，“传统”手术不适于矫正转头度数大的病人，所以，转头为25°～45°的病人推荐增加40%的手术量（Calhoun和Nelson的“传统+40%”方法），对大于45°的增加60%（“传统+60%”）。已有报道有些外科医生采取全部水平肌肉大量后退，并取得良好效果。

患儿有先天性运动性眼球震颤会被注意到生后不久出现异常的眼球运动，并且转脸变得越发明显。患儿父母已被告知患儿将来不会有明显的视力减退以及可被控制避免功能残障，然而，如果转脸不矫正的话，会引起颅骨发育不正常。患儿做了四条水平肌后退手术，零区恢复到初始位置。

临床要点

1. 先天性运动性眼球震颤是一个排除性诊断，要除外痉挛变异以及任何能引起眼球震颤的有关眼部或系统性缺陷。
2. 因为各种类型眼球震颤的视力预后不同，所以，早期建立特异性诊断很重要。
3. 对于明显转脸，建议采取手术，特别是通过转脸能使远视力增进几行的病人。
4. 对任何患有获得性眼球震颤的病人，要尽快评价分析，获得性眼球震颤的原因包括脑炎、视神经母细胞瘤或其他中枢神经系统肿瘤和药物中毒。

（徐贺玲译　梁仲琪校）

参考文献

1. Parks MM. Symposium：nystagmus. Congenital nystagmus surgery. Am Orthop J. 1973；23：35－39.
2. Hertle RW，Zhu X. Oculographic and clinical characterization of thirty－seven children with anomalous head postures，nystagmus，and strabismus：the basis of a clinical algorithm. J Am Assoc Pediatr Ophthamol Strabismus 2000；4：25－32.
3. Reinecke RD. Costenbader Lecture. Idiopathic infantile nystagmus：diagnosis and treatment. Am Assoc Pediatr Ophthalm Strabismus，1997；1：67－82.
4. Nelson，LB，Ervin－Mullvey LD，Calhoun JHJ，et al. Surgical management for abnormal head position in nystagmus：the augmented modified Kestenbaum procedure. Br J Ophthamol 1984；68：796－800.

病例 24　视力逐渐丧失

Mark Nelson

患者女性，40 岁，患有类风湿性关节炎，主诉近 7 个月来视力逐渐下降，尤其是夜间视力下降伴色觉异常。目前服用甲氨蝶呤，羟氯奎，200mg，2 次/日，泼尼松 5 mg，1 次/日，类风湿性关节炎目前稳定，否认有葡萄膜炎家族史及其他眼病史。

体格检查和眼科检查

生命体征正常，双眼最佳矫正视力为 20/25，色觉检查为每只眼正确率为 10/14，既往无具有参考价值的色觉检查结果，Amsler 方格表检查示轻微的旁中心暗点。眼压检查正常。眼前段检查正常，无角膜轮状营养不良。眼后段检查显示双眼中心凹周围色素上皮萎缩的靶心样黄斑病变。无眼内炎症病变。

实验室检查发现

眼底荧光素血管造影显示一侧眼的黄斑部靶心形透射强荧光。ERG 检查正常。

问题

应该问什么重要问题以确定她视力障碍的原因？应该诊断为什么病？

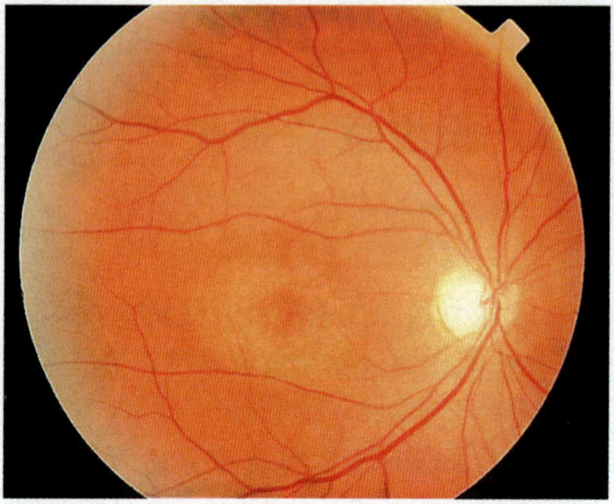

眼底检查显示色素上皮靶心形萎缩。

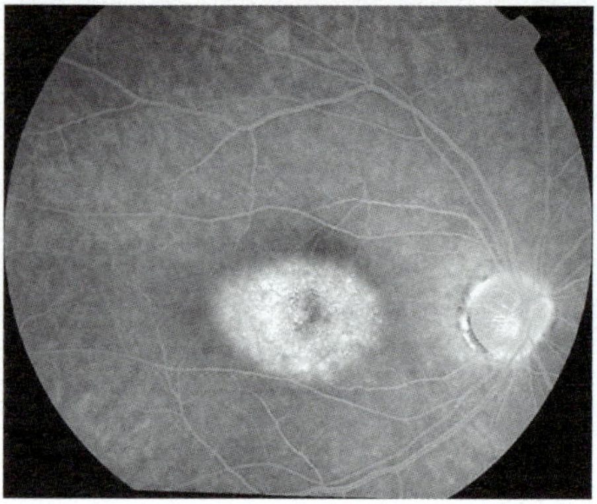

眼底血管造影显示黄斑中心凹周围透射荧光。

诊断

该患者诊断为羟氯奎中毒性视网膜病变。临床医师应该询问病人服用羟氯奎持续时间、服用剂量和方法以及该患者体重是多少。如果每公斤体重平均每天服用羟氯奎量大于 6.5mg/kg，并且服用了相当长的时间（20 年以上），则可能有色素上皮损害的高度危险性，并导致视力进一步的下降。

讨论

尽管羟氯奎导致的视网膜毒性很少见，特别是病人每公斤体重服用剂量小于每天 6.5mg/kg 时，但确有文献报道该病发生。该患者体重仅 50kg，每天服用羟氯奎 400mg，即每公斤体重为 8.0mg/kg，并且按这个剂量已经服用了近 12 年，因此，该患者极有可能为视网膜和色素上皮中毒性病变。

服用羟氯奎发生与服药剂量相关的 RPE 及视网膜损伤已有大量报道，多见于日服药剂量大于 400mg 的患者。其病理生理学机制并不清楚。但是药物有可能集中于 RPE 细胞（例如吩噻嗪），可能导致 RPE 受损并继发光感受器损害，一旦停止服药，进一步的损害通常会停止，也有少数患者例外。

临床表现各式各样，病人可能主诉辨色能力下降，中心视力、夜视力下降或出现旁中心暗点，在病变的早期阶段也可能无不适主诉，所以常规检查将有帮助，尽管对这一点还有争议。通过检查，病人可能表现为黄斑中心凹周围 RPE 萎缩，而周围围绕着有色素沉着的正常 RPE，即典型的“靶心现象”，当中心凹处 RPE 受损时，经常出现中心视力下降，在严重的病例中，可有周边部 RPE 的改变类似于视网膜色素变性。ERG 或 EOG 检查也可出现功能异常，应用视野检查也可发现异常情况，尤其在红色视标黑色背景检查中。

靶心样黄斑病变的鉴别诊断包括羟氯奎中毒、甲硫达嗪（硫利达嗪）中毒引起的视网膜病变、锥体细胞营养不良、Stargardt 病、干性黄斑变性及其他能引起视网膜中毒的药物包括三苯氧胺（他莫昔芬，视网膜内积存）、滑石粉（肺血分流导致血管阻塞）、奎宁（视网膜水肿）和洋地黄（对视锥细胞产生毒性）。

如果病人有羟氯喹中毒引起的视网膜的毒性进一步发展的征兆，则应立即停药。在多数病例视力将维持稳定，但视力也可能进一步下降。

处理羟氯喹中毒性视网膜病变主要依赖于通过常规筛选检查，然而由于中毒非常罕见，对于是否非常必要进行常规筛选检查还有争议，通常，应谨慎地进行眼底照相检查。此后，每年进行一次 Amsler 红色方格试验检查、色觉检查，如果可能的话进行充分的眼底检查，尽管一些人认为除非病人有了关于视觉方面不适主诉，一般没有必要进行任何检查。当然，一旦出现了任何中毒的迹象，应立即停用这种药物。

目前尽管该患者中心视力仍然很好，ERG 检查报告显示也正常，然而该患者十分关注进一步下降的视力，因此，多焦 ERG 检查将有助于进一步分析其视功能，结果显示双侧黄斑功能明显下降。于是病人被告知停止服用强氯喹，并且其风湿病医生亦被告知：检查结果与羟氯喹引起的视网膜中毒性病变有关。

临 床 要 点

1. 尽管有许多病人进行例行的羟氯喹中毒性视网膜病变筛选检查，但只有极少的病例有中毒改变及完善的病历记载。
2. 是否进行常规的筛选检查仍存在争论，但大多数人同意进行必要的眼底检查，包括眼底照相，以防视网膜和 RPE 在晚些时候受到损害。
3. 无论临床医师如何看待常规筛选检查，病人必须被告知：要注意自己的夜视力、色觉及视野情况。临床医师可以给病人一个 Amsler 表格用于自我检查，尤其是对那些没有常规检查的病人。
4. 在评估羟氯喹引起的早期损害方面，ERG 可能是一个有帮助的方式，它可以在黄斑有明显损害之前检查出其受损情况，它可以评估全视网膜，而不仅仅是黄斑。

（徐贺玲译　梁仲琪校）

参 考 文 献

1. Mittra RA, Mieler WF. Drug and light ocular toxicity. In: Regillo CD, Brown GC, Flynn HW Jr, eds. Vitreoretinal Disease: The Essentials. New York, Thieme, 1999, p 545.
2. Weinberg DV, D'Amico DJ. Retinal toxicity of systemic drugs. In:

Albert DM, Jakobiec FA, eds. Principles and Practices of Ophthalmology. Philadelphia, WB Saunders, 1994, pp 1042 - 1050.
3. Weiner A, Sandberg MA, Gaudio AR, et al: Hydroxychloroquine retinopathy. Am J Ophthalmol 1991; 112: 528 - 534.

病例 25　上睑下垂

Suzanne Freitag

患儿男性，3 岁，其父母主诉该患儿自出生起左上睑下垂，平素健康，足月顺产。左眼上睑下垂，生病或疲劳时加剧。其父母告知该患儿总是采用下颏上扬的头位，既往无眼睑外伤和手术史，也无上睑下垂家族史。

眼科检查

图像检查双眼视力为 20/25，双眼瞳孔等大，双侧瞳孔对光反射正常，无相对性瞳孔传入阻滞。双眼运动正常，裂隙灯和检眼镜检查正常。有良好的 Bell 现象，睑裂高度为右眼 7mm，左眼 4mm，睑缘至角膜映光点距离为右眼 4mm，左眼 1mm，提上睑肌功能为右眼 14mm，左眼 4mm，大于 50% 的时间采取下颏上扬头位，且使眉毛上扬以使视线清晰，他的左上睑皱褶不明显。在向下注视时，左眼呈 3mm 的兔眼征，眼睑的位置不随颌骨的运动而改变。

问题

应诊断什么病？应建议做哪些治疗？

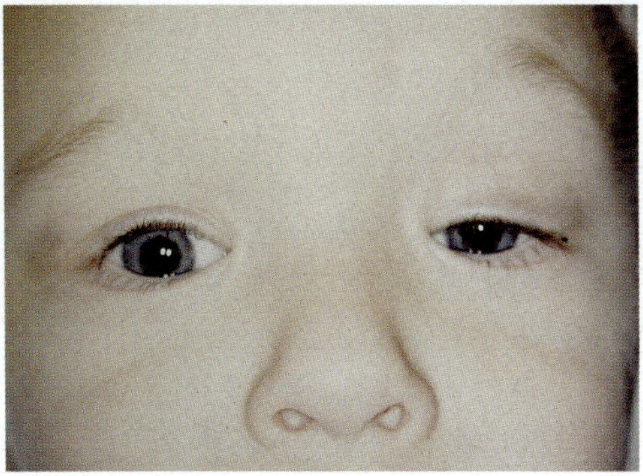

下垂的左上睑看不出上睑皱褶。

诊断

左眼先天性上睑下垂。

讨论

许多先天性病例是提上睑肌发育不良所致，肌肉纤维变性导致向下注视时出现兔眼征，可以发生于单侧，也可双侧同时发生，并且在出生时或出生后不久被发现。先天性上睑下垂可能与其他眼部疾病有关，如双侧提上睑肌麻痹（伴随上直肌功能减弱），睑裂狭小综合征（家族性双侧上睑下垂、反向内眦赘皮、眦距过宽、水平性睑裂狭窄）。在这个年龄段中其他原因包括先天性动眼神经麻痹、产伤或其他原因外伤。先天性Horner 综合征，眼睑或眼眶肿瘤，如丛状神经纤维瘤、小眼球、Marcus Gunn 下颌瞬目上睑下垂联动现象（下颌瞬目综合征，由于支配眼球运动的神经纤维与三叉神经支配咀嚼肌的神经纤维非正常连接所引起）。

病人有不同程度的上睑下垂，并且提上睑肌的功能可能很差。精确评估提上睑肌的功能在外科治疗计划中非常重要，可以用孩子注视眼前的一个上下移动的玩具来测量其功能。确定孩子是否有弱视也非常重要，可能继发于下垂眼睑导致的遮挡或散光，在这种情况下用额肌抬高眉毛以使眼睑睁开很常见，建议幼儿多使用被下垂的上睑遮盖的眼睛视物，这样发生严重弱视的可能性比较小。下颏上扬的位置亦有助于被下垂的眼睑遮盖的眼看东西，并同样建议使用这只眼视物以尽可能减少弱视的严重性。

外科治疗先天性上睑下垂的合适年龄仍存争议，如果没有弱视，或者下垂的上睑不具有整容的意义，或者不正常的头位不足以导致孩子发展成斜颈或运动发育迟滞，则没有必要实施外科矫正术。一些孩子因保持下颏上扬的头位导致行走发生困难，这个时期是身体其他方面发育的重要阶段 ，一旦认为外科手术治疗有益，则孩子在麻醉相对安全的时期可行手术治疗，通常认为这个时期为 6～12 个月。另一些外科医生则认为，如果没有弱视，外科手术可推迟到 4～5 岁实行，因为那个时候可以更精确地测量眼睑的位置，依靠外科治疗和外科医师的技术得出正确的测量结果。对于一个孩子来说承受 5 年的睑部缺陷所造成的社会和心理后果可能更重要一些。

选择外科手术的步骤首先要根据下垂的量和提上睑肌的功能而定。提上睑肌的功能很差（0～4mm）通常需要做额肌悬吊术，在这个手术中用一段筋膜组织或人工合成材料将睑板和位于眉部上方的额肌连接起来，从而借助额肌力量提升上睑。这种术式能成功地清除遮挡视线的障碍，但如果上睑下垂是单侧，则可能提升眼睑而致面部外形不对称，一些医生认为，即使是单侧上睑下垂，也应进行双侧手术，从而避免面部不对称。

对于提上睑肌功能良好或先天性上睑下垂不严重者，可以实行外部提上睑肌切除术（提上睑肌缩短术），这种术式较额肌悬吊术有更令人满意的美观效果，但由于幼儿无自主意识，术中不能配合眼睑测量，故其手术的可预测性远低于成年人。

对于那些上睑下垂病情轻微（2mm 或更少），并且术前经过去氧肾上腺素试验的病人，经内部手术径路行 Müller 肌切除术也是一种选择。

该患儿有 3mm 的左眼上睑下垂，并且提上睑肌功能较差，呈下颏上扬的头位，无弱视，经单侧额肌悬吊术矫正其容貌的缺陷和下颏上扬的头位。其母亲反馈运动能力立即有所提高，包括奔跑、抓球。

临 床 要 点

1. 对先天性上睑下垂患儿的相关检查结果要仔细评估，肿物所致的动眼神经麻痹需要进一步的检查和治疗。
2. 具有下颏上扬头位或者能有效地运用额肌来抬高眼睑的单侧先天性上睑下垂患儿，不一定有严重的弱视。
3. 矫正患儿的上睑下垂不仅仅能提高孩子的视功能，而且能提高其运动能力。

（徐贺玲译　梁仲琪校）

参 考 文 献

1. Fox SA. Congenital ptosis frontalis sling. J Pediatr Opthalmol 1996；3：28.
2. Reeh MJ. Congenital blepharoptosis. Am J Ophthalmol 1970；69：431-436.

病例 26　眼睑水肿疼痛

Suzanne Freitag

患者男性，45 岁，主诉 24 小时内其右上睑肿胀和疼痛，进行性加重，眼球转动时疼痛加剧。右上睑抬举时会出现复视，右眼充血并有黏液样分泌物。否认有外伤史和眼部疾病史。

体格检查和眼科检查

最佳矫正视力为：右 20/200，左 20/20。双眼瞳孔有反射，右眼有相对性瞳孔传入阻滞。色盘检查：右眼为 0/10，左眼为 10/10。右眼在向各方运动时大约受限 20%，左眼不受限。双眼视野完全对称。眼压：右眼为 23mmHg，左眼为 14mmHg。Hertel 眼球突出计检查示右眼相对性突出 5mm。裂隙灯检查示右眼球结膜充血水肿。扩瞳眼底检查示双眼正常。眼外体征明显。右上睑可见红斑、水肿，并有触痛，伴随血性和黏液性分泌物。除了体温为 100.5°F（38℃）外，其他生命体征平稳，白细胞计数升高为 13.5K/UL。已行 CT 检查，结果是：轴向位的图像显示右眼球突出，眼睑水肿，右眼眶内侧壁呈不透明密度增高影，并且有筛窦炎。

问题

根据这些检查所见最符合什么诊断？

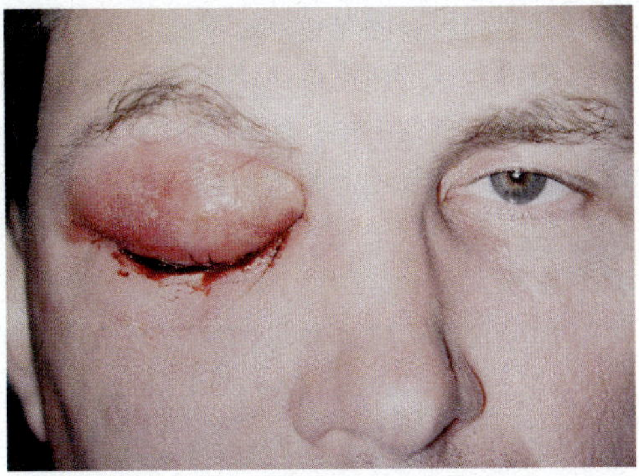

右上睑下垂、水肿，并且可见红斑。

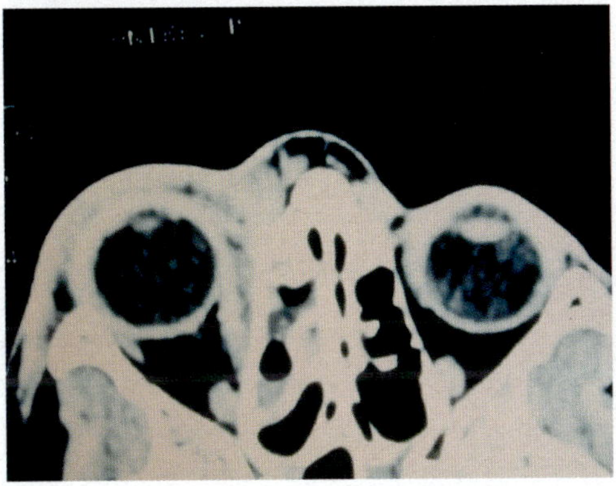

轴向位 CT 显示：右眼球突出，眼睑水肿，右侧筛窦炎，以及右侧骨膜下脓肿。

诊断

右眼眶蜂窝织炎伴内侧壁骨膜下脓肿。

讨论

眼眶蜂窝织炎是位于眶隔后的眼眶软组织感染，应与位于眶隔前的蜂窝织炎相鉴别，两者的区别在于受累组织是否仅限于眶隔之前。眼眶蜂窝织炎经常继发于鼻旁窦的炎症，也可以是眶隔前的蜂窝织炎、泪囊炎或眼内炎扩散所致。其他原因包括外伤或眼周手术直接感染病菌以及由于牙源性感染、中耳炎等远距离血液播散所致。

该患者有眼眶蜂窝织炎的典型发现，包括眼周的红斑和水肿，眼球突出，眼球运动时疼痛加剧，外眼运动受限，进行性视力障碍，球结膜水肿，发热和白细胞增多。眶隔前蜂窝织炎的病人具有相似的外部表现如眼睑水肿、皮肤红斑，但没有眼球突出、复视及视力减退。通常用非侵入性的药物治疗眶隔前蜂窝织炎就会有很好的疗效，所以区别眶隔前或眼眶蜂窝织炎非常重要。

鉴别诊断包括外伤，眼眶炎症（例如眼眶假瘤），生长迅速的恶性肿瘤（例如横纹肌肉瘤或白血病），或非典型感染（例如真菌或曲霉菌）。眼眶影像学检查能够区分这些疾病。CT 是首选的最佳检查方法，它能迅速成像而节省时间，并且它获得的软组织影像的清晰程度像骨质的影像一样好。

一些病人有可能发展为眶内脓肿，局限在眼眶软组织内或骨膜下。骨膜下脓肿是由于骨膜和眼眶骨壁之间的脓性物质聚集所致，这种情况通常发生于眼眶内侧壁并且常常是由于筛窦的炎症突破了筛骨板或筛孔所致。由于脓肿直接产生的压力、增高的眼内压、眼球突出产生的机械牵拉力使视神经功能受损，一小部分病人可以进一步发展成海绵窦栓塞或颅内脓肿。

治疗包括静脉内滴注广谱抗生素，如果抗生素无明显效果，患者视力丧失或脓肿形成，应行切开排脓引流术。请感染科和耳鼻喉科专家会诊有助于选择合适的抗生素并控制与之相关的鼻窦炎症。外科介入治疗的目的是通过放置一个引流管将脓液排除，而这必须通过外部切口或内窥镜实施，鼻窦疾病的病灶也同时可以确定。

脓液排出后病人疼痛会明显减轻。其他的临床体征将缓慢恢复，视力将会在数天后有所提高，但球结膜水肿和外眼运动功能将会在数周时间后恢复。重复进行影像学检查对这些病例无任何意义，因为影像的改变滞后于临床体征的改变。需要指出的是当病人的临床症状改善很缓慢时，很难决定是否需要进一步的外科介入治疗，此时 CT 检查对感染病灶的改变仍有意义。

对从脓腔内直接抽取的物质进行细菌培养和革兰染色能够鉴别致病微生物的种类并指导使用抗生素。当白细胞增多和发热时进行血液培养也有一定的帮助。通常导致成年人眼眶蜂窝织炎的致病菌为葡萄球菌和链球菌。这个病人的病因为多种细菌感染，其中包括厌氧菌。儿童通常由单一致病菌或需氧菌引起感染。以往引起流行性感冒的嗜血杆菌曾是引起儿童眼眶蜂窝织炎的常见致病因素，但是随着流感疫苗的广泛应用，它的发病率有所下降。

该患者立即接受了筛窦切除术和眼眶内侧壁骨膜下脓肿引流术，并给予静脉滴注优立新（舒他西林）10 天，随后给予口服奥格门汀 3 周，视力已经恢复，眼球运动能力显著改善，目前仅有眼球外展轻度受限。

临 床 要 点

1. 对于眼眶蜂窝织炎的患者来说，鉴别诊断和治疗病因非常重要，如鼻窦炎、牙源性脓肿或菌血症。
2. 增长迅速的肿瘤或严重威胁生命的真菌感染，如毛霉菌病，可能类似眼眶蜂窝织炎，需要立即给予不同的治疗。
3. 对于眼眶蜂窝织炎的患者来说，CT 检查结果迟于临床表现，因此不能用其指导药物及手术治疗。

（李二军译　梁仲琪校）

参 考 文 献

1. Harris GJ. Subperiosteal abscess of the orbit：computed tomography and the clinical course. Ophthal Plast Reconstr Surg 1996；12：1－8.
2. Harris GJ. Subperiosteal abscess of the orbit. Arch Ophthalmol 1983；101：7851－757.
3. Krohel GB，Krauss HR，Winnick J. Orbital abscess：presentation，diagnosis，therapy，and sequelae. Ophthalmology 1982；89：492－498.

病例 27　左眼刺激感、流泪

Suzanne Freitag

患者女性，65 岁，主诉左眼受刺激感、流泪、分泌物增多 6 个月余，户外活动时上述症状加剧。左眼睑发红。否认既往有睑部或眼部外伤、手术史，既往无类似症状发生。

眼科检查

视力为右眼 20/30，左眼 20/25。瞳孔反射及眼球运动正常。裂隙灯检查显示左眼泪湖抬高，并且下方有轻微的斑点状角膜病变。左下睑结膜可见角质化，并且左下泪点和下眼睑外翻。挤捏试验显示左下睑在水平方向松弛。

问题

该患者的症状是由什么原因造成的？

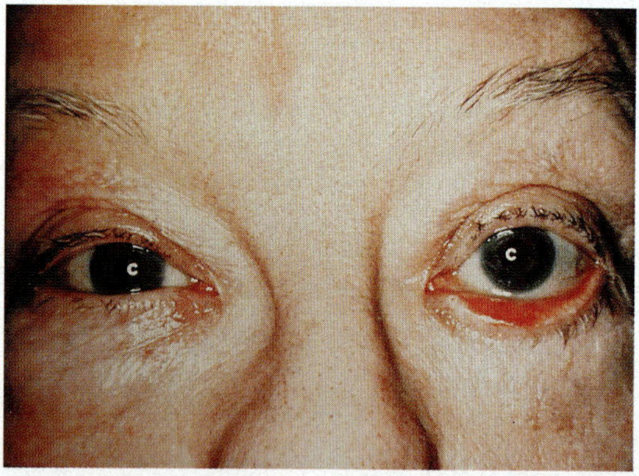

左下睑和泪小点外翻，睑结膜可见角质化。

诊断

退行性左下睑外翻。

讨论

睑外翻是一种涉及眼睑的常见疾病。根据病因对睑外翻进行分类，退行性睑外翻是最常见的类型，是由于随着年龄增长解剖学改变而引起。原因包括组织弹性的减弱、眼睑在水平方向的松弛、睑板前轮匝肌减弱、下睑缩肌松弛或肌腱断裂。这些改变导致眼睑变长，睑缘外翻，并且在这些病例中，暴露的结膜会出现角质化。下泪点外翻不与眼球接触导致溢泪，下泪点可继发于慢性炎症而发生闭塞。该患者的暴露性角膜炎可能不太严重，严重的病例引起角膜溃疡，角膜溃疡因为斑痕形成可引起视力下降，甚至导致眼球穿孔。

评估眼睑的松弛程度首先要评估内外眦韧带的松弛程度。抓住外侧眼睑拉向内侧，再抓住内侧眼睑向外侧牵拉，如果下泪点能移动到内侧缘，说明存在明显的松弛，然后检查者可捏住下眼睑的中间部分向前牵引。注意观察两点：自角膜至眼睑顶点的最大距离和睑缘恢复时间。如果角膜至眼睑顶点的距离大于 7mm 则可导致泪泵功能下降和溢泪。眼睑缘经过一次眨眼后就应回到其贴附于眼球的正常位置。

应当排除其他引起睑外翻的原因，包括由于面神经麻痹引起的麻痹性睑外翻及继发于外伤、烧伤、慢性炎症如酒糟鼻和特异性皮炎的前部皮肤片状收缩而导致的瘢痕性外翻，机械性睑外翻是由于肿瘤或不适当的配眼镜引起，先天性的睑外翻比较少见，通常为双侧性。

退行性睑外翻很少能自发改善，有时应用类固醇加抗生素眼膏能够改善结膜的炎症，使睑缘恢复到正常位置，这种做法能起到润滑作用并预防感染。相当多的病例需要外科治疗，并可以尝试使用缝合或烧灼技术，但成功率更高的是眼睑水平缩短术。

该患者使用了类固醇、抗生素眼膏，2～3 周后症状无明显改善，于是接受了外侧睑板切除手术，目前其下睑贴附于眼球位置良好，眼部炎症消失，并且溢泪有了很大改善。

临床要点

1. 组织的退化和老化是引起睑外翻的常见原因，但是不要忽略细微的瘢痕化改变，因为在外科修复手术中需要行粘连组织松解术和前部板层加强术。
2. 类固醇、抗生素复合眼膏可以控制结膜炎症和睑外翻，从而有助于避免外科手术治疗。
3. 溢泪是睑外翻病人的常见症状，在外科手术时需要同时考虑泪小点的位置并保持其开放性。

（徐贺玲译　梁仲琪校）

参考文献

1. Anderson RL, Gordy DD. The tarsal strip procedure. Arch Ophthalmol 1979; 97: 2192-2196.
2. Hill JC. Analysis of senile changes in the palpebral fissure. Trans Ophthalmol Soc UK 1975; 95: 49-53.
3. Stasior OG. Involutional ectropion. Clin Plast Surg 1978; 5: 593-596.

病例 28　急性无痛性右眼视力丧失

Mark Nelson

患者女性，74 岁，主诉右眼视力突然丧失，无疼痛感。否认头痛不适、头皮压痛、食欲减退、跛行及肌肉无力，既往有高血压病史和 60 多年的吸烟史。目前服用氢氯噻嗪控制高血压。

体格检查和眼科检查

血压为 130/80mmHg。在心脏检查中，心率和心律均正常，无杂音，无颈动脉杂音。视力：右眼 20/400，左眼 20/30。右眼有相对性瞳孔传入阻滞。双眼压正常。Amsler 方格表检查，右眼视野严重缩小。既往节段性检查示双眼有轻微的白内障。眼后段检查显示：除了黄斑中心凹与视盘颞侧边缘之间外，视网膜其他部位广泛苍白水肿。黄斑中心凹与周围视网膜相比呈深红棕色（“樱桃红斑”），视网膜动脉明显变细，左眼底轻度动静脉压迹，并且动脉变细。

实验室检查发现

血沉 20mm/h（正常）。眼底血管造影检查显示除了分布于视盘周围小动脉有相对血流供应外，其他部位视网膜动脉血流中断。颈动脉多普勒检查显示双侧轻度狭窄（25%～50%）。ECG 检查显示左心室肥大。超声心动图检查显示二尖瓣和主动脉瓣钙化，心房内无血凝块。

问题

导致患者眼部视力丧失的根本原因是什么？应诊断为什么病？

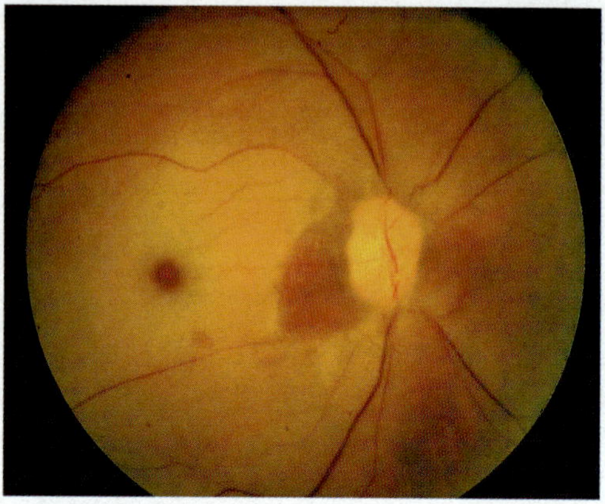

右眼底示：除黄斑中心凹与视盘之间外，视网膜其他部位广泛苍白，黄斑中心凹呈“樱桃红斑”。

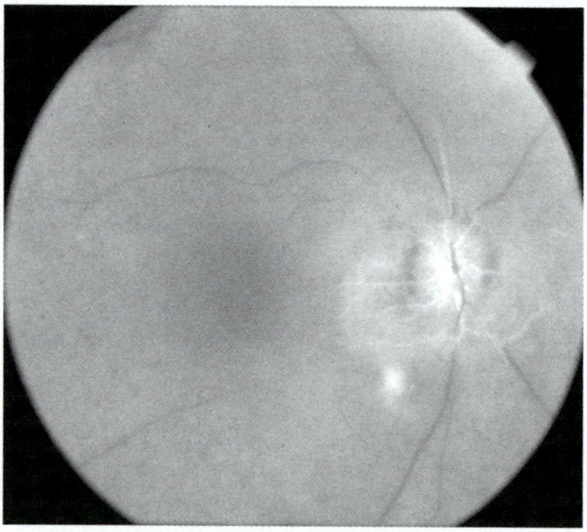

眼底荧光血管造影检查显示：除了视盘周围小片视网膜外，动脉完全梗死。

诊断

该患者诊断为视网膜中央动脉阻塞（CRAO）。导致这个病人CRAO的根本原因是心血管疾病。

讨论

CARO是指视网膜动脉阻塞性疾病，它是由筛板动脉粥样硬化血栓形成、偏头痛患者血栓形成、动脉粥样硬化斑块下出血、视网膜中央动脉的夹层动脉瘤、炎症如巨细胞性动脉炎或胶原性的血管病引起。在CARO的患者眼中，约20%可在视网膜动脉系统中发现栓子。

该患者具有典型的症状，如突然性、无痛、严重的单侧视力丧失。检查显示视网膜苍白水肿，最显著的是在黄斑部中心凹呈樱桃红，视网膜动静脉血流中断。这些体征通常需要4~6周消失，在此期间视盘可能变得苍白。约10%的患者存在单独供应黄斑的睫状体视网膜动脉，此类患者预后良好。尽管这些病人的视神经周围血流灌注良好，但很可能是睫状后动脉而非睫网动脉灌注的结果。

大约2/3的CARO患者的最终视力低于20/400，大约1/5的患者视力为20/40或更好（大多数患者具有睫网动脉），大约18%的患者出现虹膜的新生血管，最终可导致新生血管性青光眼。

重要的是，CRAO患者有很高的心血管疾病的发病率和死亡率。一项研究表明，CRAO患者的平均生存时间为5.5年，而与之相对照的相同年龄组人群的平均生存时间为15.4年。

诊断基于早期的检查结果，眼底荧光素血管造影检查是一种有意义的辅助检查，最常见的结果是动静脉充盈时间延长，同样也经常出现动脉充盈时间延长，然而动脉重新恢复灌注可以在几小时或几星期内完成。如果眼动脉发生阻塞，则视力为无光感，并会出现具有特征意义的脉络膜充盈缺损，同样也不会出现“樱桃红斑”。

目前尚无有效的方法治疗CRAO。在灵长类动物中，动脉闭塞引起的CRAO在90分钟内将发生不可逆的损伤。一些无对照的试验报告显示，应用手指按摩眼球、前房穿刺术、吸入混有95%的氧气和5%的二氧化碳的混合气体及使用溶栓剂有助于改善这些不可逆的损伤。对于急症患者，可考虑采取手指按摩眼球或前房穿刺术作为一种消除栓塞的方法。治疗CRAO最重要的方面是寻找其病因，诊断这些病人包括进行颈动脉多普勒检查、心脏超声、动态心电监测（Holter），并且对符合适应证的病人检查ESR（红细胞沉降率）以明确是否患有颞动脉炎，血红蛋白分析以明确是否患有镰状细胞贫血或其他血红蛋白病，评估病人是否患有胶原性组织血管病、高凝血倾向的梅毒和（或）高脂血症。大约1%的CRAO患者是由巨细胞动脉炎引起，因此，在那些大于60岁而非栓塞性原因致病的人群中要考虑这种诊断，因为这些患者在数小时或数天内有累及另一只眼的危险性。另外，CRAO患者应监测虹膜新生血管生成，大约18%的患者在发病4个月内出现，11%的患者则在1周内就可出现，患病眼中仅有2%～3%可发生视盘新生血管。

目前给予该病人的治疗是手指按摩眼球及前房穿刺，但无任何改善。如上所述，立即给予颈动脉多普勒及标准超声心动图检查，转至内科对其进行全面体检。进行了经食管超声心动图检查，发现左心房血流速度缓慢，而此现象在标准超声心动图检查中未被发现。内科医师嘱其服用华法林以预防可能从心脏脱落的栓子，也告之必须戒烟。两周后，检查发现虹膜有新生血管，立即进行了全视网膜光凝术，以使新生血管退化萎缩。目前的视力稳定为20/400。

临床要点

1. 如果在视网膜动脉没有发现栓子，要考虑用彩色多普勒超声检查眼球及眼眶，这样可以显示视盘后方的血管阻塞。
2. CRAO的患者可以很快产生虹膜新生血管，最快甚至在1周之内就可产生，所以对这些患者需密切观察。

（徐贺玲译　梁仲琪校）

参考文献

1. Brown GC. Arterial occlusive disease. In：Regillo CD，Brown GC，Flynn HW Jr，eds. Vitreoretinal Disease：The Essentials. New York，Thieme，1999；97 - 115.

2. Atebara NH，Brown GC，Cater J. Efficacy of anterior chamber paracentesis and Carbogen in treating acute nonarteritic central retinal artery occlusion. Ophthalmology 1995；102：2029 - 2034.

3. Hayreh SS，Kolder HE，Weingeist TA. Central retinal artery occlusion and retinal tolerance time. Ophthalmology 1980；87：75 -78.

病例 29　突然视力丧失、眼球转动疼痛

Rod Foroozan、Lawrence M. Buono 和 Peter J. Savino

患者女性，35 岁，主诉视力丧失 2 天，伴眼球转动疼痛，既往无类似发作史，也无眼科和内科病史。现未服药，无近期接种史，无皮疹和近期疾病史。

眼科检查

视力：右眼指数 4 英尺，左眼 20/20。右眼相对性瞳孔传入阻滞（RAPD++）。右眼不能分辨石原假同色色盲检查纸板，左眼分辨率 8/8。自动视野检查示：右眼有一高密度中心暗点，左眼正常。检眼镜检查和其他神经-眼科检查均正常。

讨论

诊断为何病？应进行什么检查？

诊断

右眼急性球后视神经炎。

讨论

视神经炎患者有不同程度的视力减退（从 20/20 到无光感）、色觉障碍、相对性瞳孔传入阻滞以及视野损害（通常是视野中心暗点或向心性缩小），患者通常小于 45 岁，视力减退迅速，伴眼球转动时眼痛或眼球后痛，6~8 周症状改善。

当前视力越好，其视力恢复越快越彻底。通常视神经炎为单侧，但也可双侧或相继发生。如果是双侧，需鉴别是否由系统性疾病引起，如胶原血管病、梅毒、艾滋病或病毒性疾病。视盘表现为正常、水肿或苍白色。可出现玻璃体细胞。患者可有 Pulfrich 征，即一种深部感觉异常。患者可把眼前摆动的物体看成椭圆形图像，这是由于受影响的视神经传导时间延长引起。Uhtoff 征是一种当锻炼或高温条件下视力减退的现象，如热浴时。

任何视神经疾病可以分为以下几种：炎症性、局部缺血性、压迫性（见表 1）。

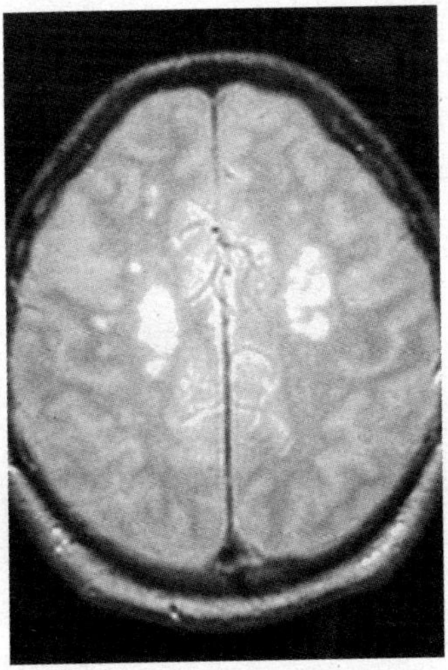

轴位 MRI T1 加权像显示：白质深部多发对比增强的病变灶。

表 1. 视神经疾病分类

	炎症性	（局部）缺血性	（视路）压迫性
单侧或双侧	通常为单侧	通常为单侧	单侧不常见，多双侧
视力	减退	减退或正常	减退
年龄	＜30 岁	＞50 岁	任何年龄
视野	中心暗点	上方缺损 ± 中心暗点	中心暗点，或其他视野缺损
痊愈	通常会	少见	与压迫性质和持续时间相关
视觉诱发电位	潜伏期延长	波幅降低	波幅降低
早期视盘表现	正常或水肿	苍白和水肿，常为扇形	正常
晚期视盘表现	苍白	苍白，常为扇形	苍白，常出现视网膜睫状血管短路

视神经炎与多发性硬化（MS）具有相关性。患者 15 年后有 75% 的危险性发展成为 MS；50% 的病人在 3 年内将会患此病。男性的危险性低于女性（34% 比 75%）。患 MS 的危险因素包括 HLA B7、HLA DW2、女性以及既往视神经炎的病史。

追踪观察视神经炎治疗（ONTT）研究结果有助于区分视神经炎与 MS 之间的关系。对 457 名患者进行了这项研究，与使用安慰剂的相对照相比，静脉注射皮质类固醇的实验组的最终视力并未提高，而口服皮质类固醇与频发的视神经炎具有相关性。然而，静脉给予皮质类固醇治疗的患者 2 年后出现临床确诊的多发性硬化（CDMS）的发生率低于使用安慰剂的患者和口服泼尼松的患者。对于病人来说，大多数治疗的有益影响在进入研究时 MRI 扫描异常的患者中可见（两项或更多的反常特征）。治疗 3 年后，CDMS 的复发率根据统计各组非常相近（静脉给药组为 17%，安慰剂组为 21%，口服泼尼松组为 25%）。

由于病人的 MRI 异常表现中有一种孤立的脱髓鞘样病变，

它对 CDMS 病人具有很高度危险性，一项设计用 Avonex 预防多发性硬化的控制高危因素的预防性研究（CHAMPS）被用于评估干扰素 β-1a 的作用（Avonex），这是一种被证明治疗 MS 有效的药物。随机性的双盲试验追踪了 383 名病人（年龄为 18~50 岁），这些病人均有初期脱髓鞘病变，涉及视神经、脑干、小脑或脊髓，经 MRI 检查至少有两处以上的 MS 病损特征，这些病人中 50% 的初步诊断为视神经炎。

所有的病人按照 ONTT 推荐的标准，在神经系统症状出现后 2 周以内，开始给予静脉皮质类固醇治疗。其中 193 名病人随后每周一次接受肌肉注射干扰素 β-1a，剂量为 30μg，190 名病人接受注射安慰剂。在神经系统症状出现后不超过 27 天且静脉使用皮质类固醇结束之后，开始给予肌肉注射。这项研究比原计划提前完成，并且揭示出干扰素 β-1a 具有令人满意的效果。

在随后的 3 年里，使用干扰素 β-1a 治疗组 CDMS 的危险性比使用安慰剂的对照组危险性低约 50%（$P=0.002$）。使用干扰素 β-1a 患者新出现的病变或病变区的增大均少于使用安慰剂的对照组。并且在治疗 18 个月后，病变区 MRI 信号增高也少于使用安慰剂的对照组。

因此对于那些具有典型视神经炎表现的早期患者，治疗建议是进行 MRI 检查，目前该患者 MRI 显示具有两处以上的 MS 病变，目前他已接受静脉给予皮质类固醇治疗且 2 周以后给予干扰素 β-1a 治疗。

临 床 要 点

1. 所有以视神经炎为首发症状的患者均应做 MRI 检查。
2. 如前所述，CHAMPS 规定的有视神经炎和有异常 MRI 表现的患者，应在神经系统症状出现 27 天内开始干扰素β-1a 治疗。

（徐贺玲译　梁仲琪校）

参考文献

1. Jacobs LD, Beck RW, Simon JH, et al. Intramuscular interferon beta-1a therapy initiated during a first demyelinating event in multiple sclerosis. N Engl J Med 2000; 343: 898-904.
2. Beck RW, Cleary PA, Anderson MM, et al. A randomized, controlled trial of corticosteroids in the treatment of acute optic neuritis. N Engl J Med 1992; 326: 581-588.

病例 30　右眼底“斑点”

Carol L. Shield

患者女性，46 岁，主诉 3 年前的一次常规眼科检查中被告知右眼眼底有一个棕色的小斑点，并且每 6 个月复查一次，3 年后病变稍微有所增大，7 年前曾行右肩部皮肤黑色素瘤切除，但并无证据表明有全身转移。

眼科检查

双眼视力 20/20。双眼眼压 17mmHg。双眼角膜清晰透明，结膜无异常；前房房水清；双眼晶体透明；双眼前部玻璃体无混浊；右眼底检查示视网膜下色素性病变，占据视盘周围 8 个钟点，基底部大小为 8mm×5mm，厚约 3mm，肿物表面有视网膜下积液和团块状的橙色色素。左眼正常。皮肤未见可疑的色素性团块，淋巴结未触及。

实验室检查发现

眼底荧光素血管造影显示：早期呈弱荧光，中期呈斑驳弥漫的荧光，晚期可见荧光素渗漏和着染。超声检查：A 超检查显示一个约 3mm 厚的圆形脉络膜团块状物质，其内部呈低回声，而 B 超检查显示其内部呈声学空洞。血清谷草转氨酶（SGOT）为 25（正常值为 10～42 U/L），碱性磷酸酶为 102（正常值为 42～121 U/L），胸部 X 光片未见肺部阴影。骨扫描未见异常活动。腹部和肝 CT 未见异常团块。

问题

应考虑如何诊断？该病人应如何治疗？

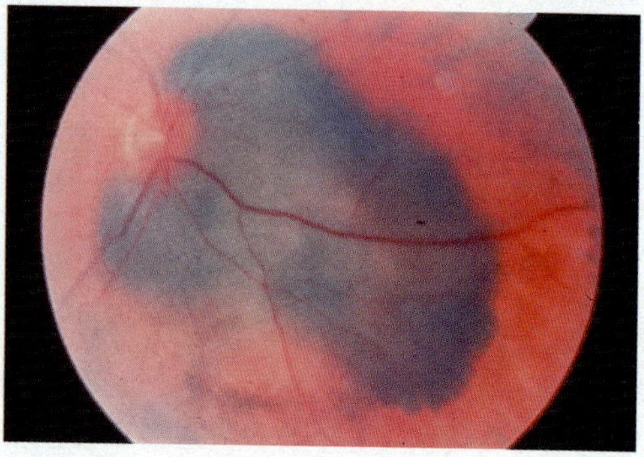

右眼底可见视网膜下色素性病变大小约 8mm×5mm，占据视盘周围 8 个钟点，表现为视网膜下积液和团块状的橙色色素。

诊断

近视乳头脉络膜恶性黑色素瘤。

讨论

应注意观察小的色素性脉络膜肿瘤。对于有继续增长危险因素的肿瘤应早做治疗。这些危险因素可用 TFSOM 五个字母来帮助记忆（To Find Small Ocular Melanoma，用于发现小的眼部恶性肿瘤），具体标准为：厚度（Thickness）>2mm，视网膜下液（Fluid），有症状（Symptoms），橙色色素（Orange），在视盘的边缘（Margin）。那些具有可疑的、厚度小于 3mm 的小的脉络膜色素性肿物的病人，如果具有以上三个危险因素，其中 50% 以上的病例将会出现肿瘤生长。

治疗脉络膜恶性黑色素瘤的方法主要包括：眼球摘除、放射疗法、局部切除、温热疗法。眼球摘除术通常用于较大的肿瘤，肿瘤一般巨大而且向巩膜外生长或者围绕着视盘蔓延。敷贴放疗用于治疗小、中、大的脉络膜恶性黑色素瘤，它是一个专门设计的放射性植入物，用其放射线照射肿瘤的整个基底并达到一定的深度，即包括整个肿瘤的顶部。肿瘤顶部的照射剂量达到 8000～10 000rad（cGy）通常需要 5 天时间。局部切除术是显微外科技术，经过一个在肿物底部设计好的巩膜瓣完整地将肿物切除，保留其上面的视网膜和下面的巩膜。这项技术经常用于睫状体肿瘤和周边部脉络膜肿瘤。温热疗法一般用于治疗早期较小的脉络膜肿瘤，也可以用于放疗或局部切除术后的后续治疗，并且多数情况下被用于后续治疗，类似于该病例，用于修复放射治疗肿瘤所遗留的瘢痕并防止复发。敷贴放疗联合温热疗法提供了控制肿瘤的良好办法，它使 97% 的病人肿瘤完全消退。

近视乳头脉络膜恶性黑色素瘤患者对眼部肿瘤学家提出了一个特殊的挑战。这些病人肿瘤一般很小且很少有视力损害，因此有较强的意愿来挽救视功能。这些病人偶尔也会有闪光感、漂浮物、视野损害和视力下降，但有时无任何症状。敷贴放疗和温热疗法对这些病人来说是一种重要的治疗选择，并且大多数病例可保留眼球。对于那些患了近视乳头脉络膜恶性黑色素瘤的病人，放射敷贴板的后面开了一个小槽，以使视神经能够嵌入，能够为眼内的肿瘤提供充分的放射疗法。不幸的是，这种和任何一种可供选择的治疗脉络膜恶性黑色素瘤的方法均可能影响眼球正常的结构并且损害视力。

对于该病例，给予病人以敷贴放疗联合温热疗法后结果显示，肿瘤已完全消退为一个扁平的瘢痕。经过 4 年的随访观察，受累眼的视力维持在 20/25。医生怀疑该肿瘤是原发于脉

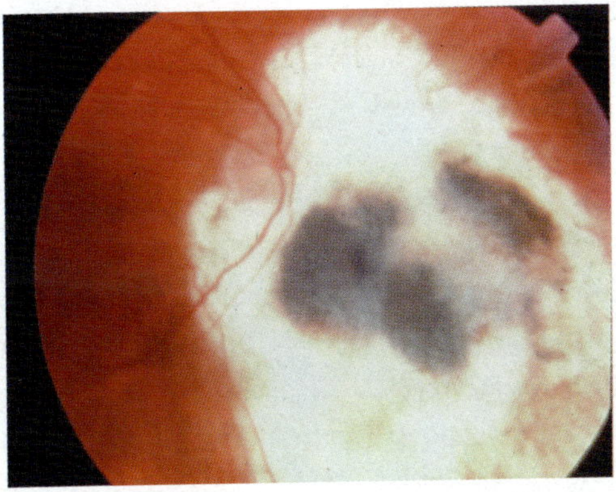

治疗后肿瘤退缩成一个扁平的瘢痕。

络膜的恶性黑色素瘤，而不是皮肤的恶性黑色素瘤转移至眼部，因为后者多伴随多发的转移，向全身扩散，而且预后很差，常常在诊断后 1 年内死亡，而该病例在 4 年的随访观察中全身各系统器官功能正常也无肿瘤转移的征象。

临 床 要 点

1. 小的脉络膜恶性黑色素瘤的厚度经常大于 2mm，而且常表现为上面为橙色色素，而且有视网膜下积液。
2. 应该对小的色素性脉络膜病变进行密切观察，对那些正在增长的或预测有进一步增长危险因素的病例应考虑予以治疗。
3. 近视乳头的脉络膜恶性黑色素瘤可用保留眼球的方法治疗，即敷贴放疗联合温热疗法。

（李二军译　梁仲琪校）

参 考 文 献

1. Shields JA，Shields CL. Intraocular Tumors：A Text and Atlas. Philadelphia，W. B. Saunders，1992，pp. 117－207.
2. Shields JA，Shields CL. Atlas of Intraocular Tumors. Philadelphia，Lippincott Williams & Wilkins，1999，pp. 73－151.
3. Shields CL，Cater JC，Shields JA，et al. Combination of clinical factors predictive of growth of small choroidal melanocytic tumors. Arch Ophthalmol 2000；118：360－364.
4. Shields CL，Cater J，Shields JA，et al. Combined plaque radiotherapy and transpupillary thermotherapy for choroidal melanoma in 270 consecutive patients. Arch Ophthalmol 2002，in press.
5. Shields CL，Shields JA，Perez N，et al. Primary transpupillary thermotherapy for choroidal melanoma in 256 consecutive cases. Outcomes and limitations. Ophthalmology 2002；109：225－234.

病例 31　眼周色素沉着

Hakan Demirci 和 Carol L. Shields

患者女性，47 岁，有先天性右眼周色素沉着，无其他眼部症状，来做常规眼科检查。色素沉着出生后便有，且一直无变化。患者平素体健，无皮肤恶性黑色素瘤病史及发育异常的痣。

眼科检查

视力 20/20，双眼眼压 15mmHg。上下眼睑、颞窝及右侧头皮均有弥散的皮肤色素沉着，但无明显增厚。腭区无色素沉着。右侧深棕色的虹膜与左侧浅棕色的虹膜比较，存在异色性。右眼前段检查显示四个象限眼表面上都有固定的、斑片状、弥散的暗灰色色素沉着。上下睑结膜穹窿部、半月皱襞、泪阜和角膜等处均无色素沉着。右侧虹膜呈天鹅绒般棕色且弥漫增厚。眼底检查提示，右眼脉络膜较左眼脉络膜颜色深且增厚。右眼虹膜及脉络膜无肿物，左眼检查未见异常。

问题

临床诊断是什么？

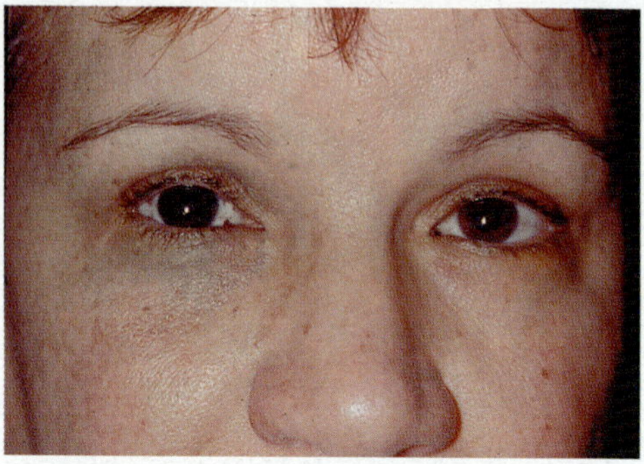

患者的照片显示：右眼周和颞窝扁平色素沉着，右侧深棕色的虹膜与左侧的浅棕色的虹膜对比存在虹膜异色。

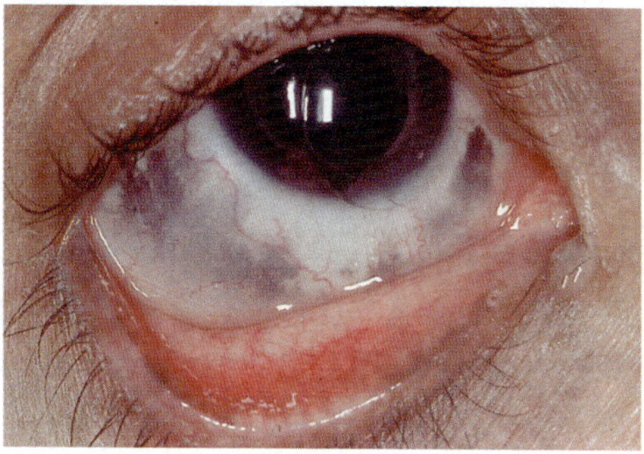

右眼前节显示下方巩膜表面固定的、斑片状、暗灰色色素沉着。

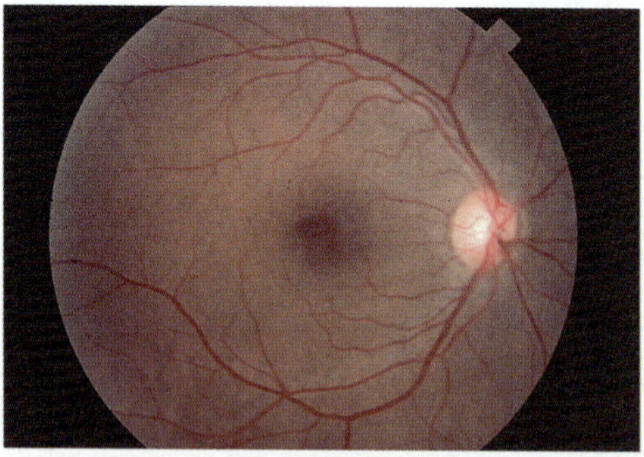

右眼底像显示：脉络膜加深、增厚，但无肿物。

诊断

眼部皮肤黑色素细胞增多症。

讨论

眼部皮肤黑色素细胞增多症（太田痣、先天性眼黑色素细胞增多症）是葡萄膜及巩膜外层或沿三叉神经分布的眼周围皮肤的先天性色素沉着，有时也可发生于眼眶、同侧脑膜、同侧硬腭。它发生的范围可仅在眼部或仅在皮肤乃至两者均受累。当眼部过多黑色素沉着单独存在时，便可称为眼黑色素细胞增多症。而仅有皮肤受累时才被称为“太田痣”。因为这些变化涉及三叉神经分布的神经嵴异常。由此我们可以统一以“眼部皮肤黑色素细胞增多症”命名更贴切。

在组织病理学上，眼部皮肤黑色素细胞增多症由位于皮肤深层 2/3 的或深层巩膜、结膜、虹膜和脉络膜的良性、纺锤形、树枝状、弥漫的、范围明确的色素细胞组成，被认为是由含有色素的神经嵴细胞分化为体表结构的失败而形成的。

此病可发生于各种人种，以亚洲人最多见，与白种人 0.16‰的发病率相比，亚洲人为 11‰。此病是先天性的，在女性中更多见。当眼部组织被累及时，色素沉着在出生时或生后不久便可看到，然而，在皮肤受累者，有两个发病高峰，第一个高峰在出生后第一年（出生时有 25%，生后第一年中有 25%），另一个高峰在 11～20 岁以内（50%），25 年后发病极为罕见。

大多数病人累及皮肤及眼部，皮肤损害由斑点状的、界线不清的、分散的或连接成片的色素沉着构成。颜色变化从淡棕色到蓝黑色再到紫色，但个别情况下不易察觉。皮肤损害通常是单侧的，但双侧均累及者占 6%～13%，一般发生在三叉神经分布区，沿眼支及上颌支分布者为 50%～55%，仅沿上颌支分布者为 25%，仅沿眼支分布者为 20%。眼部出现病变者最常见于眼支和上颌支均受累，占 60%～90%。皮肤最易受累处为眼睑，其次为颞部、颧部及额部。

眼部受累的患者临床上有49%～65%表现为眼周皮肤黑色素细胞增多症，通常为单侧发病，所有眼部受累的病人均累及巩膜，表现为巩膜表面斑片状、弥漫的、扁平的蓝色或暗灰色色素沉着。50%的眼部受累病人累及虹膜基质，表现为虹膜颜色变深，增厚伴黑色素细胞弥漫浸润。有时可能仅有虹膜乳头状隆起，有18%的病人葡萄膜受累，为特征性的增厚、颜色变深和弥漫的黑色素细胞浸润。

眼睑皮肤黑色素细胞增多症的鉴别诊断包括先天性和后天性结膜痣、与肤色相关的色素沉着、继发原因的结膜色素沉着和生理性色素痣（Axenfeld神经回路）。临床上，与普通痣和原发性获得性黑色素沉着症出现的棕色、可移动的结膜色素沉着不同，眼皮肤黑色素细胞增多症表现为巩膜表面固定的、蓝色或暗灰色色素沉着。裂隙灯生物显微镜检查和棉棒有助于定位。肤色相关的色素沉着常见于深肤色的病人，常为双侧，是可移动的色素沉着，且位于睑裂之间。眼部皮肤黑色素细胞增多症的巩膜色素沉着是单侧的，而且常伴随皮肤色素沉着。皮肤损害的鉴别诊断包括：获得性局限性面部皮肤黑色素细胞增多症和蒙古痣，前者是后天的、局限的面部过多的色素沉着，出现在双侧与太田痣相同的部位，发生于31～50岁年龄，且眼表面不受影响。蒙古痣在婴幼儿期会消退，而眼部皮肤色素细胞增多症的色素沉着是持续存在的。

眼部皮肤黑色素细胞增多症与恶性黑色素瘤有明显的关联。最常见的恶变部位是葡萄膜，据统计大约有1/400的患眼部黑色素细胞增多症的白种人在一生中会发展为葡萄膜恶性黑色素瘤，与普通的白种人群相比，后者则为1/13 000。换言之，眼部黑色素细胞增多病患葡萄膜恶性黑色素瘤（1.4%）是普通白种人群患病率（0.04%）的35倍。同样，脑内、脑膜组织和皮肤恶性黑色素瘤在眼部皮肤黑色素细胞增多症的患者中更为常见，因此，这类病人应随时观察有无恶变。

据报道青光眼与眼部皮肤黑色素细胞增多症相关。然而，青光眼的发病机制与眼部皮肤黑色素细胞增多症的具体关系尚未明确，正常眼压的这类病人应定期检查以确定是否发展为青光眼。

基于目前的临床发现，对该病人做出了眼部皮肤黑色素细胞增多症的诊断，病人定期检查以发现早期葡萄膜恶性黑色素瘤。

临床要点

1. 眼部皮肤黑色素细胞增多症是眼周皮肤及葡萄膜或眼眶、同侧脑膜和腭部的先天色素沉着症。
2. 眼部皮肤黑色素细胞增多症与青光眼及恶性黑色素瘤的高发生率有相关性，有恶性黑色素瘤的病人应定期做眼科检查。

（王　彬译　梁仲琪校）

参考文献

1. Dutton JJ，Anderson RL，Schelper RL，et al. Orbital malignant melanoma and oculodermal melanocytosis：report of two cases and review of the literature. Ophthalmology 1984；91：497－507.
2. Teekhasaenee C，Ritch R，Rutnin U，et al. Ocular findings in oculodermal melanocytosis. Arch Ophthalmol 1990；108：1114－1120.
3. Singh AD，DePotter P，Fijal BA，et al. Lifetime prevalence of uveal melanoma in Caucasian patients with oculo（dermal）melanocytosis. Ophthalmology 1998；105：195－198.

病例 32　运动后视物模糊

Janice A. Gault

患者男性，35 岁，主诉有运动后视物模糊的症状数年，不伴有疼痛及视力减退，平素体健。

眼科检查

双眼视力：20/20，戴一个 400 度的眼镜。角膜可见 Krukenberg 纺锤体及虹膜透照缺损。眼压：22mmHg。前房角镜显示前房深，房角开放，虹膜自根部向后弓，小梁网有深色的色素沉着，尤以下方最为显著。散瞳后，眼压上升到 35mmHg，视神经轻度视杯扩大，其他检查均正常。

问题

诊断是什么？

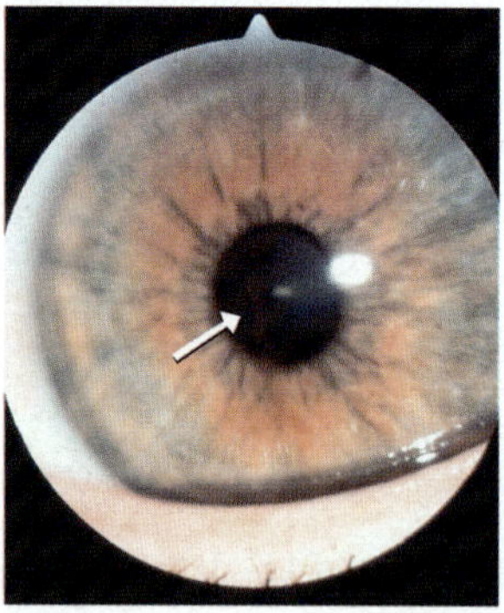

Krukenberg 纺锤体（箭头所示）。

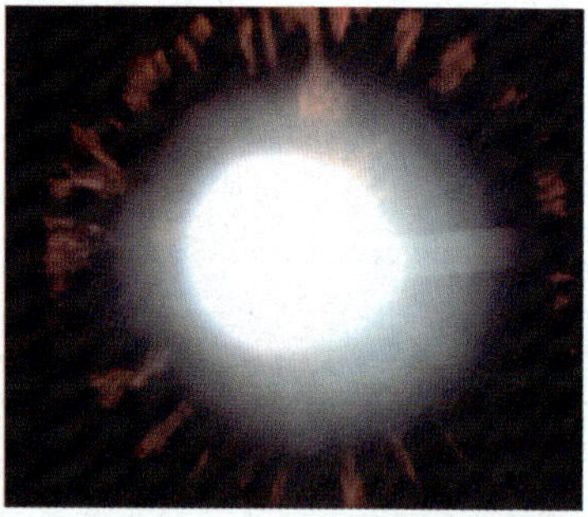

裂隙灯下虹膜透照缺损。

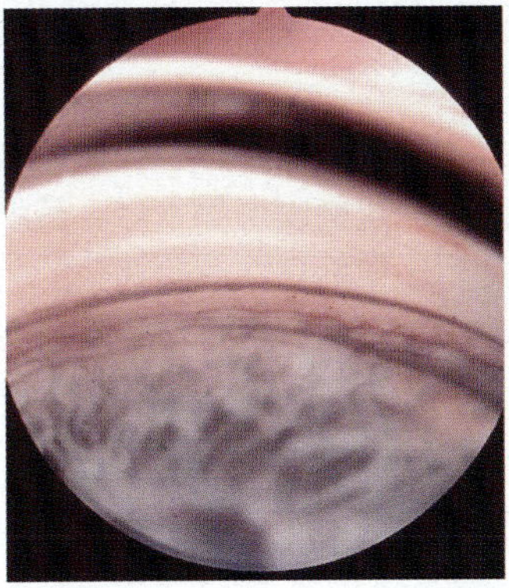

房角镜显示：前房深，房角开放，虹膜根部弓形隆起，小梁网深色色素沉着。

诊断

色素播散综合征，如果病人合并有持续性视野缺损伴青光眼，则诊断为色素播散性青光眼。

讨论

这种疾病最常见于 21～30 岁，随年龄增长发病率降低。在男性和近视眼中最常见，特别是运动后或散瞳后眼压变动范围大。

色素是由于虹膜与晶状体悬韧带在调节过程中相互摩擦而从虹膜后色素上皮层释放出来的。当色素从小梁网穿过时，超过了小梁自身的吞噬能力而沉着在小梁网上。

任何具有色素沉着物不断增加的患者都需要一个全面评估，特别是单侧患者。导致色素释放的其他原因包括：外伤、葡萄膜炎、眼黑色素沉着症和恶性黑色素瘤。许多治疗方法对于色素性青光眼均有效。匹罗卡品（毛果芸香碱）能减少虹膜-悬韧带的接触，但可能导致近视，年轻人难以接受。周边虹膜切除术或虹膜切开术能够降低前房与后房之间的压力差别，让虹膜前移从而可减少色素释放，其他传统的治疗青光眼的药物在激光虹膜周切术后小梁网吸收残留色素时也同样有效。激光小梁成形术对这些病人效果很好，因为色素对激光能量的吸收很好。

该患者符合典型的色素播散综合征，其视野显示双眼鼻侧阶梯缺损。双眼经过周边虹膜切除术后，其眼压持续几个月的轻度升高，因为此时小梁网正在清除剩余的色素，在此期间局部应用溴莫尼定使眼压正常，数月后，眼压在无药物作用下保持在 18mmHg，而且运动后出现视物模糊的症状消失。

临 床 要 点

1. 单侧的色素播散综合征很少见，在排除其他所有引发色素释放的原因后才可以诊断。
2. 虽然药物治疗十分有效，但对于这种疾病，激光小梁成形术及激光虹膜切开术的效果更好。
3. 年轻患者要慎用 β-受体阻滞剂，因为它们可以减少患者运动时的耐受力。

（王 彬译 梁仲琪校）

参 考 文 献

1. Campbell DG. Pigmentary dispersion and glaucoma. A new theory. Arch Opthalmol 1979；97：1667.
2. Shields MB. Textbook of Glaucoma，4th ed. Baltimore，Williams & Wilkins，1998.
3. Ritch R. Pigmentary glaucoma：a self - limited entity? Ann Ophthalmol 1983；15：1156 - 1983.
4. Beckman H，Sugar HS. Laser iridectomy therapy of glaucoma. Arch Ophthalmol 1973；90：453 - 455.
5. Yang JW，Sakiyalak D，Krupin T. Pigmentary glaucoma. J Glaucoma 2001；10（5 suppl 1）：530 - 532.

病例 33　内斜视

Ekaterini C. Karatza 和 Janice A. Gault

一位母亲主诉她 2 个月龄的孩子眼内斜视。

眼科检查

视力是双眼“能注视和跟随”。眼球转动自如，但是用眼罩遮盖一侧眼时发现头转动。内隐斜接近 60 棱镜度，散瞳检查正常。

问题

诊断是什么?

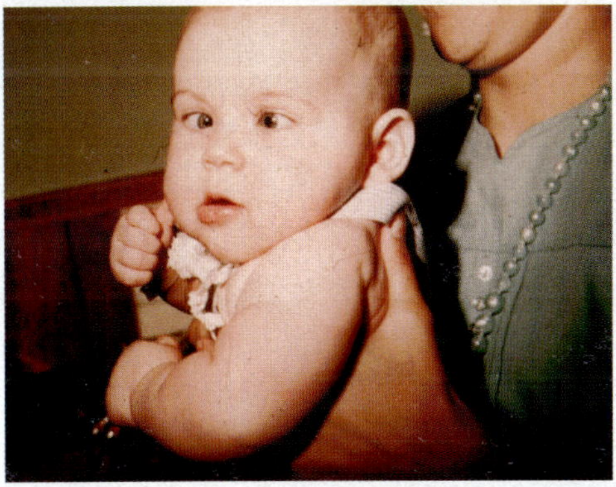

患儿内斜视 60 棱镜度。

诊断

内斜视。

讨论

内斜视，通常称为“对眼儿”，是最常见的一种斜视形式，主要有三种类型：婴儿性、调节性和感觉性内斜视。在少数情况下，神经损伤如外伤、滤过性毒菌引起的感染、脑积水或肿瘤引起的第六对颅神经不全麻痹，可引起内斜视。婴儿性和调节性内斜视占内隐斜视的绝大多数，50% 的视物不对焦出现在婴幼儿时期。图表 1 显示的是先天性内斜视的鉴别诊断。

婴儿性内斜视是一种共同性斜视，6 个月前开始发病，这种偏斜一般不会在出生时出现，多发生在 1~3 月龄婴儿。发病机制还不确定，最早认为天生皮质融合的缺陷使得这些病人缺乏双眼视觉发育的潜力，是根本原因，但这些观点目前已被临床证据驳倒。对不同程度的内斜视早期双眼手术矫正是必要的，这些婴儿都是典型的大角度斜视—通常超过 35 棱镜度，80% 的患儿是大于 50 棱镜度的斜视。弱视的形成归结于交叉注视。处于这种状态的患儿将根据物像的位置交替刺激一只眼（就是说，左眼锁定的目标在患者右眼视觉空间内，反之亦然）。这种视觉皮质交替刺激可防止某些患儿的弱视。在儿童期间，屈光不正一般是正常现象，但是对于睫状肌麻痹散瞳验光后大于等于+2.00 球镜的儿童应试行戴镜治疗。应确认患者不存在假性斜视；有 40% 的“对眼儿”患者为假性斜视，这可以由内眦赘皮、大瞳距、一只眼睛大而且近视、睑部不对称引起。角膜映光点检查可见映光点位于瞳孔中央，同样，当进行遮盖试验时，除了真正的斜视，眼睛是不会发生再注视的。

有婴儿性内斜视的儿童应早期进行矫正斜视的外科手术矫正眼位。单纯内直肌后退或加外直肌缩短是较常用的做法。从图表 2 可得到有用的数字。最近，几项研究支持 1 岁前进行眼位矫正，可以增加建立双眼单视的几率，获得高级的双眼视觉看起来成为可能，但目前这并不容易。如果在 2 岁前治疗，

表 1. 先天性内斜视的不同诊断

假性斜视
早期调节性内斜视——散瞳后超过+2.00 球镜应进行矫正
眼球震颤闭锁综合征
先天性第Ⅵ对颅神经麻痹——通常在 6 周左右明显
感觉性内斜视由白内障、视网膜母细胞瘤等引起
Duane 综合征
Mobius 综合征——Ⅵ、Ⅶ、Ⅸ、Ⅹ、Ⅻ对颅神经麻痹，先天性的和双侧的
聚光不良——远距离比近距离的内斜视更严重——除外分离麻痹，这一点可以由脑桥肿瘤和神经损伤引起

60%～70% 的病人可以获得较好的双眼视物功能。如果在 2 岁后治疗，这种几率降至 25%。对于先天性内斜视病人来说，眼位不正的持续时间、协调运动障碍、术后将斜视度矫正到 8 度以内等因素看起来对获得稳定的双眼视觉都是很关键的。垂直斜视，如下斜肌功能过强和（或）分离性垂直性偏斜，在 75% 患者中可发生，潜在的眼球震颤在 35% 的儿童中可能发生，在 25% 的患者中可能发生调节性内斜视，当患儿长大后就会出现外斜视。

表 2. 内斜视手术量

术前斜视（棱镜度）	双内直肌（后退 mm）
15	3
25	4
30	4.5
35	5
45	5.5
50	6
60	6.5
70	7

对于该患者来说，手术在 12 周龄前进行，全麻下行双眼内直肌后退 6.5mm。双眼保持正位，其父母也比较满意，并被告知要定期复查，以便及时发现下斜肌功能过强、分离性垂直性斜视以及调节性内斜视。

临 床 要 点

1. 在双眼视觉发育的关键时期，对先天性内斜视早期手术矫正是至关重要的。
2. 弱视在婴儿内斜视患者中不常发生，但大部分患儿是立体盲。
3. 需要做全面检查以排除斜视的原因，例如视网膜母细胞瘤、先天性青光眼、弓蛔虫病以及假性斜视。

（王　彬译　梁仲琪校）

参 考 文 献

1. Pediatric Eye Disease Investigator Group. The clinical spectrum of early-onset esotropia: experience of the congenital esotropia observational study. Am J Ophthalmol 2002; 133: 102-108.
2. Hertle, RW, Raab EL, Ing M, et al. Infantile esotropia. J Pediatr Ophthalmol Strabismus 2000; 37: 228-231.

病例 34　瞳孔小、眼睑下垂

Rod Foroozan、Lawrence M. Buono 和 Peter J. Savino

患者男性，44 岁，主诉一次机动车事故后右眼睑下垂，且右侧瞳孔较左侧瞳孔小。患者是从后被撞击，头部撞到方向盘上，无意识丧失，患者的妻子发现其右眼睑下垂，且右侧瞳孔较左侧瞳孔小，自觉右颈部略有不适。无内科病史及用药史。

眼科检查

视力是双眼 20/20。右眼睑下垂，光线下右眼瞳孔 4mm，左眼瞳孔 5mm。在暗处，右眼瞳孔 5mm，左眼瞳孔 7mm，其他神经眼科方面检查正常。

问题

诊断是什么？如何确诊？还需要做什么进一步检查？

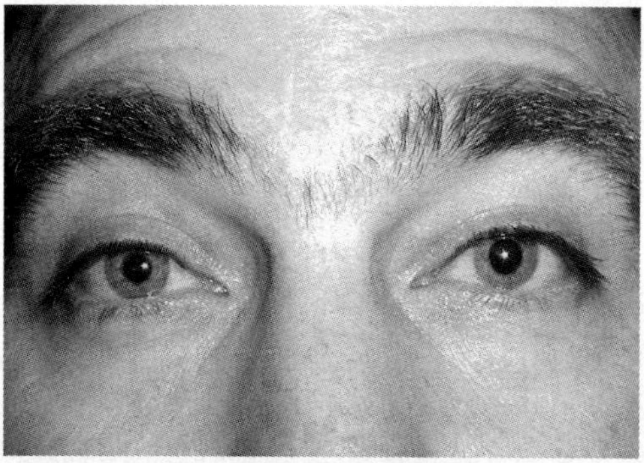

右上睑下垂伴右侧瞳孔缩小。

诊断

Horner 综合征。

讨论

Horner 综合征是由交感神经传导通路障碍引起，交感神经通路包括三个神经核团（看下一页的数字）。第一个神经元始于下丘脑并下传至颈髓及上位胸髓，形成突触。第二个神经元胞体在脊髓内，下传至下颌角附近的上位颈部神经节构成突触。第三个神经元胞体位于上颈部神经节内，随颈动脉上升，至海绵窦并通过眶上裂经由睫状长神经分布到虹膜瞳孔开大肌。

Horner 综合征患者通过眼睑下垂或瞳孔缩小表现出来，或者靠鉴别检查诊断。Horner 综合征患者的眼睑下垂通常小于 2mm，并且是由交感神经通路被阻断后上睑 Müller 肌麻痹造成。瞳孔缩小，双侧瞳孔不等大，在黑暗处比在日光下更明显。与该病人相同，在受影响一侧通常有无汗现象。病人可能要经历短暂血管扩张、低眼压以及调节功能增强。

Horner 综合征在局部用 10% 的可卡因药理试验后可被进一步确诊。可卡因通过阻断神经末梢对去甲肾上腺素的再摄取，使瞳孔括约肌舒张而使瞳孔扩大。有 Horner 综合征的病人，交感神经通路受损，因此没有去甲肾上腺素再摄取，也无瞳孔扩大。对于该患者，用 1 滴 10% 的可卡因滴入双侧眼中，右侧瞳孔无散大，而左侧瞳孔散大，即证实如图片中所示的 Horner 综合征。

Horner 综合征的原因不同，取决于损伤到哪根神经。老年人最常见的原因是脑干的血管缺血，并且通常患者还合并有其他神经系统的症状和体征。第二种原因的损伤是肺部肿物所致，肺尖与交感神经上传到上位颈神经节的通路毗邻，肺尖部肿瘤可以导致上臂及肩胛骨疼痛。神经母细胞瘤和转移癌是儿童患者最常见的原因，先天性的 Horner 综合征，通常是由于产伤伤及臂丛神经引起的，同时伴虹膜异色或虹膜脱色素。第三种原因常伴随血管性头痛症候群，如丛集性头痛、海绵窦损伤和颈内动脉损伤，尤其是在外伤后，带状疱疹病毒感染以及中耳炎也是其他部分的原因。

典型的羟基苯丙胺试验可以区分 Horner 综合征的损害部位（见表 1）。羟基苯丙胺促进神经末端释放去甲肾上腺素，因为缺乏正常去甲肾上腺素的刺激，交感神经变得高度敏感，即使低浓度新福林（去氧肾上腺素）和肾上腺素可以明显加剧神经节后病变引起的 Horner 综合征的症状。

对于第一种和第二种原因引起 Horner 综合征的患者，建议要进一步评价，通常这些患者都伴有更严重病变，而第三种原因的损伤则建议观察。然而，羟基苯丙胺试验在判断损伤位置时，有 15% 假阳性率，因此所有 Horner 综合征的患者必须用同一种方式判断受损的位置，评估应该包括整个交感神经通路，做头、眼眶、颈的 MRI 以及胸部 CT。

由第三种原因导致的 Horner 综合征中有一最重要的原因，即颈内动脉损伤。颈内动脉损伤通常发生在外伤后，但也可有自发的或在 Valsalva 动作时，导致交感链受损，病人通常主诉有颈部、面部不适或头痛、味觉丧失（味觉改变）及搏动性耳鸣等症状。这些病人需要做颈部和头部的 MRI/MRA 来确定颈内动脉损伤并给予抗凝治疗。否则 30% 颈内动脉损伤的病人将在平均起病 6 天后发生脑卒中。该患者进行了 MRI/MRA 检查，证实了为右侧颈内动脉损伤，收住院后给予了静脉抗凝治疗。

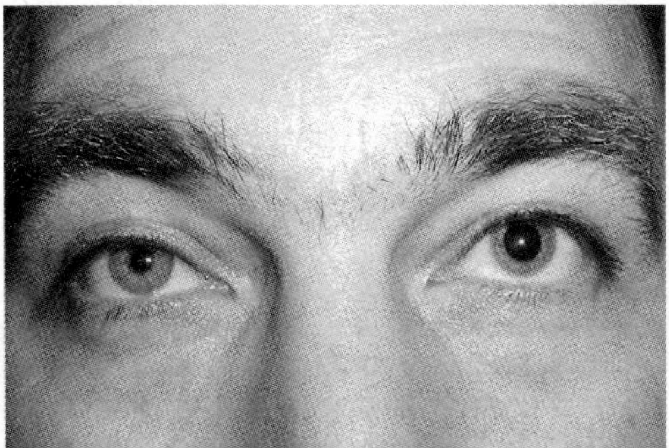

双眼滴入 10% 的可卡因后，右眼瞳孔无散大。

表 1. Horner 综合征的药理学试验

药物	正常	神经节前（第一和第二原因）	神经节后（第三种原因）
10% 的可卡因	扩张	不扩张	不扩张
1% 的羟基苯丙胺	扩张	扩张	不扩张
1% 的新福林	微扩张	中度扩张	明显扩张
1∶1000 肾上腺素	不扩张	中度扩张	明显扩张

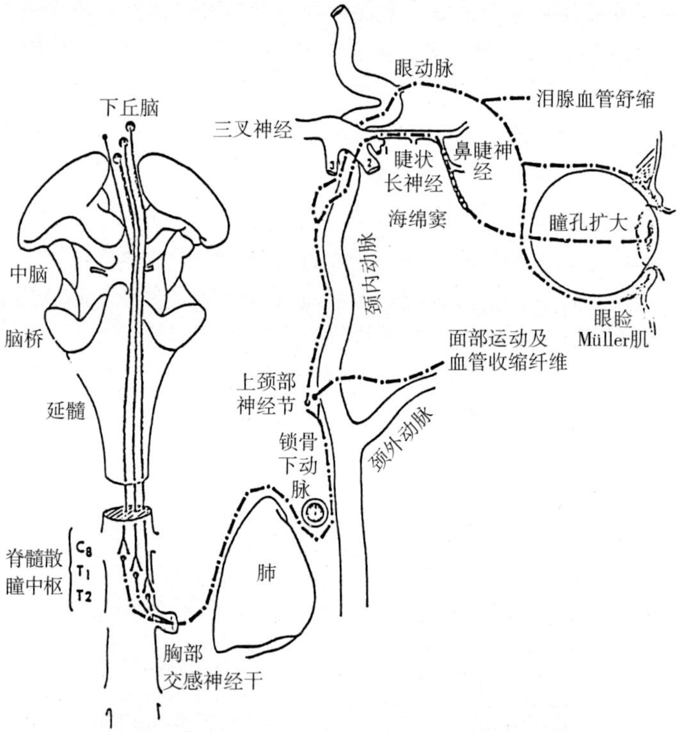

眼交感神经传导通路。一级神经元位于下丘脑和颈部及胸腺的突触。二级神经元位于上部颈部神经节。三级神经元随颈动脉上升到海绵窦，穿过眶上裂，由睫状长神经分布到虹膜的瞳孔开大肌。

临床要点

1. Horner 综合征瞳孔大小不等在黑暗处比在亮处更明显。
2. 所有 Horner 综合征患者都应行头部、眼眶和颈部的 MRI 及胸 CT 检查。
3. 伴随疼痛的 Horner 综合征患者，或外伤后的 Horner 综合征患者，应进行 MRI/MRA 检查，明确颈内动脉是否损伤。如果证实颈内动脉损伤，应用抗凝剂可以降低脑卒中的危险性。

（王　彬译　梁仲琪校）

参考文献

1. Kawasaki A. Physiology, assessment, and disorders of the pupil. Curr Opin Ophthalmol 1999; 10: 394 - 400.
2. Bioussie V, Touboul PJ, D'Anglejan - Chatillon J, et al. Ophthalmologic manifestations of internal carotid artery dissection.

病例 35　上眼睑下垂

Suzanne Freitag

患者女性，45 岁，主诉双眼缓慢进展的上睑下垂 5 年，并且遮挡视线，影响正常活动。一天之内上睑下垂位置无波动。在各方向过度的注视后会出现复视 2 年。无疼痛、无视力改变及面部外伤史。4 年前因治疗吞咽困难曾做过外科手术。其父是加拿大人，50 岁时曾做过矫正上睑下垂的外科手术。

眼科检查

双眼最佳矫正视力均为 20/20。双眼瞳孔反射正常，无相对性瞳孔传入阻滞。双眼凝视各个方向时，眼外肌活动受限度为 60%。双眼 Bell 现象弱。双眼对照法视野正常。双眼压和裂隙灯检查以及散瞳眼底检查均正常。双眼垂直睑裂为 4mm；双眼上睑缘至角膜映光点距离为 1mm，双眼提上睑肌力为 4mm。上眼睑皱褶不明显。眼轮匝肌和额肌的力量减弱，患者一半以上的时间保持下颏上抬的头位。

问题

根据检查结果应诊断为何种疾病？

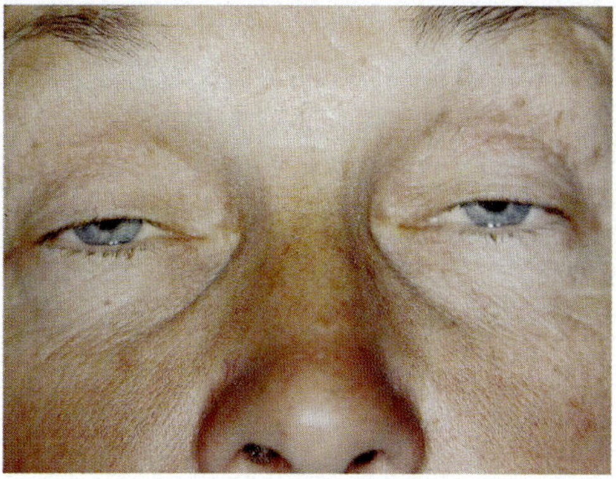

严重上睑下垂，上睑皱褶不明显。

诊断

肌源性眼睑下垂继发眼咽部肌营养不良。

讨论

获得性眼睑下垂通常根据病因学分类，包括腱膜性的、肌源性的、神经性的或机械性的。内科医生根据完整的病史和临床评估可以做出正确的诊断。需要与相关的全身性疾病相鉴别并选择病人上睑下垂最好的治疗方案。

腱膜性的眼睑下垂是获得性眼睑下垂中最常见的类型，最常见的病因是老年人的提上睑肌裂开，其他原因还有创伤，眼外科手术和慢性水肿（如 Grave 病或睑皮松弛症）。

肌源性的眼睑下垂的病因可能是系统性肌肉和神经肌肉关联疾病，如慢性进行性眼外肌麻痹、肌肉营养不良、眼咽部肌营养不良及重症肌无力。

神经性眼睑下垂可见于动眼神经麻痹、Marcus - Gunn 颌动瞬目上睑下垂、Horner 综合征患者。机械性上睑下垂的病因是眼眶或眼睑肿物或瘢痕造成。

临床上诊断上眼睑下垂应有明确的病史，如持续性、进行性及上睑下垂的日波动情况；还有与其相关的症状，如肌力减弱、复视、视力改变、吞咽或呼吸困难；需做全面的眼科检查，包括评估眼外肌的运动情况，视野，眼眶有无肿物及眼球突出度，面部的运动和感觉功能，以及异常的头部位置。特殊检查应包括额肌的提睑功能，眼睑皱褶存在与否及位置，有无兔眼征。重要的测量是：垂直睑裂的最大距离，眼睑缘至反射点的距离（从上睑缘到角膜映光点的距离），提上睑肌的功能（提上睑肌的功能是使上眼睑缘垂直移动，即当检查者固定被检查者眉以上的额肌时，患者从最大限度的向下凝视到最大限度的向上凝视时眼睑缘移动的距离）。如果不限制额肌的运动，测量结果误差很大。

该患者眼睑下垂严重，提上睑肌的功能弱，眼外肌运动受限，Bell 现象差，这些提示肌源性的病因，由此引出的一些提问表明：患者有明确的家族史、加拿大血统以及吞咽功能紊乱病史。

眼咽部肌营养不良是一种慢性进行的有家族史的先天性肌病，症状在中年开始出现，通常多发生法裔加拿大人群。面部和眼外肌也受到影响，尽管眼部活动受限，但病人很少有严重的复视。吞咽功能失调需进行外科治疗。干眼症和暴露角膜病变是由 Bell 现象差和继发于眼轮匝肌功能低下、眨眼能力弱所引起。所以这些患者出现的问题是眼睑裂侵袭性加宽。外科矫正治疗的目的是使视轴不被遮挡从而消除仰头视物。应采取的其他必要的措施有润滑角膜，如人工泪液、涂药膏或泪点闭塞。

该患者用硅胶条做了额肌提吊手术。这些易弯曲的硅胶条是通过上眼睑皱褶的切口缝合于睑板全长，再经皮下穿到眉弓上方的切口，经过通道联合到额肌上，由一个硅胶袖套加以固定，以便于在术中和将来进行调整。术后涂润滑油和软膏，患者的泪膜和角膜对新增宽的眼睑裂适应很好。

临床要点

1. 严重的上睑下垂，提上睑肌功能弱，眼外肌功能受限，这些都提示上睑下垂是由一种病变引起的，而非一般的提上睑肌裂开，需进一步检查。
2. 鉴别上睑下垂的确切病因是很重要的，因为许多疾病伴有严重的眼部疾病和系统疾病，包括眼眶肿物、动眼神经麻痹和重症肌无力。
3. 因为患有肌源性上睑下垂的病人眼外肌的活动受限，Bell 现象差，不能完全眨眼，患有暴露角膜干燥症的危险性高，所以外科治疗的目的是使视轴不被遮挡。

（王　彬译　梁仲琪校）

参考文献

1. Callahan MA, Beard C. Beard's Ptosis, 4th ed. Birmingham, AL, Aesculapius Publishing Co, 1990.
2. McCord CD, Shore JW. Silicone rod frontalis suspension. Adv Ophthal Plast Reconstr Surg 1982; 1: 213 - 219.
3. Victor M, Hayes R, Adams RD. Oculopharyngeal muscular dystrophy: a familial disease of late life characterized by dysphagia and progressive ptosis of the eyelids. N Engl J Med 1962; 267: 1267 - 1272.

病例 36　局部视野缺失

Mark Nelson

患者女性，72 岁，主诉左眼垂直视野丧失数周，不伴有任何的眼痛、头痛、疲劳、体重减轻、头皮触痛、下颌歪斜症状。既往有高血压病史并一直服药控制。

眼科检查

血压：160/90mmHg。视力：右眼 20/200，左眼 20/30。眼压：右眼 18mmHg，左眼 16mmHg。眼前节检查显示双眼轻度的晶状体核硬化，其他正常。后节检查：右眼颞上方视网膜有明显的视网膜出血并伴有黄斑水肿，其中某些区域还有些神经纤维层梗死棉絮斑。双眼动静脉有压迹并有动脉狭窄。面对面对照法视野检查，病人下半部视野有轻度的缺损。视神经未见异常。

实验室检查发现

空腹血糖正常，总胆固醇高达 232mg/dl，LDL 上升至 170mg/dl。荧光素血管造影片显示视网膜出血晚期渗漏，但没有明显的缺血。

问题

对于一个垂直视野丧失的病人，应考虑什么诊断？

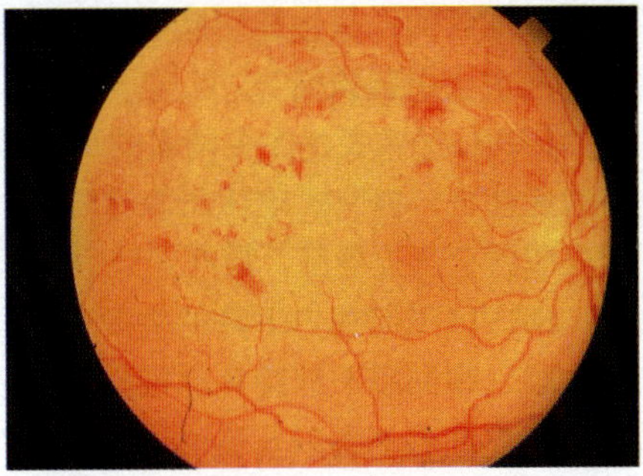

眼底照相：右眼颞上方视网膜有出血、棉絮斑和黄斑水肿。

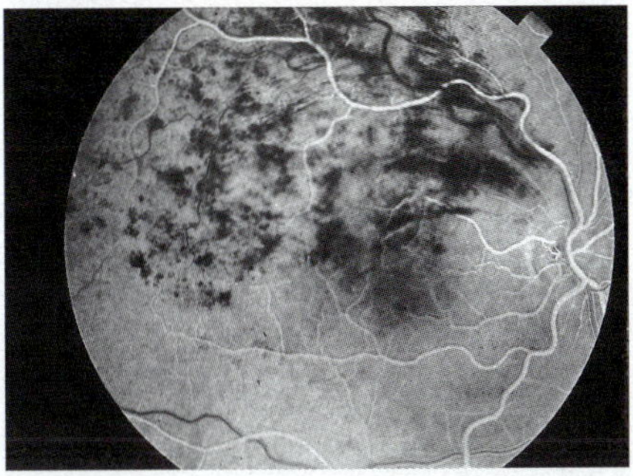

荧光素血管造影片显示视网膜出血，但没有明显的缺血。

诊断

老年病人垂直视野丧失最常见的原因是视网膜静脉分支阻塞，视网膜动脉分支闭塞，视网膜脱离，视神经病，以及前部缺血性视神经病变（非动脉炎性或动脉炎性）。

讨论

对于该患者来说，基于在静脉阻塞处远端区域的视网膜出血、水肿和棉絮斑，引起视力下降的原因最可能是视网膜静脉分支阻塞（BRVO）。阻塞区域一般能被细致的检查和荧光素血管造影术（FA）进行确定。高血压、心血管病、青光眼以及在20多岁时体重增加都是独立的危险因素，糖尿病不是一个独立危险因素。BRVO也可见于视盘玻璃膜疣和高凝状态的病人（红细胞增多症、镰状细胞贫血、白血病）以及脉管炎（类肉瘤、系统性红斑狼疮、梅毒），来自于甲状腺病或眼眶肿瘤对眼球后的压迫也能引起 BRVO，如病人服用利尿剂或口服避孕药也会引起该病。

BRVO 经常发生在视网膜的颞上（63%），而鼻侧的 BRVO 一般无症状。视网膜动脉和静脉共有一个外膜，当动脉壁增厚时外膜就会压迫静脉，最终导致血栓形成的静脉阻塞。

BRVO 引起视力下降的主要的原因是视网膜局部缺血、黄斑水肿、视网膜下纤维化、视网膜前膜的形成、黄斑部视网膜色素上皮细胞损害以及玻璃体积血。

主要有两种原因引起的 BRVO 需要接受治疗：黄斑水肿和视网膜新血管形成。在视网膜分支静脉阻塞研究项目（BR-VOS）中，如果病人的视力在发病后 3 个月内由 20/40 减少到 20/200，而且 FA 显示黄斑无血管区完整，则应对病人的黄斑水肿进行治疗。接受治疗的患者提高两行视力的几率是未接受治疗的 2 倍（65% 对 37%）。治疗包括以 100～200μm 大小的光斑对毛细血管渗漏区域进行格栅样轻度光凝，要在黄斑无血管区（FAZ）外 100μm 处开始光凝，因为会加重缺血，侧支循环血管不需要光凝。

视网膜或视盘新生血管形成应进行治疗，争取弥散的氩激光光凝无灌注区。在荧光素血管造影术中发现有 40% 的病人毛细血管无灌注区大于 5 个视盘直径。然而，如果能密切随访，除非新生血管继续发展，否则 BRVOS 不主张对无灌注区进行弥散的全视网膜光凝（PRP）。当检查视神经和视网膜时，鉴别侧支循环血管和新生血管形成是很重要的。在荧光素血管造影术中侧支循环血管是无渗漏的。

在 BRVO 发生后，虹膜新生血管（NVI）发生几率仅占 1%。如果发生，那么在无灌注区域就应该用 PRP 进行治疗。患 BRVO 的病人总体的预后情况较好，有 50%～60% 的病人 1 年后视力能保持 20/40 或更好。

该患者有黄斑水肿，3 个月后用荧光素血管造影术观察显示，旁中心凹毛细血管灌注良好，视力仍为 20/200。黄斑格栅光凝后，该病人视力提高到 20/80。荧光素血管造影术显示，大部分的出血、水肿吸收，有激光斑（如下图所示）。该病

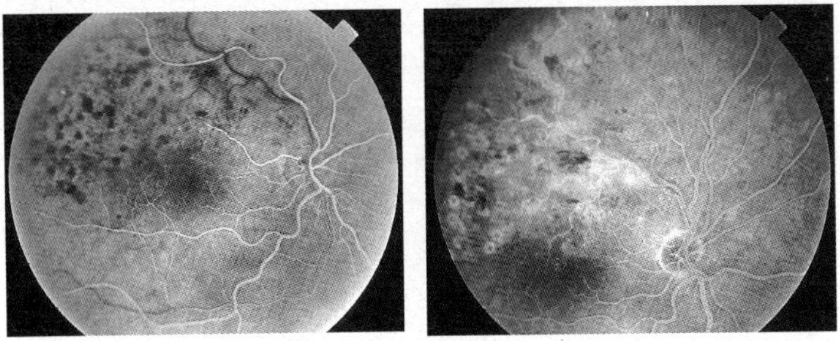

光凝后荧光素血管造影术显示：视网膜出血、黄斑水肿吸收和激光斑。

人转至其家庭医生对其高血压进行更好的控制。虽然高脂血症并不是 BRVO 的一个独立危险的因素，但降低血脂水平有利于减少黄斑渗出。同样，对于 BRVO 患者来说，为避免再次发生血栓形成，有必要推荐每天服用阿司匹林。

临床要点

1. **鉴别 BRVO 与有明显的糖尿病性视网膜病变的病人可能有困难。荧光素血管造影术可以帮助鉴别。**
2. **视网膜前膜可能发生在 BRVO 之后，对这些病人来说，用手术去除前膜可能会有困难，因此临床医生必须认真鉴别继发性视网膜前膜和原发性视网膜前膜。荧光素血管造影术一般能帮助辨认可导致继发性视网膜前膜的陈旧的 BRVO。**
3. **在治疗由 BRVO 引起的黄斑水肿前，应进行荧光素血管造影术，以确认旁中心凹毛细血管有良好的灌注。**

（王　彬译　梁仲琪校）

参考文献

1. Fekrat S, Finkelstein D. Venous occlusive disease. In: Regillo CD, Brown GC, Flynn HW Jr, eds. Vitreoretinal Disease: The Essentials. New York, Thieme, 1999, pp 117 - 132.
2. The Eye Disease Case - Control Study Group. Risk factors for

branch retinal vein occlusion. Am J Ophthalmol 1993; 116: 286 - 296.
3. Branch Vein Occlusion Study Group. Argon laser scatter photocoagulation for prevention of neovascularization and vitreous hemorrhage in branch vein occlusion: a randomized clinical trial. Arch Ophthalmol 1986; 104: 34 - 41.

病例37　虹膜色素斑

Carol L. Shields

患者女性，62岁，眼部常规检查时发现双眼有大量的虹膜色素斑。十几岁时起病。既往曾患有先天性弓形体病，左眼黄斑因遗留弓形体瘢痕而导致弱视。近4年内，右眼中有一色素斑从起初的1mm扩大到5mm。

眼科检查

视力：右眼20/20，左眼眼前指数。双眼压14mmHg。双眼角膜清；双眼均有大量虹膜色素斑，其中右眼的深色素团块约5mm×3mm，在虹膜子午线5点到8点之间的浓厚色素团块厚约3mm，已延伸到房角；前房角镜检查示右眼下方180度范围小梁网内有深棕色色素沉积；左眼：清晰；眼底：右眼正常，左眼有脉络膜视网膜萎缩斑。

实验室检查发现

眼球透照法显示：睫状体正常；超声显示：睫状体正常。SGOT：29（正常值10～42 U/L）；SGPT：22（正常值0～40 U/L）；碱性磷酸酶56（正常值42～121 U/L）；胸片显示未见肺部浸润。

问题

应考虑什么诊断？如何对病人进行治疗？

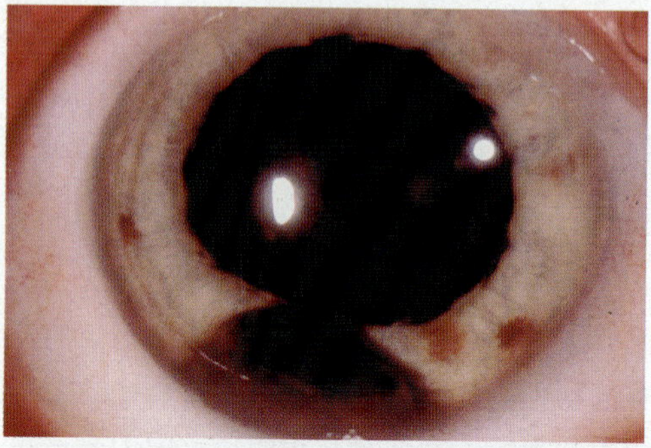

裂隙灯显示在虹膜子午线 5 点到 8 点之间延伸的色素团块。

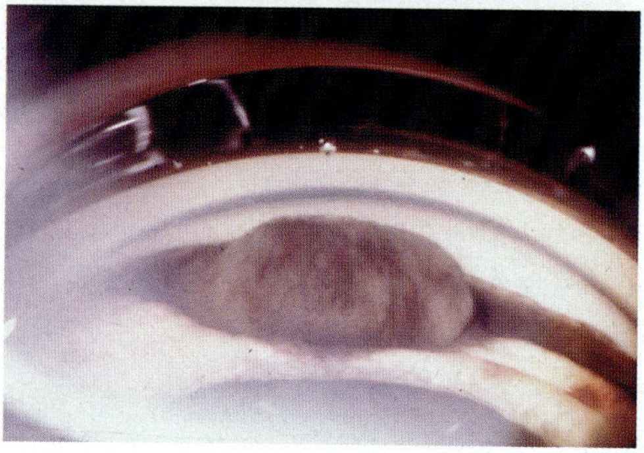

前房角镜检查示：180°范围小梁网内有色素沉积。

诊断

虹膜黑色素瘤（累及前房角）。

讨论

虹膜基质或虹膜色素上皮均可发生虹膜黑色素瘤。起源于基质的虹膜黑色素瘤包括由黑色素细胞引起的病变，如虹膜色素斑、痣和黑色素瘤（原发的和转移的），也包括非黑色素细胞引起的病变如虹膜血管曲张、被黑色素细胞侵蚀的肉芽肿或淋巴瘤；出血性的肿瘤如青少年黄色肉芽肿、白血病、转移性肿瘤；起源于色素上皮的虹膜色素瘤包括囊肿、腺瘤、腺癌。此病例中的肿瘤起源于虹膜基质，并且被证实与虹膜黑色素瘤的生长周期一致。

仅有 5% 的可疑虹膜痣发展为黑色素瘤。在此病例中，肿瘤用了 4 年生长成临床上典型的黑色素瘤。虹膜黑色素瘤的治疗方案包括局部切除术、敷贴放疗、眼球摘除术。切除术的适应证是局限于 4 个时钟位之间或更小面积和最小的肿瘤种植。敷贴放疗的适应证是较大的面积较多的肿瘤种植。眼球摘除术的适应证是晚期的肿瘤并继发青光眼或向巩膜外生长。该病例中，患者视力较好的眼患有黑色素瘤而另一只眼患有由于先天性黄斑瘢痕造成的弱视。该患者的肿瘤面积相当大，种植角度已达到 6 个时钟位，但保护此患眼非常重要，所以采取的治疗方案是敷贴放疗而不是切除术。

一般来说，因为在早期阶段就易被患者发觉，虹膜黑色素瘤较脉络膜黑色素瘤预后好。总之，10 年转移率为 5%，20 年转移率为 10%，肿瘤转移的预测因素有眼内压增高、老年人、肿瘤浸润到小梁网和扩散到眼外。

在该病例中，病人经过敷贴放疗后继发青光眼，原因可能是肿瘤已播散到小梁网内，也可能是由于放疗后肿瘤发生坏死，坏死物质堵塞小梁网，导致眼压增高，但这是暂时性的，经过局部用药后眼压恢复正常。随访 8 年后，肿瘤完全消退成为平坦的瘢痕。眼压为 14mmHg，患者曾做过白内障手术，术后视力 20/30。

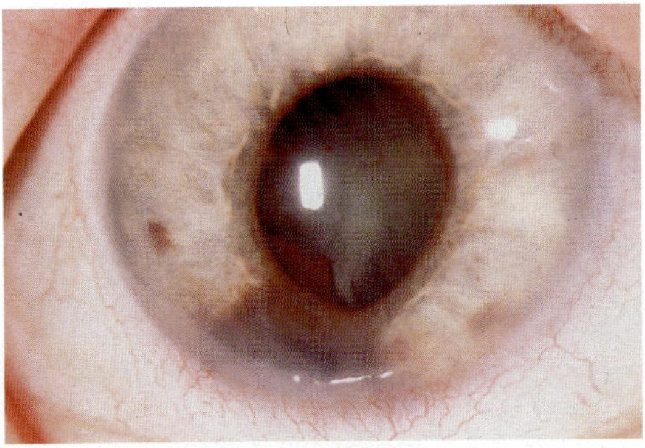

放疗后退化的虹膜肿瘤。

临床要点

1. 可疑的虹膜黑色素痣中有 5% 发展为虹膜黑色素瘤。
2. 虹膜黑色素瘤的治疗方法有：切除术，敷贴放疗或眼球摘除术。采用何种治疗方法主要取决于肿瘤的大小、眼内压和肿瘤的种植程度。
3. 若患者有单侧色素型青光眼，要考虑是否为虹膜黑色素瘤。

（王　彬译　梁仲琪校）

参考文献

1. Shields JA, Shields CL. Intraocular Tumors. A Text and Atlas. Philadelphia, W. B. Saunders, 1992, pp. 45-84.
2. Shields JA, Shields CL. Atlas of Intraocular Tumors. Philadelphia, Lippincott Williams and Wilkins, 1999, pp. 3-52.
3. Shields CL, Shields JA, Materin M, et al. Iris melanoma: risk factors for metastasis in 169 consecutive patients. Ophthalmology 2001; 108: 172-178.
4. Shields CL, Materin M, Shields JA, et al. Factors associated with elevated intraocular pressure in eyes with iris melanoma. Br J Ophthalmol 2001; 85: 666-669.

病例 38　左眼视盘边界模糊

Michele Piccone

患儿男性，15 岁，体检发现左眼视盘边界模糊，无任何症状，特别否认视物模糊、视野缺损、眼或眼眶疼痛以及头痛。无任何异常的眼病家族史。身体其他方面正常。

眼科检查

最佳矫正视力为：右眼 20/20，左眼 20/20。外观：无异常，无突出。眼球运动各方向转动无障碍，眼位正。瞳孔大小为右眼 3.5mm，左眼 4.0mm，有传入性瞳孔阻滞（++）。裂隙灯检查无异常。眼底检查双眼视网膜正常，右眼视盘正常，左眼隆起，视盘表面颞下象限可见色素肿块以及视盘水肿和视网膜变异血管。

实验室检查发现

Goldmann 视野，右眼正常，左眼相应于解剖损害区出现扩大盲点，伴有较大弓形缺损。

问题

已拍摄到的眼底损害和临床表现提示了视盘的何种异常?

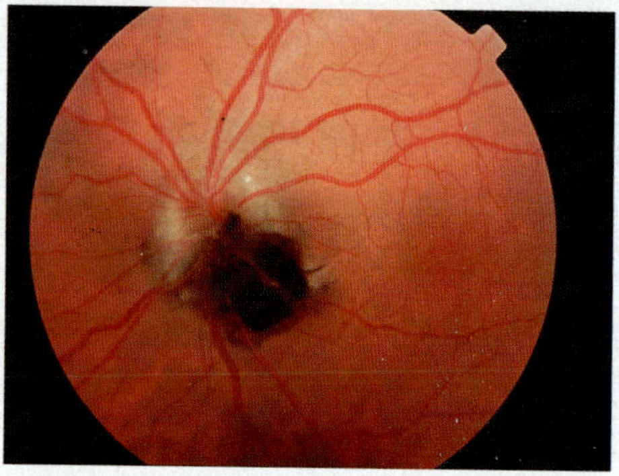

左眼底视盘可见色素肿块以及视盘水肿。

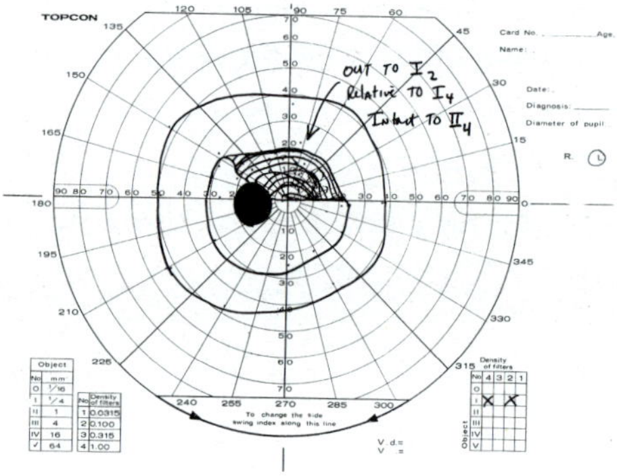

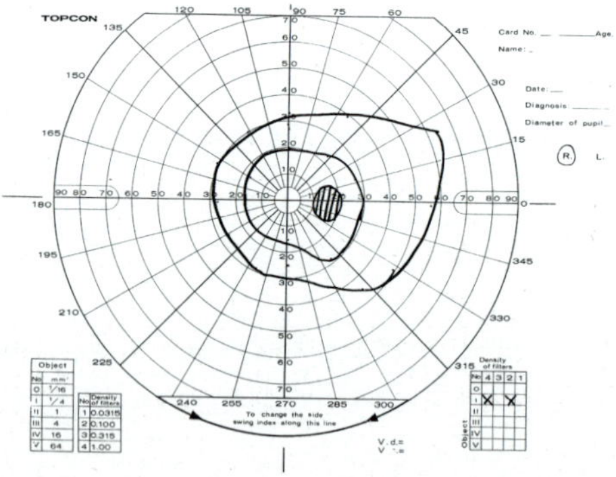

Goldmann 视野，右眼正常，左眼出现扩大盲点，伴有较大弓形缺损。

诊断

视盘黑色素细胞瘤。

讨论

黑色素细胞瘤即大细胞胎痣瘤，在视盘出现特征性的隆起的色素性损害（棕黑色到黑色），黑色素细胞瘤常偏心位于视盘表面并随着纤维边缘迁延至视网膜的神经纤维层。

这些损害在男性女性发病率相同。几乎约 37%～50% 的黑色素细胞瘤发生在黑人，并且少于 1% 的葡萄膜黑色素瘤发生在黑人。黑色素细胞瘤具有最低的恶变倾向，但视盘黑色素瘤会发生恶变，所以鉴别这些损害非常重要。大约 1/3 的视盘黑色素细胞瘤有视盘周围的组织成分，且 10% 证实有超过 5 年的生长期。

黑色素细胞瘤可通过一系列眼底照相、视野、色觉检测和瞳孔对光反应分析来进行临床追踪，对于少见的进展性病例则无治疗措施。

黑色素细胞瘤一般通过特征性的临床表现获得诊断，视盘黑色素细胞瘤的鉴别诊断包括近乳头的脉络膜黑色素瘤、脉络膜痣、视网膜色素上皮（RPE）增生、视网膜色素上皮肥大以及视网膜和视网膜色素上皮的结合错构瘤。在组织学上，黑色素细胞瘤由良性的色素深的圆形及椭圆形细胞组成。

该患者诊断为视盘黑色素细胞瘤，随访进行眼底照相、视野和各种检查，病情一直稳定。

临床要点

1. 黑色素细胞瘤可以发生在葡萄膜的任何位置，特征性地影响视神经头。
2. 如在一非裔美国病人眼中发现色素性视盘损害，应特别提示黑色素细胞瘤诊断。
3. 视盘的黑色素细胞瘤继发的视网膜血管阻塞可以导致严重的新生血管性青光眼。
4. 大的黑色素细胞瘤可以导致坏死。
5. 黑色素细胞瘤经常为单侧的。

（王 彬译 梁仲琪校）

参考文献

1. Shields JA，Shields CL. Intraocular Tumors：A Text and Atlas. Philadelphia：W. B. Saunders，1992.
2. Shields JA，Shields CL，Eagle RC，et al. Malignant melanoma associated with melanocytoma of the optic disc. Ophthalmology 1990；97：225 - 230.
3. Brown GC，Shields JA：Tumors of the optic nerve head. Surv Opththalmol 1985；29：239 - 264.
4. Joffe L，Shields JA，Osher R，et al. Clinical and follow - up studies of melanocytomas of the optic disc. Ophthalmology 1979；86：1067 - 1078.
5. Osher RH，Shields JA，Layman PR. Pupillary and visual field evaluation in patients with melanocytoma of the optic disc. Ophthalmology 1979；97：1096 - 1099.

病例 39　结膜“肉膜”

Michele Piccone

患者男性，38 岁，主诉右眼结膜出现有“肉膜”，不伴疼痛、分泌物、眼红或视物模糊。平素体健，无全身症状。最初时采取保守观察。当病变持续 2 年以后，实施了结膜活组织检查。

眼科检查

视力为双眼 20/20。眼外检查，无眼球突出，无眼眶肿物、淋巴结肿物及其他异常。眼球运动各方向转动无障碍，眼位正，瞳孔正常。裂隙灯检查：右眼结膜 360 度有橙红色斑块达穹窿部，累及泪阜。左眼完全正常。造影检查：双眼正常。

实验室检查发现

结膜活检显示非典型淋巴样浸润和 Dutcher 小体（细胞核内免疫球蛋白包涵物），与非霍奇金淋巴瘤的低级淋巴浆细胞相一致。免疫组化显示以 B 淋巴细胞为主。CT 显示头、胸、眼眶、四肢和骨盆正常。CBC 正常。

问题

这些临床表现提示什么诊断？

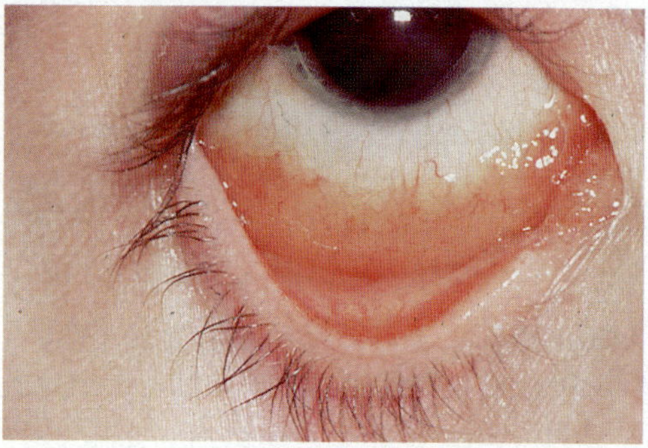

裂隙灯检查：结膜有“橙红色斑块”达穹窿部。

诊断

结膜淋巴瘤。

讨论

结膜淋巴瘤很难与良性反应性（或滤泡）淋巴样增生和非典型性淋巴样增生相鉴别。在淋巴肿瘤的范围内所有这些实质性肿块临床上都表现为黄粉色（橙红色）的上皮下肿块，橙红色反映了病损处的良好血供，表面可能是光滑的或卵石样和多结节样，这些损害常见于球结膜穹窿处，眼眶淋巴肿瘤的前部扩散亦可在结膜下见到，眼眶影像学对明确是否有眼眶受累有帮助。

组织病理学上，良性反应性淋巴样增生主要是成熟的分化良好的淋巴细胞浸润。浆细胞和良性反应性淋巴滤泡或生发中心都会存在。免疫组化染色表现为 B 淋巴细胞集中在滤泡的中心和周围的套区内，T 淋巴细胞出现在生发中心区域。

许多结膜淋巴损害由弥散的、非特异性的 B 淋巴细胞浸润构成，没有细胞异型性。由于结膜淋巴增生特征性的显示一致的、良性的淋巴细胞排列，所以很少用来作为评价细胞异型性恶性度的常用标准。在这些病例中免疫组化染色或流式细胞仪分析对于细胞表面标记是必要的。这些病损大多数是弥散的单克隆 B 淋巴细胞增殖，相当于分化良好的淋巴细胞瘤。

结膜淋巴瘤约 20% 的病例伴有系统性淋巴瘤（既往、同时或将来），并且一般预后较好。双侧结膜淋巴瘤增加了系统性淋巴瘤的可能。单克隆 B 淋巴细胞亚型的病人应该转给内科医师作系统评估。

治疗选择包括结膜病损的切除、组织活检、局部低温或放射治疗。对于双侧或播散性结膜淋巴瘤采取全身化疗。小的单侧以及不进展的病损可采取观察。

该患者已转给肿瘤学家做进一步的评估，近期无不适症状，所以没有采取治疗。

临床要点

1. "橙红色斑块"出现也可见于淀粉样变性和肉样瘤病。
2. 当出现细胞学异型、Dutcher 小体（在组织病理标本中）和双侧累及时，很可能为系统性淋巴瘤。
3. 病人需进行淋巴瘤的系统评估，因为此病将来可能会进展，需要定期检查。

（王　彬译　梁仲琪校）

参考文献

1. Margo CE. Orbital and ocular adnexal lymphoma: evolving concepts. Ophthalmol Clin North Am 1995, 8: 167 - 177.
2. Knowles DM, Jakobiec FA, McNally L, et al. Lymphoid hyperplasia and malignant lymphoma occurring in the ocular adnexa (orbit, conjuctiva, and eyelids): a prospective multiparametric analysis of 108 cases during 1977 to 1978. Hum Pathol 1990; 21: 959 - 973.
3. Jakobiec FA, Iwamoto T, Knowles DM. Ocular adnexal lymphoid tumors. Arch Ophthalmol 1982; 100: 84 - 98.

病例 40　单眼突出伴视力下降

Michele Piccone

患儿男性，7 岁，主诉出现进行性左侧单眼突出伴视力下降数月，左侧头痛。其他系统正常，并且已进行了诊断性神经影像学检查。

眼科检查

右眼视力 20/20，左眼视力 20/200。外观：左眼上睑下垂，睑裂 3mm，左眼突出 6mm；眼外肌运动各方向运动及同向运动正常，15 棱镜度内斜视；瞳孔：左眼传入性瞳孔阻滞（+）。裂隙灯检查双眼正常（无 Lisch 小结）；眼底：右眼视盘正常，左眼视盘水肿（+），边界模糊弥漫苍白，无侧支分流血管；双眼视网膜正常。色觉检查：右眼 13/13 色板，左眼 3/11 色板。腹部可见单个 20mm×20mm 牛奶咖啡色斑点。

实验室检查发现

MRI 显示从眼球到视神经交叉的左侧视神经呈梭形肿胀。视野：右侧正常，左侧上方弧形缺损。

问题

根据临床表现和实验室检查发现，诊断什么？

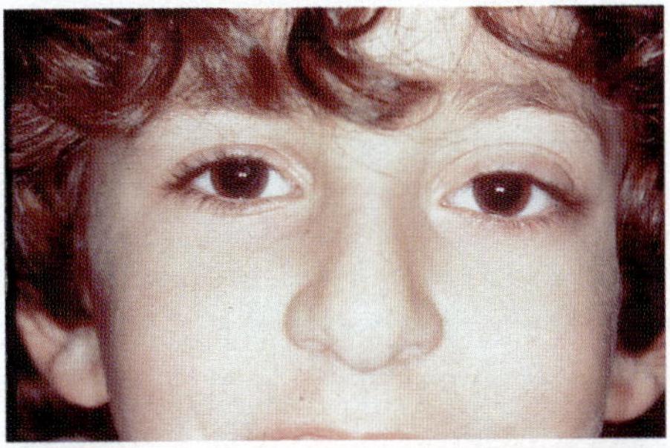

左上眼睑下垂及眼球突出。

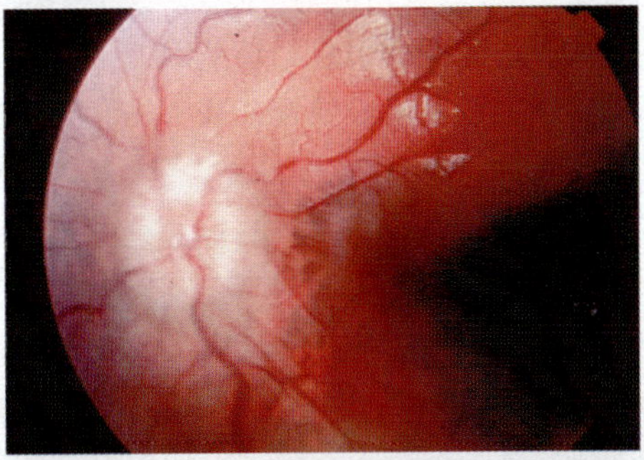

左眼视盘水肿，边界模糊弥漫苍白。

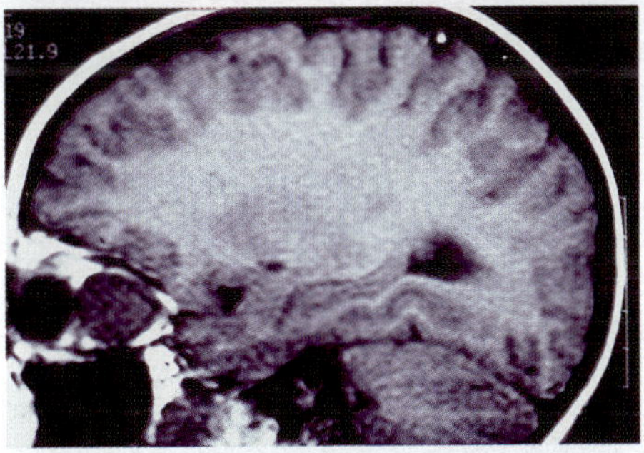

MRI 显示左侧视神经呈梭形肿胀。

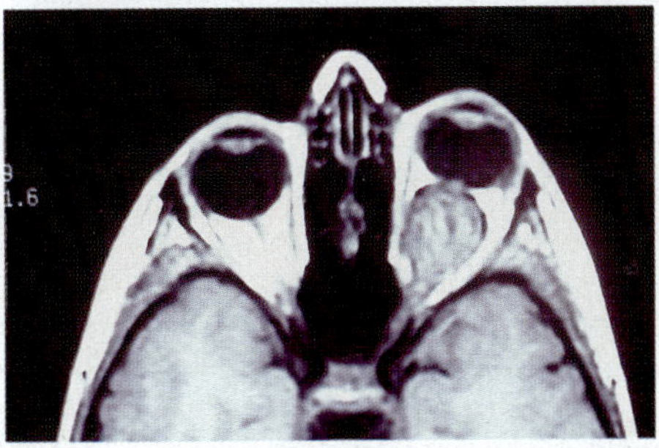

诊断

视神经胶质瘤。

讨论

大多数视神经胶质瘤是低度恶性的多在 10 岁前发病。视神经胶质瘤大约占儿童眶内肿瘤的 20%。10%～50% 的神经胶质瘤病人同时有神经纤维瘤，为常染色体显性遗传病，是由肿瘤抑制基因突变引起，该基因位于 17q11。大约 15% 的神经纤维瘤伴有视神经胶质瘤。表 1 是诊断标准。视力下降是最常见的首发症状。

表 1　诊断神经纤维瘤的标准

Ⅰ型（17 号染色体）
以下两条或更多
6 个或更多的牛奶咖啡色斑点，最大直径在青春期前大于 5mm，在青春期后大于 15mm
2 个或更多的任何一种类型的神经纤维瘤或一个丛状神经纤维瘤
溃烂的雀斑
2 个或更多的 Lisch 小结（虹膜错构瘤）
骨损伤，例如楔形发育异常或长骨骨皮质变薄
视神经胶质瘤
父母、兄弟或孩子有神经纤维瘤病的诊断
Ⅱ型（22 号染色体）
以下的一条
通过 CT 或 MRI 诊断双侧听神经瘤
父母、兄弟或患儿有Ⅱ型神经纤维瘤和一侧听神经瘤或以下两条神经纤维：
脑膜瘤
神经胶质瘤
神经鞘瘤
儿童期后囊下白内障

视神经胶质瘤可能是眶内或颅内的肿瘤。突眼是眶内肿瘤最常见的症状，视盘水肿或苍白、传入性瞳孔阻滞和同侧视野缺

损也很常见。视交叉的神经胶质瘤有时出现内分泌紊乱。视神经胶质瘤表现出沿着视神经的梭形肿胀。最常见的原始细胞呈纺锤形或发丝状（纤维性）、星形（少年纤维性星形细胞瘤），虽然混合性胶质瘤已有报道，这种肿瘤呈现出典型的良性细胞学外观。

视神经胶质瘤的诊断有赖于临床和神经影像学检查，神经影像学典型特点是围绕于视神经的梭形增厚。

神经胶质瘤生长缓慢且在儿童期后停止增长。也可发生颅内延长，累及视交叉，并且可能蔓延到对侧视神经。视神经胶质瘤的治疗存在争议，一侧眼受累，失明并向外突出。为了美容效果，可行手术切除。放射治疗和化疗在一些病例中也取得较好效果。

该患者应用放疗后眼球突出症状减轻，继续转为保守治疗。

该患者被转至儿科，对其神经纤维瘤病，即 Recklinghausen 综合征进行系统的评估。这是不完全外显率的常染色体疾病。研究表明，10%～50% 的视神经胶质瘤病人有这种病，可发展为脑垂体瘤、有潜在恶变危险的神经鞘瘤、精神发育迟滞、嗜铬细胞瘤和胃肠道以及泌尿生殖系的恶性肿瘤。儿科医师发现其有 8 个牛奶咖啡色斑点及溃烂的雀斑，诊断为神经纤维瘤Ⅰ型。该患者及其父母做了致病基因检测。系统评价找到了 Wilms 肿瘤，并进行了手术和化疗。

临 床 要 点

1. **组织病理学上，大的、深的嗜酸性细胞排列被称作 Rosenthal 纤维，可以在低度恶性肿瘤中找到。**
2. **恶性视神经胶质瘤是视神经胶质瘤中的少见类型。主要发生于成年人，但在儿童中也有报道。这些病人有疼痛和迅速进展的单侧眼的视力丧失，紧接着是对侧眼失明，2~4 个月后完全失明，3~9 个月后死亡。**
3. **大多数原发的视神经肿瘤为胶质瘤和脑膜瘤。**
4. **视神经胶质瘤的自然消退已有报道。**

（王　彬译　梁仲琪校）

参考文献

1. Mesiwala AH, Loeser JD. Visual pathway glioma. Pediatr Neurosurg 2002; 36: 161.
2. Parsa CF, Hoyt CS, Lesser RL, et al. Spontaneous regression of optic gliomas: thirteen cases documented by serial neuroimaging, Arch Ophthalmol 2001; 119: 516 - 529.
3. Grill J, Laithier V, Rodriguez D, et al. When do children with optic pathway tumors need treatment? An oncological perspective in 106 patients treated in a single centre. Eur J Pediatr 2000; 159: 692 - 696.
4. Schmandt SM, Packer RJ, Vezina LG, et al. Spontaneous regression of low - grade astrocytomas in childhood. Pediatr Neurosurg 2000; 32: 132 - 136. Review.
5. Alvord EC Jr, Lofton S. Gliomas of the optic nerve or chiasm. Outcome by patients' age, tumor site, and treatment. J Neurosurg 1988; 68: 85 - 98.
6. Hoyt WF, Baghdassarian SA. Optic glioma of childhood: Natural history and rationale for conservative management. Br J Ophthalmol 1969; 53: 793 - 798.

病例 41　糖尿病患者视力低下

Mark Nelson

患者女性，69 岁，非洲裔美国人，主诉明显视力下降 6 个月。既往 2 型糖尿病 15 年，近 5 年胰岛素治疗，有高血压、高血脂和心血管病史。

眼科检查

血压 130/70mmHg。双眼视力 20/40，眼压 14mmHg。眼前节检查双眼轻微皮质性白内障，无虹膜新生血管。眼后节检查显示双眼视网膜四个象限遍布点片状出血，无数微动脉瘤集中在黄斑区，伴黄斑水肿、脂质渗出、静脉串珠状，部分神经纤维层梗死。视网膜和视盘无新生血管。FA 早期和后期显示视网膜渗漏。

实验室检查发现

血红蛋白 A_{1C} 为 9.8%。药物控制下胆固醇、甘油三酯水平正常。

问题

怎样对这个病人进行糖尿病视网膜病变分级？诊断是什么？

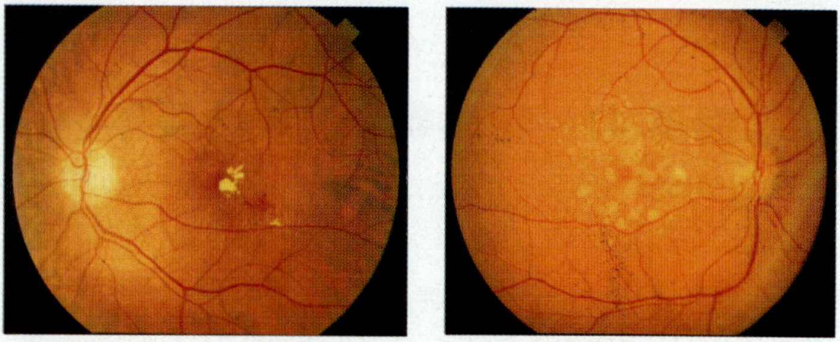

眼底检查显示：视网膜四个象限遍布点片状出血，大量微动脉瘤伴黄斑水肿、脂质渗出和静脉串珠，神经纤维层梗死也可见到。

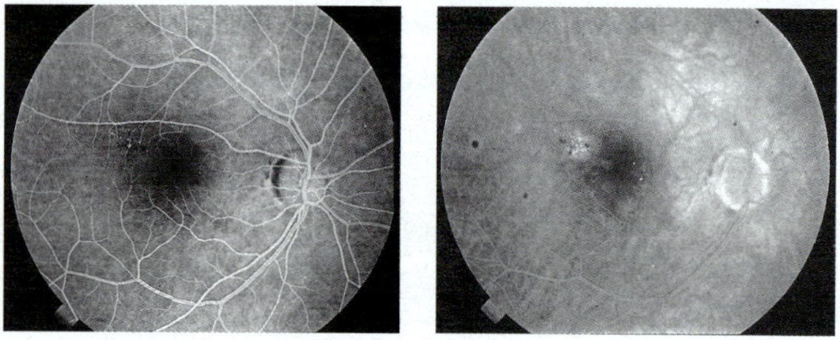

FA 显示视网膜渗漏。

诊断

该患者为重度非增殖性糖尿病视网膜病变（NPDR），并有临床意义的黄斑水肿。

讨论

NPDR 定义为继发于糖尿病的视网膜病变，局限于视网膜，并不累及后部玻璃体。NPDR 的视网膜病变包括视网膜点片状出血、微动脉瘤、脂质渗出、视网膜水肿、静脉扩张呈串珠状、视网膜内微血管异常（IRMA）、神经纤维层梗死（棉絮斑）和毛细血管无灌注区。

NPDR 患者视力下降有两个主要原因：（1）血管渗透性增强导致黄斑水肿；（2）黄斑缺血继发毛细血管无灌注区。NPDR 分类不仅限于确定病情的轻度、中度、重度、非常严重，还可以帮助预测患者何时进展为增殖性（新生血管）糖尿病视网膜病变（PDR）。患者 4 个象限均有点片状出血、2 个或更多象限有静脉串珠、1 个或以上象限有 IRMA，被分类为严重 NPDR，这类病人有 15% 在 1 年内发展成高危 PDR。如果具有两种这样的危险因素，则属于非常严重 NPDR，有 45% 在 1 年内发展成高危 PDR。

黄斑水肿在 NPDR 和 PDR 均能发生，早期治疗糖尿病视网膜病变研究组织（ETDRS）认为，具有下列表 1 提到的任意一项即为有临床意义的黄斑水肿（CSME）。

ETDRS 认为，对于渗漏微动脉瘤的激光治疗能降低中等视力下降比例的 50%（加倍视角从 20/30 到 20/60）。然而糖尿病也会加重黄斑水肿的扩散和黄斑囊样水肿，这可能减弱激光治疗的效果并导致更严重的视力丧失。中心毛细血管无灌注区，黄斑中心凹区硬性渗出，提示预后不良，视力 20/200 或更低。

对这些患者，FA 检查有助于确定视力下降是由黄斑水肿而非局部缺血引起，而且 FA 能辨认微动脉瘤渗漏、毛细血管渗漏扩散区和毛细血管无灌注区。EDTRS 的治疗方案是争取消除所有渗漏的微动脉瘤，在毛细血管渗漏区和毛细血管无灌注区常用格栅样光凝，光斑大小 100～200μm，间距 1.5 个光斑直径。距黄斑中心凹 500μm 内不要光凝，要告知病人治疗开始时可能视力会下降，需要几个月才显出治疗的好处，而且病人也要知道治疗能防止视力进一步下降而不能提高当前视力，但有 40% 治疗者视力提高了一行。视力不是治疗的标准，但绝大多数医生不会去治疗视力在 20/20 的人。

有一个糖尿病黄斑水肿接受治疗的病例，该病人存在有临床意义的黄斑水肿，接受激光治疗。斑点见于第二个图。几个月后，渗出和水肿吸收，激光斑变淡但仍可见。

持续的黄斑水肿要进行再治疗，但非水肿区残余的硬性渗出不需要治疗。对于距离黄斑中心凹 300μm 的残余黄斑水肿，如果治疗不会增加中心凹注视的无灌注区，或者渗漏点在 FA 中能清晰辨认时，则应考虑进一步治疗。PRP 不适于黄斑水肿的治疗，否则将导致视力较早下降。

对已知的糖尿病患者，NPDR 的诊断是相对简单的，眼科医生根据 NPDR 视网膜典型表现发现 2 型糖尿病的新病例并不罕见。胰岛素依赖性糖尿病病程 7 年者 50% 有 NPDR，我们还要考虑到高血压性视网膜病变、静脉阻塞性疾病、辐射性视网膜病变、特发性中心凹周围毛细血管扩张等疾病与 NPDR 的鉴别诊断。

只有有效地控制 NPDR 的危险因素，如吸烟、严重的贫血、糖尿病肾病、高血压、未控制的高血糖、高血脂和严重的颈动脉栓塞性疾病，才能从根本上治疗 NPDR。NPDR 患者需要定期体检以评估病情的进展或治疗中黄斑水肿的变化，还要与内科医生合作保证最好的控制血糖和其他内科问题，糖化血红蛋白 A_{1C}应保持在 7% 以下，以使糖尿病得到最好的控制。糖

表 1. ETDRS 对 CSME 的定义

存在下列任一项 CSME 即存在：
1. 距黄斑中心凹 500μm 内的视网膜水肿
2. 距黄斑中心凹 500μm 内的硬性渗出伴有视网膜水肿
3. 距黄斑中心凹一个视盘直径内有视网膜水肿，水肿范围大于一个视盘

尿病是导致 40 岁以下患者失明的主要原因，仅次于黄斑变性。

糖尿病患者进行白内障手术要特别注意，预测白内障手术成功与否，最好是术前严格检查视网膜，没有视网膜病变的糖尿病患者的白内障手术效果较好，90%～95% 能达到视力 20/40 或更好。那些有非增殖性糖尿病视网膜病变的患者50%～75% 出现黄斑水肿；30% 发展成增殖性病变；65% 视力提高 2 行或更多，只有 50% 视力达到 20/40 或更好，28% 低于等于 20/200。没有研究表明，预防性的非甾体抗炎药能否减少术后黄斑水肿的发生。在一项对增殖性病变的研究中，术后视力都未超过 20/80，术后应做超常量的光凝术。

该患者接受双眼激光治疗，术后黄斑水肿改善，视力稳定在 20/40。在内科医生的帮助下，患者血红蛋白 A_{1c} 改善到 7.2%。NPDR 还未发展到 PDR，但因有严重的 NPDR，以后每隔 3 个月要复查一次。

临床要点

1. CSME 的诊断需要立体的眼底检查，以确定继发于水肿的视网膜增厚，非 CSME 时，FA 中视网膜渗漏也可以存在，特别是年轻患者。
2. 神经纤维层梗死在 NPDR 中可以存在，但这与 NPDR 严重程度分级无关。
3. NPDR 和黄斑水肿患者在白内障手术后，视网膜病变可能加重，即使有最好的治疗。光凝治疗至少应在白内障术前 4 个月进行。
4. 妊娠期糖尿病视网膜病变会加速发展，所以怀孕期应行更频繁的检查。

（高　洁译　梁仲琪校）

参考文献

1. Aiello LM, Cavallerano J, Aiello LP. Diagnosis, management, and treatment of nonproliferative diabetic retinopathy and macular ede-

ma. In：Albert DM，Jakobiec FA，eds. Principles and Practice of Ophthalmology，2nd ed. Philadelphia，WB Saunders，1999，pp 1900－1914.

2. Ginsburg LH，Aiello LM. Diabetic retinopathy：classification，progression，and management. In：Focal Points：Clinical Modules for Ophthalmologists. San Francisco，American Academy of Ophthalmology，1993.
3. Early Treatment Diabetic Retinopathy Study Research Group. Results from the Early Treatment Diabetic Retinopathy Study. Ophthalmology 1991；98：739－840.
4. Hykin PG，Gregson RMC，Stevens JD，et al. Extracapsular cataract extraction in proliferative diabetic retinopathy. Ophthalmology 1993；100：394－399.
5. Benson WE，Brown GC，Tasman，W，et al. Extracapsular cataract extraction with placement of a posterior chamber lens in patients with diabetic retinopathy. Opththalmology 1993；100：730－738.
6. Krupsky S，Zalish M，Oliver M，et al. Anterior segment complications in diabetic patients following extracapsular cataract extraction and posterior chamber intraocular lens implantation. Ophthalmic Surg 1991；22：526－530.

病例 42　双侧瞳孔不等大

Rod Foroozan、Lawrence M. Buono 和 Peter J. Savino

患者女性，46 岁，主诉左侧瞳孔大于右侧，无疼痛和复视。

眼科检查

双眼视力 20/20。右侧瞳孔对光反应灵敏，左侧瞳孔对光反应消失，双侧瞳孔不等大。在明亮处比暗处瞳孔不等大更明显，无相对性瞳孔传入阻滞。左侧瞳孔对调节反应慢，然后缓慢扩大。双眼转动和同向运动正常。裂隙灯检查右眼正常，左眼节段性虹膜萎缩。其余检查正常。

实验室检查发现

双眼点 1/8% 的浓度匹罗卡品（毛果芸香碱）溶液 20 分钟后，左侧瞳孔缩小。

问题

描述的是什么情况？

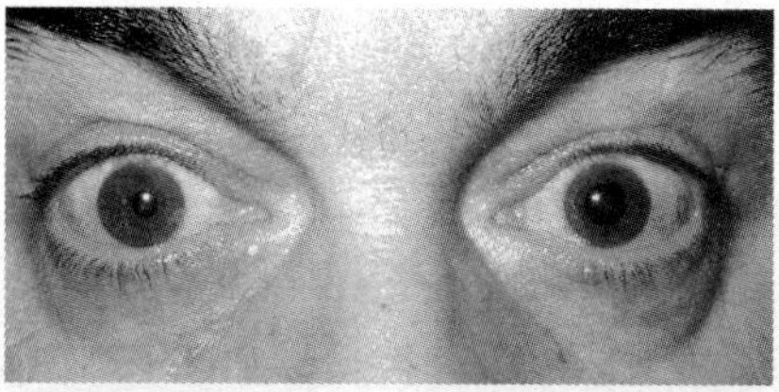

左瞳孔扩大且无对光反射的双侧瞳孔不等。

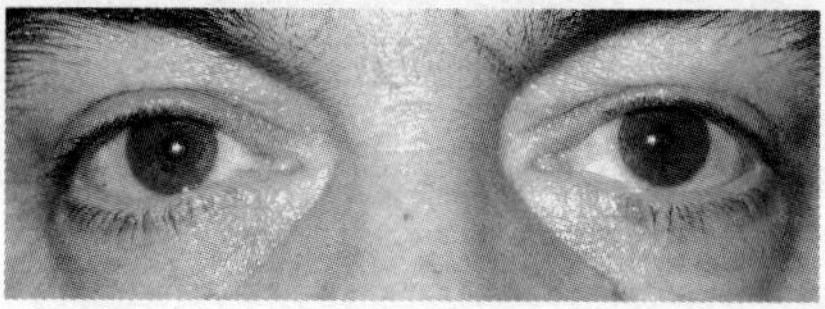

1/8% 浓度的匹罗卡品点眼后，左侧瞳孔收缩，右侧瞳孔保持不变。

诊断

Adie 痉挛瞳孔。

讨论

瞳孔收缩受副交感自主神经系统调节。传出的副交感瞳孔运动纤维与第Ⅲ对颅神经从中脑喙突发出并进入蛛网膜下腔，穿过海绵窦进入眼眶与睫状神经节形成突触，然后节后副交感神经纤维以睫状后短神经分布在瞳孔括约肌。

Adie 痉挛瞳孔是因为神经节后的副交感瞳孔运动神经破坏导致的，而且通常是特发的。睫状神经节的组织病理学检查显示神经节细胞减少。少数系统疾病伴有痉挛瞳孔，包括带状疱疹、巨细胞动脉炎、梅毒和眼眶创伤，包括手术。双侧的痉挛瞳孔可见于糖尿病、酒精中毒、变异 Guillain-Barré 综合征、家族性自主神经机能异常相关癌和淀粉样变性病。

有这种异常的患者可有调节症状或畏光，但大部分患者仅有瞳孔不等而无其他症状。Adie 痉挛瞳孔通常见于 20～50 岁患者，女性占 70%。单侧瞳孔改变占 80%，偶尔双侧瞳孔受累也可发生，但双眼常间隔数月或数年相继发病，如果双侧发病，应首先排除梅毒。

临床上，Adie 痉挛瞳孔的特征是对光反射缓慢、不完全，调节反射要好一些，但缓慢、强直。早期瞳孔扩大，但坚持长时间后缩小。裂隙灯检查显示节段性虹膜麻痹，虹膜隐窝移向功能正常括约肌。在节段性麻痹部位，虹膜隐窝变窄，痉挛瞳孔对匹罗卡品溶液敏感，这可以作为确认试验，因为匹罗卡品不会使正常的瞳孔收缩。

临 床 要 点

1. **Adie 痉挛瞳孔的临床表现非常典型，常不需做药理学试验。病例不典型的看流程图评价瞳孔不等。**
2. **调节症状通常自行消失，也可用匹罗卡品治疗。**
3. **局部应用匹罗卡品溶液可以用来治疗畏光症状。**

（高　洁译　梁仲琪校）

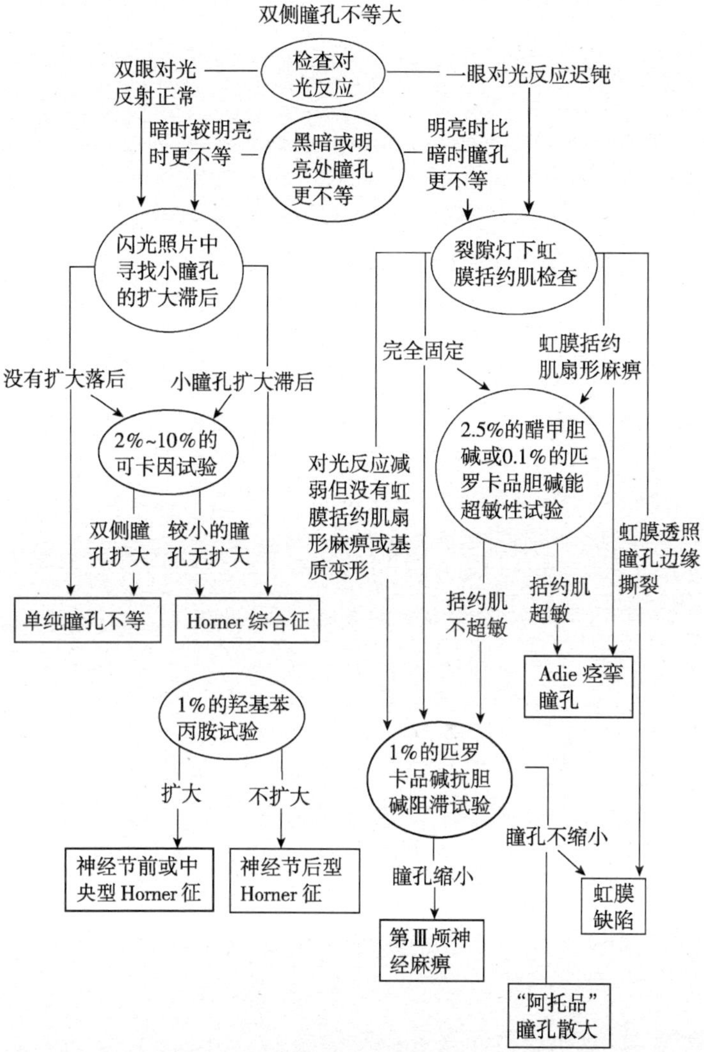

评价瞳孔不等的流程图。

From chart for evaluation of anisocoria.

From Thompson HS. Pilley SEJ: Unequal pupils. A flow chart for sorting out the anisocorias. Surv Ophthal 1976; 24:45-48.

参考文献

1. Rosenberg ML. Miotic Adie's pupils. J Clin Neuroophthalmol 1989；9：43－49.
2. Thompson HS. Segmental palsy of the iris sphincter in Adie's syndrome. Arch Ophthalmol 1978；96：1615－1620.
3. Thompson HS. Adie's syndrome. Some new observations. Trans Am Ophthamol Soc 1977；75：587－626.

病例 43　糖尿病患者视力下降

Mark Nelson

患者男性，66 岁，主诉视力下降 6 个月，无眼痛。患有 2 型糖尿病 12 年，未很好控制，注射胰岛素 10 年。还患有高血压、糖尿病视网膜病变和冠心病。

眼科检查

血压 130/85mmHg。视力右眼 20/30，左眼 20/25。眼压右眼 16mmHg，左眼 14mmHg。眼前节检查双眼轻度的皮质性白内障。眼后节检查显示双眼视盘新生血管超过视盘直径 1/3，右眼底新生血管随处可见，双眼底点片状出血，微动脉瘤，神经纤维层梗死广泛。黄斑硬性渗出，但未发现有临床意义的黄斑水肿。FA 检查显示视盘新生血管（NVD）、视网膜广泛新生血管（NVE）和典型的无灌注区。

实验室检查发现

血红蛋白 A_{1C} 为 11.2%，继发于肾病的血细胞比容为 28.4%。

问题

该患者是否符合增殖性糖尿病视网膜病变高危型的特点（HRC）？如果是，为什么？

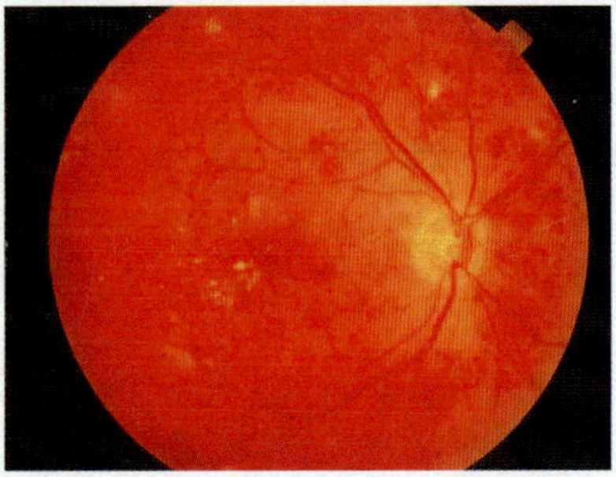

右眼眼底视盘新生血管，视网膜新生血管随处可见，点片状出血，神经纤维层梗死和硬性渗出。

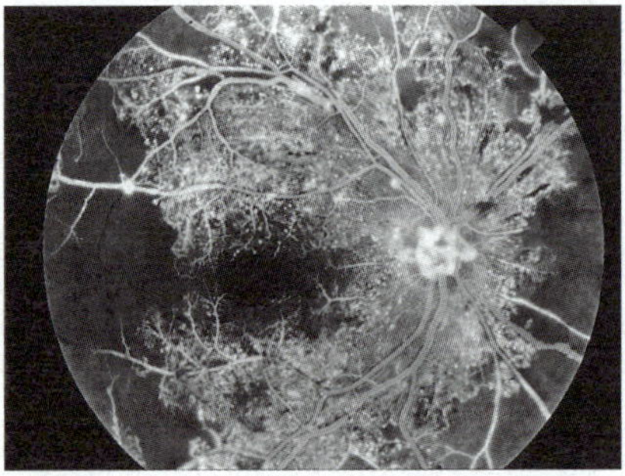

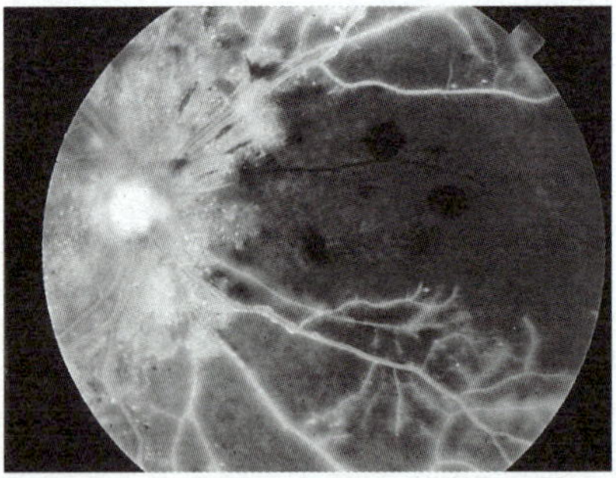

右眼 FA 显示：视盘新生血管，视网膜新生血管随处可见，严重的无灌注区。

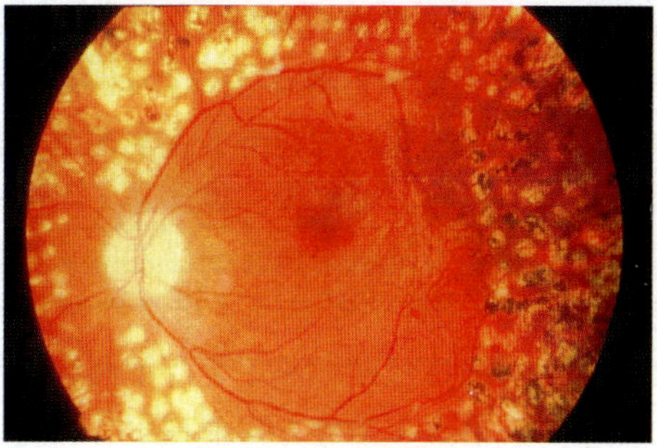

数月后全视网膜像：可见激光瘢痕且新生血管消退。

诊断

该患者符合 HRC 诊断标准，因为其 NVD 超过视盘直径 1/3，属于糖尿病视网膜病变研究组织（DRS）定义的 HRC 的三种类型之一。

讨论

这个病人患有 PDR，PDR 定义为因视网膜缺血，视网膜外的纤维血管增殖（新生血管）长入后玻璃体和玻璃体腔，是糖尿病患者视力严重下降（5/200 或更差）最常见的原因，因为能导致玻璃体积血及牵引视网膜脱离，特别是当玻璃体后脱离发生时。

PDR 一般通过发现视网膜或视神经表面新生血管生长（新生血管）或纤维组织，或者 FA 检查见荧光素渗漏入玻璃体来诊断。单纯 PDR 不能成为实施 PRP 的原因，但 DRS 鉴定三组患者经 PRP 治疗严重视力丧失率有显著下降（未治疗的 15.9%，治疗后 6.4%），这三组人群中的 HRC 患者从 PRP 中受益。

一般认为治疗 PRP 能减少血管增生生长因素的数量，也能改善氧从脉络膜的扩散。如果患者有 HRC，那么应行标准的 PRP 治疗，1200～1600 个中等强度光斑或氩激光光凝法，光斑约 500μm 大小，间隔一个半光斑治疗周边视网膜。PRP 治疗应在早期和数月后开始，大多数医生把治疗分两或三个阶段，虽然早期治疗糖尿病视网膜病变研究组织（ETDRS）认为不留任何空隙在黄斑周围，除了留 500μm 保护视神经。但许多医生激光治疗时在黄斑周围留至少一个视盘直径的间隙以减少黄斑水肿和视力下降。视网膜赤道部是无灌注最好发的部位，所以应加强治疗。大量新生血管消退发生在第3~4 周，虹膜新生血管消退大约 1 周。FA 显示大量视网膜毛细血管无灌注区，治疗可以更有选择地破坏非正常的视网膜，使更多的正常视网膜不被治疗。沿这个治疗方向使视野丢失更少，同时新生血管消退。患者要被告知随着新生血管消退，可能发生玻璃体积血，而且视力可能更差，因为黄斑水肿需要光凝，同样周边视力和夜间视力也会更差。

糖尿病视网膜病变玻璃体切割术研究组织（DRVS）研究那些玻璃体积血和视力等于或低于 20/800 的患者，发现 1 型糖尿病比 2 型糖尿病可更早从经睫状体扁平部玻璃体切割术及眼内 PRP 光凝中获益。一些研究者认为，在出现牵拉性视网膜脱离前可以观察，因为玻璃体积血可以自行吸收而避免手术。然后可实行 PRP 治疗。但是如果玻璃体慢性反复出血，已知靠近黄斑的牵拉性视网膜脱离导致的双眼视力下降不遵循该原则。

该患者因双眼至少 1/3 视盘直径的新生血管符合实行 PRP 的标准。因为无黄斑水肿存在，首先治疗下方视网膜。两周后治疗上方视网膜。如果两次治疗间发生玻璃体积血，并且出血局限并沉于下方，则首先治疗下方视网膜是有利的，上方的视网膜仍可被治疗。一个月后随访，视盘新生血管显著消退，治疗后患者的视力保持右眼 20/30，左眼 20/25。

该患者的血红蛋白 A_{1C} 明显升高，所以加强控制血糖很重要。患者的家庭医生也应被告知糖尿病眼病的严重性和控制血糖对减少糖尿病视网膜病变的重要性，而且贫血可能加重糖尿病视网膜病变。该患者同时使用促红细胞生成素治疗贫血，可能有助于视盘新生血管消退。

表 1. DRS 定义的高危糖尿病视网膜病变的特点

1. 距视盘一个视盘直径内的新生血管伴随视网膜前或玻璃体积血(NVD)
2. NVD≥1/4～1/3 视盘直径，无视网膜前或玻璃体积血
3. 任意位置新生血管≥1/2 视盘伴有视网膜前或玻璃体积血

临 床 要 点

1. **如果患者有 PDR 的高危特点并有临床意义的黄斑水肿(CSME)，因 PDR 可导致更严重的黄斑水肿，可先不实行 PRP。如果 PDR 严重，那么先尽快做黄斑水肿的局部光凝联合鼻侧 PRP，然后分多个阶段完成 PRP 治疗。**
2. **如果 PRP 治疗患者感到疼痛，试着把时间缩短 0.05 秒，能量提高 30%～40%。**
3. **一定要对患者强调：PRP 治疗的目的是保持视力，而不是提高视力。需要特别提醒患者：不治疗视力会进一步下降。**

（高　洁译　梁仲琪校）

参 考 文 献

1. Diabetic Retinopathy Vitrectomy Study Research Group. Early vitrectomy for severe proliferative diabetic retinopathy in eyes with useful vision. Results of a randomized trial. Diabetic Retinopathy Vitrectomy Study Report 3. Ophthalmology 1988；95：1307－1320.
2. D iabetic Retinopathy Vitrectomy Study Research Group. Two year course of visual acuity in severe proliferative diabetic retinopathy with conventional management. Ophthalmology 1985；92：492－502.
3. Diabetic Retinopathy Vitrectomy Study Research Group. Early vitrectomy for severe vitreous hemorrhage in diabetic retinopathy. Two -year results of a randomized trial. Diabetic Retinopathy Vitrectomy Study Report 2. Arch Ophthalmol 1985；103：1644－1654.

病例 44　逐渐视物模糊

Arman Mashayekhi 和 Carol L. Shield

患者女性，42 岁，主诉右眼视力模糊加重 6 个月。叙诉上一年右眼的屈光度由−1.25D 变为+2.0D，并且新眼镜也不能提高模糊的视力。近期无患病史，无头痛、眼痛、复视、飞蚊症及闪光史。否认用药史及家族眼病史。

眼科检查

最佳矫正视力：右眼 20/30，左眼 20/30。屈光：右眼+2.0D，左眼−1.25D。眼外观检查：双眼无上睑下垂，右眼球突出 1mm，双眼外功能正常。瞳孔检查：右侧瞳孔传入障碍+。裂隙灯检查：双眼无异常。眼底检查：右眼视盘正常，黄斑水平脉络膜皱褶。左眼底正常。

实验室检查发现

色觉：右眼红色觉较左侧弱 10%。视野检查：右眼小的旁中心暗点，左眼正常。FA 检查：右眼黄斑脉络膜皱褶强荧光，视盘无强荧光。MRI 右眼视神经眶内部分梭形增大，视神经周围钆标记增强。左眼正常。

问题

根据这些发现，最可能的诊断是什么？

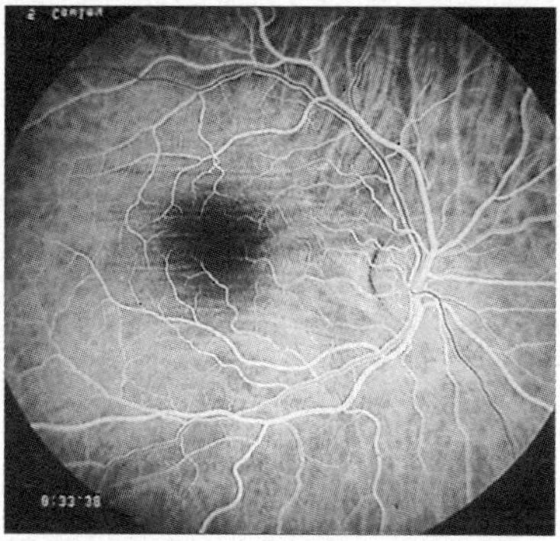

FA 显示：右眼黄斑脉络膜皱褶强荧光。

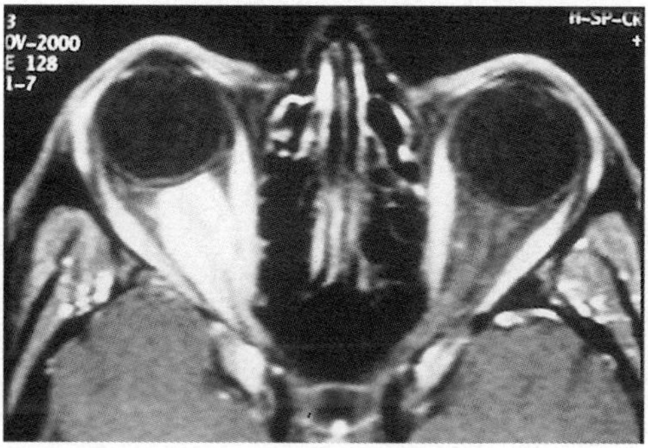

钆增强 MRI 显示：右眼眶内视神经梭形增大。

诊断

原发性视神经鞘膜瘤。

讨论

脑膜瘤是起自蛛网膜脑膜细胞的良性肿瘤。眼眶的脑膜瘤有两种类型：(1) 原发性视神经鞘膜瘤，起自眶内周围的蛛网膜或者少数起自视神经管内部分；(2) 继发性脑膜瘤，起自颅骨内并随后侵入眼眶，如蝶骨翼脑膜瘤。大多数眶内脑膜瘤是继发性的，原发性视神经鞘膜瘤数量占所有脑膜瘤的1%～2%，占眶内肿瘤的 5%，占原发性视神经肿瘤的 1/3。

原发性视神经鞘膜瘤主要见于中年妇女（如本例患者），通常为单侧，但是也存在双侧发病的病例，大多数患者为 2 型神经纤维瘤。患者常有缓慢进展的视力下降，虽然初期视力可能是 20/20。其他症状包括短暂的视物变暗、眼球突出和眼球运动功能障碍。类似于本病例，患者常显示明显的视神经病变，如相对瞳孔传入阻滞和（或）色觉下降。视野检查可显示生理盲点扩大，中心或中心盲点性暗点，或整个视野缩小。原发性视神经鞘膜瘤可导致视盘水肿和苍白，少数视盘表现正常。原发性视神经鞘膜瘤中约 1/3 的患者可见眼睫状血管吻合，这些吻合血管使静脉血从视网膜流入脉络膜循环，随着视盘肿胀开始到消退，这些吻合血管由出现到变得稀少或消失，可能变得更细，随后视神经萎缩。虽然视力下降、视神经萎缩、眼睫状血管吻合这三联征暗示视神经鞘膜瘤，但并非视神经鞘膜瘤所特有的，也可见于其他疾病，如视神经胶质瘤、蝶骨翼脑膜瘤、视网膜中央静脉阻塞和晚期青光眼。不治疗的话，典型的眼视神经鞘膜瘤缓慢持续的生长，最终可造成患眼失明。眶内和视神经管内的脑膜瘤很少扩散到颅内。

视神经鞘膜瘤的诊断是根据临床表现和影像学检查做出的，一般不需要肿瘤活组织检查。神经影像学证实视神经鞘膜瘤的诊断是通过显示一个视神经轴向断面梭形或管状增大。CT 显示 20%～50% 病例视神经周围有钙化。视神经鞘膜瘤与脑组织等密度，或 MRI 的 T1 和 T2 加权显示均匀的钆标记增强。经使用对比手段，CT 和 MRI 可显示围绕光亮的视神经中心增大的肿瘤，在轴向切面产生所谓“铁轨征”，冠状切面“双轮”（或“牛眼”）现象。

视功能良好且无明显的颅内和视神经管内扩展的患者可观察连续视野和 MRI 钆增强，表面线圈，脂肪抑制。

视神经鞘膜瘤主要的治疗方法是放疗，但这种方法适用于有视力的成人。放疗可消除视盘水肿、睫状血管吻合，提高或保存视功能。虽然成功手术切除视神经鞘膜瘤曾被报道，但结果视力很差，这种治疗方法应当仅用于失明者、放疗不适者、严重的突眼和为阻止脑膜瘤向颅内扩展。

尽管有正常的视盘表现，目前由于其人口统计因素（中年妇女）、病史（逐渐的视力模糊，屈光转变为远视）和眼科检查（红色觉下降，右侧传入瞳孔缺陷，黄斑脉络膜皱褶，旁中心暗点)，该患者被怀疑有视神经鞘膜瘤。MRI 证实原发性视神经鞘膜瘤的诊断，无视神经管内和颅内的扩散，患者未进一步治疗。4 年后除了最初的表现，患者出现复视和上斜视，右眼视力降到 20/50，右眼视野中心暗点。采取分次定向放射治疗，治疗 1 年后，复视仅在向上注视时出现，视力上升到 20/40，右眼视野改善。

临床要点

1. **病程早期，视神经鞘膜瘤患者可有 20/20 或更好的视力。**
2. **原发性视神经鞘膜瘤可伴有正常的视盘表现。**
3. **虽然视神经鞘膜瘤中 1/3 的患者存在睫状血管吻合，但睫状血管吻合更常见于视网膜中央静脉阻塞。**
4. **钆增强 MRI 伴脂肪抑制是描述视神经鞘膜瘤范围和颅内扩散范围的最敏感方法。**

(高　洁译　梁仲琪校)

参考文献

1. Dutton JJ. Optic nerve sheath meningiomas. Surv Ophthalmol 1992; 37: 167-183.
2. Shen TT, Sakai O, Curtin HD, et al. Magnetic resonance imaging of primary anterior visual pathway tumors. Int Ophthalmol Clin 2001; 41: 171-180.
3. Turbin RE, Thompson CR, Kennerdell JS, et al. A long-term visual outcome comparison in patients with optic nerve sheath meningioma managed with observation, surgery, radiotherapy, or surgery and radiotherapy. Ophthalmology 2002; 109: 890-899.

病例 45　白瞳症

Abdallah E. Shelil 和 Carol L. Sheild

患儿男性，8 个月龄，因被发现右眼白色瞳孔反光（白瞳症）而被带至眼科做检查。出生史、生后史正常。无眼红史、外伤史或瞳孔暴露史。用药史、手术史正常。也无严重眼病家族史。

眼科检查

视功能双眼能“注视并跟随移动”。右眼可见白瞳，伴 10 棱镜度内斜。麻醉下检查双眼眼压正常。双眼眼前节检查正常。眼底检查左眼正常，右眼显示一个巨大的黄白色肿块，至少为 18mm×16mm，视网膜完全脱离，有广泛的视网膜下和玻璃体种植。

诊断性发现

CBC 正常。超声检查显示巨大视网膜肿块，厚度 7.4mm，视网膜全脱离。FA 显示静脉期荧光渗漏肿块强荧光，晚期荧光染色。CT 显示病灶中心钙化。

问题

最可能的诊断是什么？应当怎样治疗？

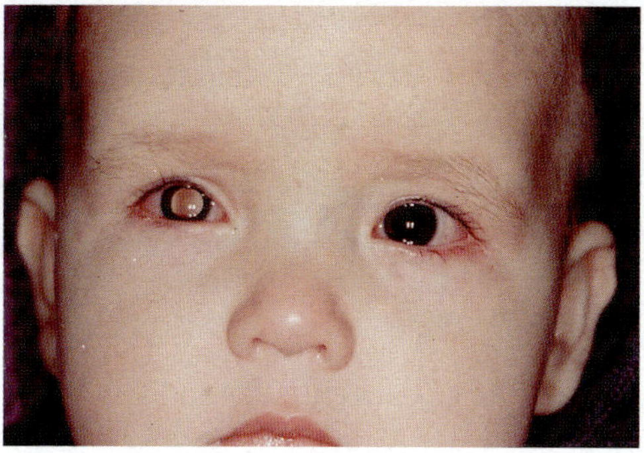

右眼白瞳，伴内斜视（左眼注视）。

诊断

单侧散发的视网膜母细胞瘤。

讨论

视网膜母细胞瘤是儿童最常见的原发性眼内肿瘤，在全球早产儿中的发生率为 1∶15 000~1∶30 000，无性别倾向。视网膜母细胞瘤有内生或外生型，内生的视网膜母细胞瘤从视网膜长入玻璃体腔。由于视网膜母细胞瘤易碎的特点，肿瘤碎片破裂并进入玻璃体种植。外生的视网膜母细胞瘤从视网膜长入视网膜下间隙，常导致视网膜脱离，并趋向于在视网膜下种植。在很多病例中视网膜母细胞瘤同时有内生和外生两种成分。

视网膜母细胞瘤最常见的表现是单眼或双眼白瞳，或称为猫眼反射。白瞳是视网膜肿块引起的白色瞳孔反射，是肿瘤或视网膜脱离导致的。多数研究报道白瞳症作为视网膜母细胞瘤的症状发生率为 60%~70%，斜视是第二常见的表现，其他异常有青光眼、假性前房积脓、虹膜红变、虹膜异色症、前房积血、玻璃体积血、痨病、视力下降和眶蜂窝织炎，这些是视网膜母细胞瘤较少见的表现。

一些儿童眼病在临床上与视网膜母细胞瘤相似，也有白瞳症或相似的眼底损害，最常见的类似视网膜母细胞瘤的是 Coats 病、永存原始玻璃体增殖症（PHPV）、星形细胞错构瘤和弓蛔虫病。

相似损害的病例中完整的病史很重要，应注意新生儿史特别是早产史、吸氧史、异常的发育史、创伤史及瞳孔暴露史。视网膜母细胞瘤的家族史很重要，要检查父母亲的眼底，可能父母的一方有未诊断的已退化的视网膜母细胞瘤，有助于确定胚层突变的存在。儿科系统体检也很重要，能排除结节硬化、先天畸形和 13 三体。

适当使用检眼镜检查、B 超、CT 和 MRI 可帮助区别视网膜母细胞瘤和其他各种假性视网膜母细胞瘤。视网膜母细胞瘤常含有钙化，可经检眼镜看到，超过 70% 的病例经超声和 CT 证实。MRI 在区别组织密度上有很大的敏感性。MRI 在区别 Coats 病、永存原始玻璃体增殖症、弓蛔虫病和视网膜母细胞瘤上比 CT 更有效。区别视网膜母细胞瘤和炎症较困难，因为肿瘤长入玻璃体易与弓蛔虫病、弓形体病、肉样瘤病的玻璃体漂浮物混淆。

一些方法已用于治疗视网膜母细胞瘤。一般来说对于进展的病例，肿瘤侵占大部分或全部视网膜，眼球摘除是最适当的治疗。对进展较小的病例，可采用化疗、温热疗法、低温疗法、激光光凝、巩膜浅层片状放疗和外部定向放疗。

目前该患者考虑是视网膜母细胞瘤，因为病史和眼底检查显示特征视网膜肿瘤且全部视网膜脱离，大量的视网膜下和玻璃体腔种植，超声波证实肿瘤中心存在钙化。根据疾病进展的特点，该患者行右眼眼球摘除治疗。

临 床 要 点

1. 视网膜下和玻璃体种植是视网膜母细胞瘤的诊断特点。

2. 超声和 CT 有助于检测视网膜母细胞瘤的钙化。

3. 眼球摘除是治疗单侧的进展的视网膜母细胞瘤最恰当的方法。

（高　洁译　梁仲琪校）

参考文献

1. Shields JA，Shields CL，Parsons HM. Differential diagnosis of retinoblastoma. Retina 1991；11：232 - 243.
2. Shields JA，Shields CL. Retinoblastoma：clinical and pathological features. In Shields JA，Shields CL（eds.）. Intraocular Tumors. A Text and Atlas，2nd ed. Philadelphia，W. B. Saunders，1992，pp. 305 - 332.
3. Shields JA，Shields CL. Retinoblastoma. In Shields JA，Shields CL（eds.）. Atlas of Intraocular Tumors. Philadelphia，Lippincott，Williams and Wilkins，1999，pp. 208 - 241.

病例 46　结膜肿块

Brian P. Marr 和 Carol L. Sheild

患儿男性，8 岁，主诉无痛的结膜眼眶肿块 3 周，局部结膜抗生素治疗无效，近期曾患“感冒”，其他健康。

体格检查和眼科检查

体温 98.8℉［℃=（℉－32）×1.8］。双眼的视力均为 20/20。外眼检查：右侧上睑下垂伴眼睑水肿。眼前节检查示右侧滤泡性结膜炎，右眼上穹窿结膜 20mm×15mm×10mm 肿块。扩瞳眼底检查双眼正常。淋巴结：单侧耳前和腋窝淋巴结肿大。皮肤：双臂多发已愈合的皮肤被家猫抓伤痕迹。

实验室检查发现

眼眶 MRI 显示右侧眶隔前巨大的边界不清的上睑肿物，结膜组织活检培养未显示生长。组织病理学切片显示结膜基质明显增厚，是长期的严重炎性肉芽肿浸润所致，其中包括组织细胞、分化良好的淋巴细胞和浆细胞。一些小的坏死灶中心散布着已经吞噬白细胞碎片的中性粒细胞和巨噬细胞。

问题

诊断是什么？与什么危及生命的疾病有相似的表现？

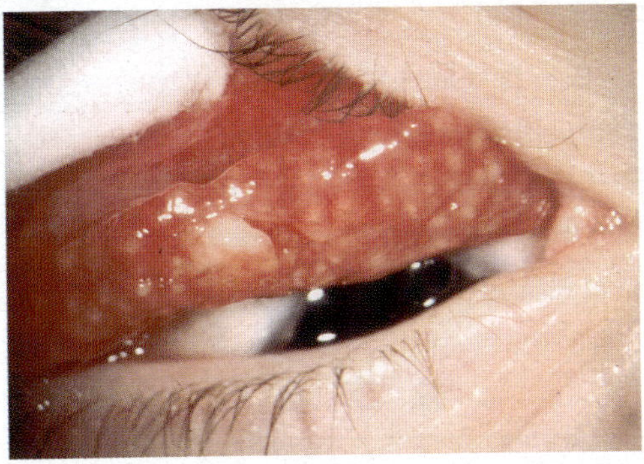

眼前节段检查显示：右眼滤泡性结膜炎及右眼上穹窿结膜肿块。

诊断

猫抓病，又叫 Parinaud 眼淋巴结综合征，是由汉塞巴尔通体感染导致。

讨论

猫抓病每年感染 24 000 美国人，其中 80% 是儿童或青少年。大多数是汉塞巴尔通体感染，10% 的病例侵犯到眼睛。猫抓病的其他眼部表现包括视神经网膜炎（2%）、小范围的葡萄膜炎、视神经炎、视网膜炎和视网膜血管炎。

猫抓病最常见的眼部表现是 Parinaud 眼淋巴结综合征，以发热、局部的淋巴结肿大和单侧滤泡性或肉芽肿性结膜炎为特征，猫抓病患者中 5% 存在眼淋巴结综合征。

猫抓病的诊断可通过组织病理学、间接免疫荧光、聚合酶链反应、酶联免疫测定、皮肤试验和组织培养证实。组织病理学上，结膜基质显示弥漫的慢性炎性肉芽肿浸润，成分有组织细胞、淋巴细胞和浆细胞，坏死区含有中性粒细胞，颗粒状物质和白细胞碎片。Warthin - Starry 银染色法显示与巴尔通体一致的芽孢杆菌聚集，特别是在血管和淋巴管周围。虽然组织革兰染色阴性，但常着色不明显，就像 Brown - Hopps 染色。

该患者最初被怀疑 Parinaud 眼淋巴结综合征，后经组织活检证实并排除了横纹肌肉瘤。眼眶的横纹肌肉瘤类似 Parinaud 眼淋巴结综合征，因为两者均有明显的穹窿结膜肿块并深入眼眶。6% 的横纹肌肉瘤患者有淋巴结转移灶，这与猫抓病中见到的典型淋巴结病相似。

猫抓病在宿主免疫功能活性上是典型的自限性感染，使用红霉素、阿奇霉素、环丙沙星或利福平 4~6 周可成功的缩短病程，该患者接受了 4 周的红霉素治疗后，症状完全消除。

临 床 要 点

1. 猫抓病各季节均可发病，最多见于深秋和冬天。
2. 该病主要通过被猫抓咬或与寄生在猫身上的跳蚤接触而传播。

（高　洁译　梁仲琪校）

参 考 文 献

1. Carithers HA. Cat - scratch disease. An overview based on a study of 1200 patients. Am J Dis Child 1985; 139: 1124 - 1133.
2. Cunningham ET, Koehler JE. Ocular bartonellosis. Am J Ophthalmol 2000; 130: 340 - 349.
3. Omerod LD, Daily JP. Ocular manifestations of cat - scratch disease. Curr Opin Ophthalmol 1999; 10: 209 - 216.
4. Conrad DA: Treatment of cat - scratch disease. Curr Opin Pediatr 2001; 13: 56 - 59.
5. Spach DH, Koehler JE. *Bartonella* - associated infections. Infect Dis Clin North Am 1998; 12: 137 - 155.
6. Shields CL, Shields JA, Honavar SG, et al. The clinical spectrum of primary ophthalmic rhabdomyosarcoma. Ophthalmology 2001; 108: 2284 - 2292.
7. Reed JB, Scales DK, Wong MT, et al. *Bartonella henselae* neuroretinitis in cat scratch disease. Ophthalmology 1998; 105: 459 - 465.

病例 47　复视

Rod Foroozan、Lawrence M. Buono 和 Peter J. Savino

老年男性患者，68 岁，主诉突然双眼复视 5 天，复视为水平性，右眼注视时加重。患有高血压和糖尿病并使用卡托普利和胰岛素。除了血糖控制不理想，近期身体很好。否认外伤史。

体格检查和眼科检查

血压 130/70mmHg。眼外检查正常。双眼视力 20/20。瞳孔反射灵敏，无相对性瞳孔传入障碍；遮盖与去遮盖试验，左眼注视时内斜视 15 棱镜度，右眼注视时内斜视 35 棱镜度，向上及向下注视时内斜 15 棱镜度，向左注视时内斜 6 棱镜度，向右注视时内斜 35 棱镜度。眼球运动和辐辏反射：右眼球运动受限。扫视和追随视觉运动：右眼企图向右注视缓慢。裂隙灯检查：双眼正常。眼底检查：双眼小动脉狭窄，分散的点片状出血，其余神经-眼的检查正常。

问题

诊断是什么？最可能导致这种功能障碍的病因是什么？你打算怎样治疗这个患者？

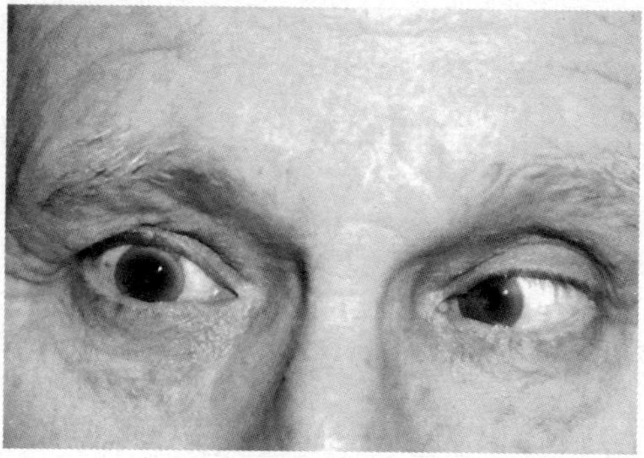

向右侧注视时右眼外展受限。

诊断

孤立的右侧第Ⅵ颅神经麻痹。血管病变是最可能导致该患者功能障碍的病因。治疗应当包括更好地控制血糖和观察颅神经麻痹的进展。

讨论

第Ⅵ对颅神经支配外直肌，使眼球外转。第Ⅵ颅神经麻痹导致部分或完全外转受限。如果眼肌麻痹是不完全的，外转受限可能不明显只显示患眼注视时小的内隐斜。第Ⅵ颅神经麻痹引起的外转受限应当与其他引起外转力下降的疾病鉴别，如重症肌无力和甲状腺眼眶病变。

仔细判断眼的运动功能对于确定诊断最重要。第一斜视角是指非麻痹眼注视目标时眼位偏斜度，第二斜视角是指麻痹眼注视时眼位偏斜度。由于肌肉麻痹失调第二斜视角大于第一斜视角。第一斜视角和第二斜视在非麻痹失调时相等，减慢的同侧水平急动患侧注视的存在高度支持肌肉麻痹。被动牵拉试验可排除外转受限的限制性因素。假性第Ⅵ对颅神经麻痹可由Duane后退综合征、近反射痉挛、Graves眼病、重症肌无力、内直肌陷夹综合征和眶内假瘤引起。

一旦第Ⅵ对颅神经麻痹的诊断确立，一个完整的神经和眼的评价应被确定，确定麻痹的发生是否是孤立的，要进一步评估是否有外伤史、肿瘤史，其他异常存在：如第Ⅲ、Ⅳ、Ⅴ、Ⅶ或Ⅷ对颅神经功能障碍；交感神经异常如 Horner 综合征(详见病例 34)，明显眼内压升高如双侧视盘水肿或显著疼痛。如果不是单纯第Ⅵ对颅神经麻痹，应进行神经影像学检查，最好做头颅钆 MRI 对比。

如果第Ⅵ对颅神经麻痹孤立发生，无外伤史，患者的年龄决定下一步治疗。所有患儿要做全面的儿科检查和脑部神经影像检查，45 岁以下的成人应做神经影像检查，45 岁以上的具有血管风险因素的不需要神经影像检查，但应检查血糖、血压及巨细胞间歇热，每隔 6 周检测 1 次直到肌肉麻痹恢复。如果出现新的异常或治疗麻痹 3~6 个月无效，应行神经影像检查。

40 岁以上的单纯的第Ⅵ对颅神经麻痹最常见原因是血管疾病（糖尿病、高血压、动脉粥样硬化）。巨细胞间歇热中，11% 有第Ⅵ对颅神经麻痹。15~40 岁患者肿瘤、肉样瘤，多发性硬化症和特发性因素不同。儿童患孤立第Ⅵ颅神经麻痹最常见原因是外伤、病毒感染后、中耳炎和脑桥神经胶质瘤，还可见于儿童预防接种后。

该患者经医生细心治疗，调整胰岛素治疗方案，6 周后复视改善，3 个月后复视完全消除。

临床要点

1. **对于非外伤引起的第Ⅵ颅神经麻痹，患者的年龄决定适当的治疗方案。**
2. **对所有第Ⅵ对颅神经麻痹的患儿要进行神经影像检查。**
3. **成人患者 3~6 个月症状无改善也要进行神经影像检查。**

（高　洁译　梁仲琪校）

参考文献

1. Savino PJ, Hilliker JK, Casell GH, et al. Chronic sixth nerve palsies: are they harbingers of serious intracranial disease? Arch Oph-

thalmol 1982；100：1442－1444.
2. Rucker CW. The causes of paralysis of the third，fourth and sixth cranial nerves. Am J Ophthalmol 1966；61：1293－1298.
3. Keane JR. Bilateral sixth nerve palsy：analysis of 125 cases. Arch Neurol 1976；33：681－683.

病例 48　下睑损害

Suzanne Freitag

老年患者女性，80 岁，白种人，主诉右下睑片状扩展性的损害 6 个月。有红斑并常结痂、出血。还主诉右眼流泪。有面部多发损害病史，并曾由皮肤科医生液氮治疗。

眼科检查

双眼最佳矫正视力 20/25。双眼瞳孔反射无相对性瞳孔传入阻滞。双眼外功能和对比法视野检查正常。眼压、裂隙灯和散瞳眼底检查双眼正常。右下睑缘有一个已形成溃疡的红斑，中心长 9mm，边界不清。毛细血管扩张显著。病变区眼睑外翻并回缩，右下泪点不能很好相对眼球，泪湖抬高。四个眼睑中等程度的睑缘炎。无耳前和颌下腺病，无面部感觉或运动障碍。

问题

最可能的诊断是什么？

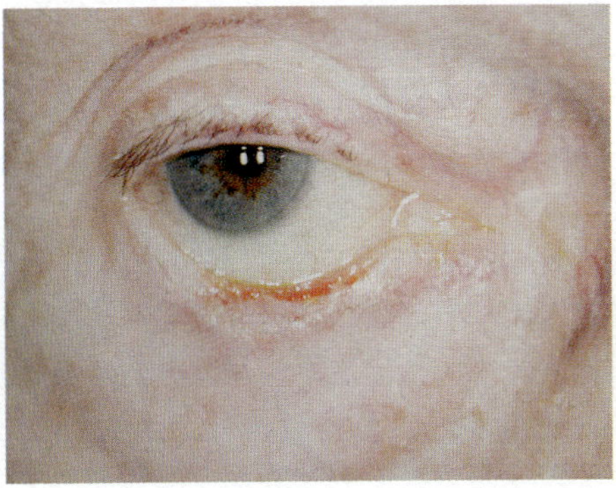

右下睑红斑已形成溃疡，伴有下睑外翻。

诊断

右下睑基底细胞癌。

讨论

基底细胞癌是最常见的眼睑恶性肿瘤，占眼睑恶性肿瘤的90%以上。不同部位的发生率由高到低依次为：下睑、内眦角、上睑，很少发生在外眦角。危险因素包括年龄增长、浅肤色、日晒、曾经射线照射和既往有基底细胞癌病史。在美国有高达1/6的人群易患皮肤癌。患者应防止皮肤日晒。

基底细胞癌可以局部损害但很少转移，当发生于内眦角时可以向深部浸润，并侵犯眼眶和泪道。大的内眦角基底细胞癌患者可从术前的眼眶影像检查确定损害的广度和深度。

基底细胞癌有三种类型，最常见的是小结状基底细胞癌，临床特征是隆起的珍珠样结节伴中心溃疡，表面毛细血管扩张。一些肿物可包含褐色色素。睫毛脱落是基底细胞癌和其他恶性皮肤病变的常见发现，这有助于区别良恶性损害。

其次是硬皮型基底细胞癌，这种类型的基底细胞癌更易扩散，这种损害类似小结状基底细胞癌，可以有溃疡、毛细血管扩张、睫毛脱落，但是常有小的清晰边界。肿瘤细胞可以扩散到临床边界之外而造成皮肤瘢痕改变，组织病理学表现为细条索状癌细胞，与小结状基底细胞癌的片状癌窠相反。很难区分边界不清的硬皮型基底细胞癌和重型睑缘炎，重型睑缘炎可伴有中度睑外翻并毛细血管扩张，睑缘红斑和角化。切开活组织检查术可明确可疑病例，并区分皮肤炎症与癌，甾体抗生素眼膏试验也有助于区别这些病变。

表浅型基底细胞癌是眼睑和面部最少见的基底细胞癌类型，这种损害表面平坦，鳞状伴有红斑。

基底细胞癌的治疗是彻底手术切除。对于大的可疑病变在实行大的切除和重建之前可先行切开活组织检查术来明确诊断，了解手术切除的边缘是否有肿瘤细胞侵犯很重要，可以由冷冻切片或永久的组织病理学诊断或Mohs显微手术控制，对有眼眶损害的患者可能需要眶内容物摘除术。

放射治疗在一些基底细胞癌的病例中也被使用，但由于某些原因不如手术切除效果理想，肿瘤边缘没有组织病理学诊断来确定肿瘤根除。放疗引起的眼周并发症包括泪道狭窄、瘢痕皮肤改变、严重的干眼症和放射性视网膜病。

基底细胞癌有几种家族综合征。Gorlin 综合征或痣样基底细胞癌综合征是一种常染色体显性疾病，特征为多发的基底细胞癌、牙源囊肿、骨骼肌异常和原发性神经外胚层瘤。着色性干皮病是常染色体隐性疾病，机体不能察觉和修复 DNA，导致成纤维细胞破坏，这些患者形成多发的皮肤癌，开始于儿童时期。

该患者经过 Mohs 切除手术，下眼睑中央留下 20mm 缺损，以 Hughes 睑结膜瓣和全厚皮片移植重建，术后取得满意结果。

临 床 要 点

1. **基底细胞癌，特别是局限性硬皮病类型，临床上易与睑炎或瘢痕皮炎混淆。**
2. **睫毛脱落有助于区别良恶性损害。**
3. **内眦角部位基底细胞癌可向深部侵犯，眼眶影像检查有助于筛选病例。**
4. **基底细胞癌的治疗应当包括边缘组织病理学治疗，即包含 Mohs 显微手术或冰冻切片组织病理学鉴定。**

（高　洁译　梁仲琪校）

参 考 文 献

1. Margo CE, Waltz K. Basal cell carcinoma of the eyelid and periocular skin. Surv Ophthalmol 1993; 38: 169 - 192.
2. Gilbert SM, Tse DT. Malignant eyelid tumors. Ophthalmol Clin North Am 1992; 5: 261 - 285

3. Doxanas MT，Green WR，Iliff CE. Factors in the successful surgical management of basal cell carcinoma of the eyelids. Am J Ophthalmol 1981；91：726 - 736.

病例 49　单眼视力下降

Mark Nelson

老年患者男性，75 岁，白种人，主诉右眼视物变形且视物模糊 2 周。无其他不适。身体其他部位健康。其母亲老年时视力很差，但原因不清。

眼科检查

血压 110/70mmHg。视力右眼 20/80，左眼 20/30。眼压 19mmHg。眼前节检查除双眼轻度晶状体核硬化外其余正常，眼后节检查显示左眼软性融合疣，右眼黄斑多发软疣并中心凹视网膜下积液。

问题

最可能的诊断是什么？下一步做什么？

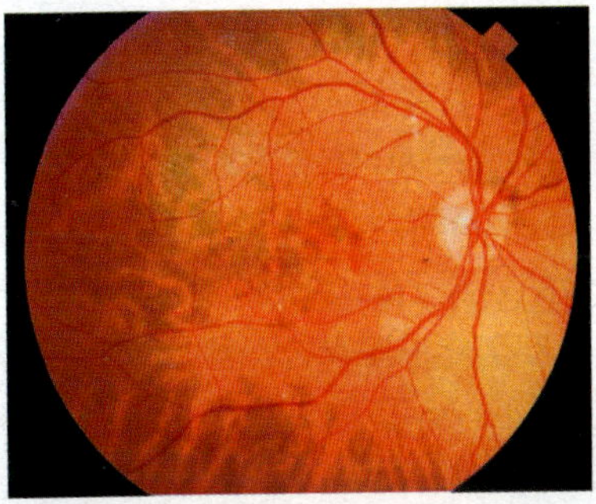

右眼眼底黄斑软疣和视网膜下积液。

诊断

新生血管性年龄相关性黄斑变性（AMD）。

讨论

新生血管性AMD在黄斑变性病例占10%，但占视力严重下降病例的85%以上。1%的人口患有湿性AMD，还被称作渗出性或新生血管性黄斑变性。疾病特点是进展的脉络膜新生血管（CNV）侵入视网膜色素上皮层（RPE）和视网膜下，最后导致RPE和其上的光感受器明显破坏。当这些发生在中心凹时，视力下降到20/200或更差并不少见。

新生血管性AMD的标志是视网膜下积液、渗出、视网膜色素上皮层异常伴出血、玻璃膜疣。CNV可表现为视网膜下浅灰绿色损害，但常常只在荧光眼底造影或吲哚青绿血管造影中才能见到。病人还可伴随AMD产生黄斑囊样水肿、浆液性和渗出性神经上皮脱离、视网膜出血。疾病发展后期，出现视网膜下纤维化，又称作盘状瘢痕。干性和新生血管性AMD中色素上皮层脱离（PED）均可发生。病人主诉快速（或突然发现）中心视力下降和（或）视物变形。脉络膜新生血管很少在双眼同时发生。

不幸的是，新生血管性AMD患者视力下降常呈进行性，而且如果新生血管性AMD患者单眼视力下降，对侧眼具有视力下降的高度风险，每年大约10%的未受累眼发生CNV。高危因素包括年龄的增长、高血压、家族史，软疣、视网膜色素上皮层团块和色素上皮层脱离。

治疗新生血管性AMD效果并不理想。大部分治疗试图破坏CNV，把损害降到最低。黄斑光凝研究组织（MPS）对氩激光治疗易辨认的CNV做了观察，发现了一些益处，特别是对中心凹外的损害。MPS描述中心凹外的损害距中心凹无血管区（FAZ）中央大于或等于200～2500μm，激光治疗可使丧失六行视力（四倍视角）的风险减少50%，然而CNV的5年复发率是50%，治疗近中心凹损害（距FAZ 1～199μm）与观察5年相比有轻微效果，但治疗可使暗点缩小。复发的风险包括治疗FAZ旁病变失败、另一眼的CNV、吸烟、黄斑疣超过20个、非生理性萎缩，如果没有高血压会好些。

下面几幅照片显示的是激光治疗好的一个病例。眼底检查可以看到中心凹外的视网膜下出血和水肿，FA检查显示边界清楚中心凹外CNV，1个月后，视网膜下出血几乎全部吸收，FA显示一个激光斑，无复发。

如果FA没有显示CNV，ICG可能会有帮助，特别是如果患者有隐蔽的CNV或PED。隐蔽的CNV不易于辨认，对于光凝反应也较差。

对于（小于两个视盘直径）中心凹下损害较小但视力很差者，治疗是值得花费精力的，但总的来说很困难，因为激光治疗使视力立刻下降，这自然使接受治疗的患者失望。

近来，FDA批准维替泊芬用于中心凹下主要（大于50%）是典型的CNV的治疗。维替泊芬是一种光敏染料，能降低血栓形成，特别是存在于CNV内，而很少破坏表面视网膜。通过治疗与未治疗的患者两年时间的对比，采取光动力学方法治疗年龄相关性黄斑变性（TAP）研究取得了一些进展，59%的治疗患者比31%的安慰剂治疗患者视力下降减少15个字母。但是大部分患者需要多次治疗（最初的2年内平均五次以上）来减少CNV的复发。

其他治疗AMD的有价值的方法包括外部放射线照射、疣光凝固法、肥胖抗血管生成因子疗法（沙利度胺，VEGF，抗增殖的类固醇）、经瞳孔温热法、中心凹下手术即视网膜切开术、黄斑转位术、光凝滋养血管。

近来，年龄相关性眼病研究组织（AREDS）显示：应用抗氧化剂，如维生素A和C、β胡萝卜素和锌，有益于一侧眼已有渗出性AMD、另一侧眼无渗出性AMD的患者。这是首次研究证明抗氧化剂疗法确实有效。相应的维生素和锌的联合在博士伦公司的名为“Preservision”中或在爱尔康公司ICAPS的食品添加物中有用。叶黄素，一种流行的眼维生素，这次研究中没有使用。β胡萝卜素不能用于当前吸烟者或有吸

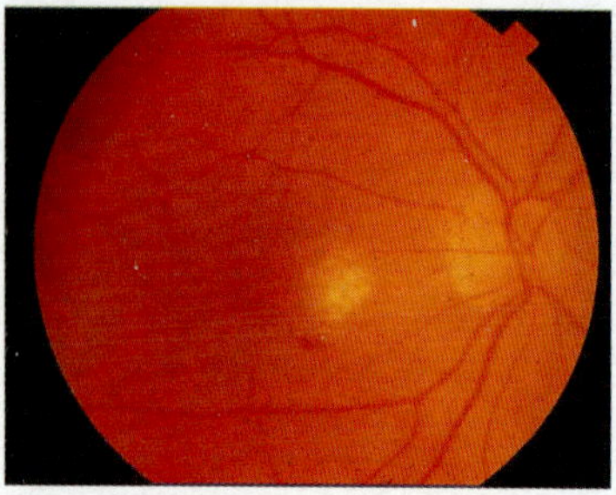

眼底像显示中心凹外的视网膜下出血及红肿。

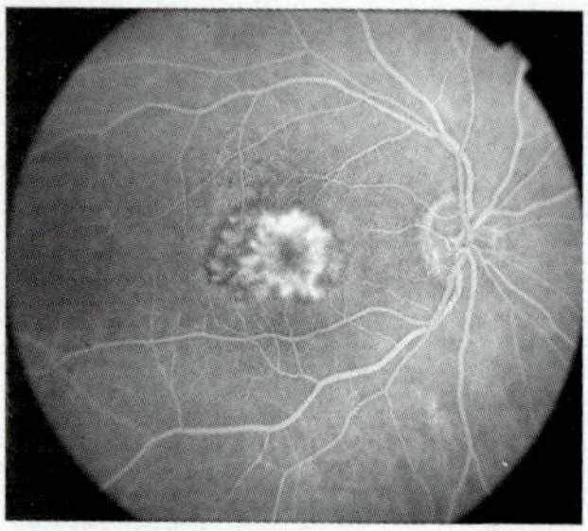

FA 显示边界清晰的中心凹外 LNV。

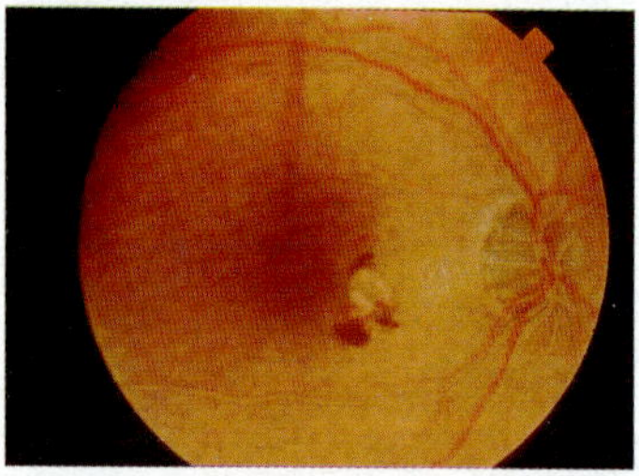

激光治疗 1 个月后，眼底检查显示视网膜下出血在吸收。

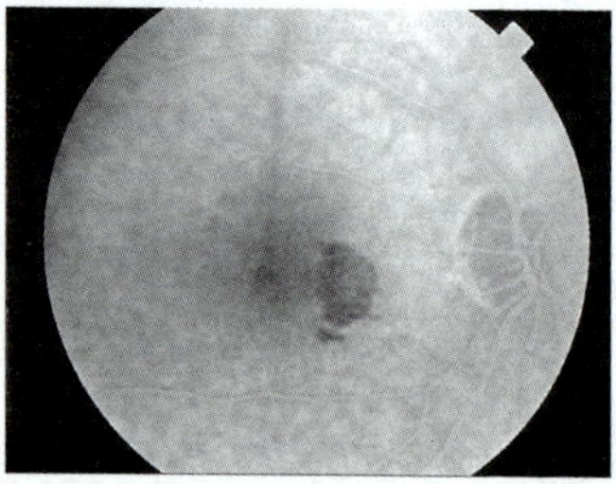

FA 显示一个激光斑，新生血管无复发。

烟史者，因为研究显示，吸烟者使用β胡萝卜素，肺癌发病率升高。

该患者被诊断为新生血管性 AMD，因为检查发现视网膜下液体联合疣及 REP 异常。行荧光眼底造影证明左眼中心凹下 CNV 为主要特征。先采用 PDT（维替泊芬）治疗 6 个月，由于持续的视网膜下液体，FA 相应渗漏，而后又接受了 3 个月的治疗。此后视网膜下液体吸收。现在视力右眼 20/100，左眼 20/30。为了减少健康眼视力下降的风险，曾与患者讨论抗氧化剂的使用。

临床要点

1. 原发的中心性浆液性脉络膜视网膜病变易与渗出性黄斑变性混淆，但前者常发生于年轻患者，无软疣，FA 有助于区分二者。
2. 原发性息肉状脉络膜血管病也易与渗出性黄斑变性混淆，ICGA 有助于区分二者。
3. 大约 1% ~2% 的维替泊芬治疗的患者可有治疗后快速明显的视力下降，50% 的患者 6 周内恢复。
4. PDT 治疗后，染色法区分渗漏有困难，如果临床检查发现可疑，光学相干性断层扫描（OCT）可帮助确定残余视网膜下液体。

（高 洁译 梁仲琪校）

参考文献

1. Age - Related Eye Disease Research Group. A randomized, placebo - controlled, clinical trial of high - dose supplementation with vitamins c and e, beta carotene, and zinc for age - related macular degeneration and vision loss. AREDS Report 8. Arch Ophthalmol 2001; 119: 1417 - 1436.
2. Bressler NM, and the Treatment of Age - Related Macular Degeneration with Photodynamic Therapy (TAP) Study Group. Photodynamic therapy of subfoveal choroidal neovascularization in age - related macular degeneration with verteporfin. Two - year results of 2 randomized clinical trials. TAP report 2. Arch Ophthalmol 2001; 119: 198 - 207.
3. Macular Photocoagulation Study Group. Argon laser photocoagulation for neovascular maculopathy: five - year results from randomized clinical trials. Arch Ophthalmol 1991; 109: 1109 - 1114.

病例 50　眼红、刺激症状及烧灼感

Tehmina Haque

患者女性，40 岁，白种人，主诉眼红、刺激症状并烧灼感加重 1 年。该患者还被发现面部发红，但她否认其他症状。

体格检查和眼科检查

外部：面部皮肤红斑和毛细血管扩张，伴少量脓疱，特别是横跨双颊和鼻的部位更明显。睑缘明显毛细血管扩张伴睑板腺堵塞。裂隙灯检查：结膜充血，中度浅层角膜浸润并发角膜小血管翳。

实验室检查发现/特殊试验

麻醉下的 Schirmer 泪试验：5 分钟湿 4mm。

问题

诊断是什么？如果该病人未接受有效治疗会出现什么并发症？什么因素会加重病情？

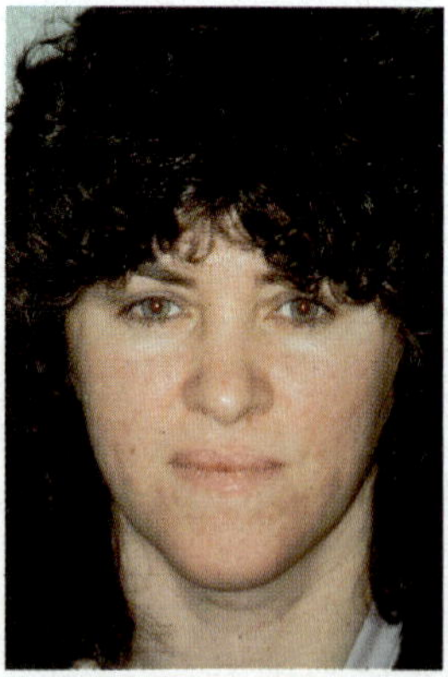

面部毛细血管扩张和脓疱。

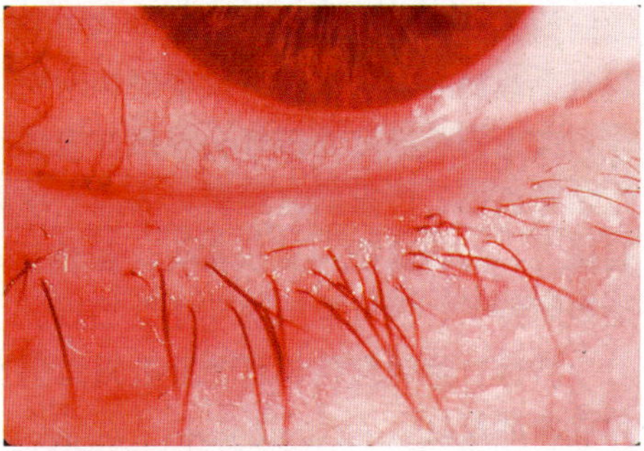

裂隙灯照相表明：睑缘毛细血管扩张及睑板腺堵塞。

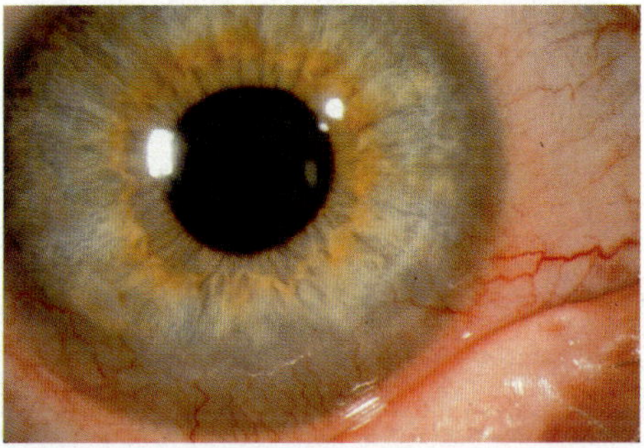

结膜充血及角膜小血管翳。

诊断和治疗

酒糟鼻性睑缘炎。最初的方法是加强睑部卫生和局部滴润滑剂。如果长期口服四环素和多西环素会改善皮肤和眼病。眼睑局部涂甲硝唑凝胶已被成功使用。如果局部使用抗生素，眼睑培养可用于指导药物选择。如果无感染因素存在，局部甾体类药物的有限使用有利于减轻炎症。

讨论

睑缘炎，或睑缘的炎症，是由多种潜在因素导致的。其中前部睑缘炎可能是由于葡萄球菌聚集或脂溢的改变，而睑板腺功能异常是引起后部睑缘炎的常见原因。

酒糟鼻是一种常见的、慢性的、未明确的异常，以反复的加剧和缓解为特征。伴有皮脂腺功能障碍，导致面部皮肤和上半身发生Ⅵ型变态反应。虽然此病更常见于白种妇女，但患有此病的男性反应更严重。累及睑缘和眼的患者会去眼科就诊，只有少数病人发现皮肤有改变时去看医生。如果未接受充分治疗，由于泪膜稳定性破坏会导致并发症出现，包括无菌或感染性角膜溃疡。严重的血管翳、表面毛细血管扩张和瘢痕都可影响视力，睑板腺囊肿复发常见。虽然肥大性（鼻部皮肤肥大）是本病特征，但可能到晚期才会出现。

酒精、辛辣食物和日晒曾被报道引发或加剧酒糟鼻症状并导致面部发红。

该患者经过口服多西环素，热敷，每日两次清洁眼睑，补充泪液，病情得到很好控制。从停止食用辛辣食物，面部潮红很少发作，偶尔当角膜翳发红时需要局部短期点甾体类药物。

临 床 要 点

1. 要除外作为慢性睑缘炎的潜在原因酒糟鼻。
2. 对这些患者必须进行规律的随访，以监测疾病活动和治疗效果，告知患者可能需要长期的治疗来控制症状。
3. 提醒患者酒精、辛辣食物和日晒可能使症状加重，所以应当避免这些诱发因素。

（高　洁译　梁仲琪校）

参 考 文 献

1. Zuber TJ. Rosacea. Prim Care; Clin Office Pract 2000; 27: 309 - 318.
2. Akpek EK, Merchant A, Pinar V., et al. Ocular rosacea: patient characteristics and follow - up. Ophthalmology 1997; 104: 1863 - 1867.
3. Knox CM, Smolin G. Rosacea. Int Ophthalmol Clin 1997; 37: 29 - 40.

病例 51　畏光、异物感和眼红

Vera O. Kowal

患者女性，16 岁，主诉一侧眼畏光、异物感、眼红 2 天。症状逐渐加重，现视力轻微模糊。既往无眼部感染史，唇周和鼻翼曾有感冒疮，但近几个月无出疹。无其他不适。

体格检查

眼外检查能明显观察到上眼睑一簇四个水疱，内含透明液体，睑缘有红斑围绕。裂隙灯检查显示中度结膜充血，滤泡反应。孟加拉玫瑰红染色可见角膜上皮单个 2mm 树枝状图案。角膜知觉轻度减退。无基质累及。前房深，清。

实验室检查发现

无。

问题

树枝状角膜炎的病因是什么？

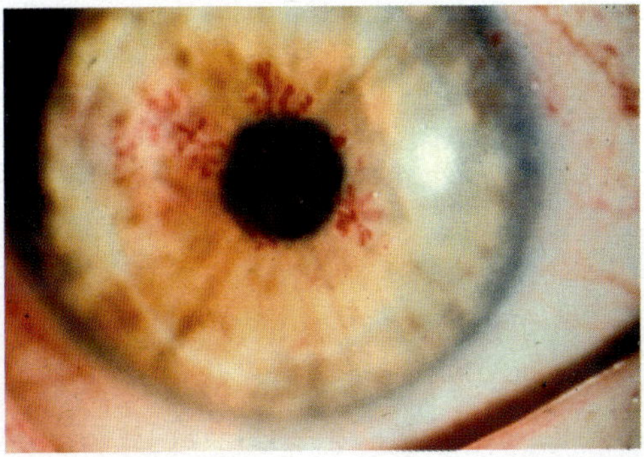

裂隙灯照相显示在孟加拉玫瑰红染色下树枝状角膜炎：典型的伴有末端膨大的细线分支样损害。

诊断

单纯性疱疹。

讨论

单纯性疱疹性树枝状角膜炎是由 1 型单纯性疱疹病毒（HSV－1）所致。全世界大约 60%～90% 的成年人有 HSV－1 感染。潜伏感染时，病毒存在于宿主体内而不会引起组织病变和免疫反应。大部分病毒只是潜伏于宿主体内，只有一小部分病人会发生树枝状角膜炎。在病毒急性感染或重新激活过程中，免疫反应非常重要，最终可导致角膜失明。在世界范围，HSV－1 是感染性角膜失明的首要病因。典型的症状包括眼红、疼痛、畏光、流泪、视力下降、皮肤疱疹和先前的发作史，通常单侧发病。HSV－1 感染被称为伟大的模仿者，因为它有时候能和其他情况相混淆。当考虑鉴别诊断时，谨记有 HSV 诊断的可能性是很有用的。

HSV 在眼部有多种表现形式。包括眼睑皮肤累及、结膜炎、角膜上皮疾病、神经营养性角膜溃疡、角膜基质疾病（如下照片所示盘状角膜炎或坏死性角膜基质炎）、内皮炎、葡萄膜炎及视网膜炎。

角膜上皮受累可表现为浅层点状角膜炎、星芒状角膜炎、树枝状角膜炎或地图状溃疡。其中典型的树突呈细线状分支状损害，其末端及分支处呈结节状膨大，相对容易辨认，能被荧光素和孟加拉玫瑰红染色。地图状溃疡是一种大变形虫样的角膜溃疡，边缘是树枝样。溃疡中部能够被荧光素很好的染色，边缘部能被孟加拉玫瑰红很好的染色。角膜瘢痕可以在上皮损害后发生。角膜知觉常常减退，这是一个很重要的诊断体征。

在临床上有角膜上皮损害的 HSV 的症状是很典型的，如果诊断有疑问，可以进行实验室检查发现，如酶联免疫吸附测定（ELISA），Giemsa 染色寻找多核巨细胞或病毒分离。

树枝状角膜炎的治疗包括局部应用三氟尿苷（曲氟尿苷），第 1 周每天 9 次，然后逐渐减少至每天 4 次直至全部消退。病灶清创术也可以考虑。任何局部类固醇的应用都应该迅速减量。疱疹性眼病研究小组（HEDS）证明，长期口服阿昔洛韦可以帮助预防眼部 HSV 疾病（上皮性角膜炎和基质性角膜炎）和口面部 HSV 疾病的复发。对于那些患基质性角膜炎的病人来说，抗病毒预防用药的作用尤为重要。因为与上皮性角膜炎复发相比，基质性角膜炎的复发导致角膜瘢痕和视力下降的可能性更大。HEDS 小组也证明了口服阿昔洛韦不能预防基质性角膜炎。在这些研究中，口服阿昔洛韦是惟一可用的抗病毒药，而其他抗病毒药（泛昔洛韦，伐昔洛韦）是否会得到相同的效果尚不明确。

该患者根据角膜上典型的 HSV 树枝状外观和眼睑上典型的疱疹可以得到诊断。她唇周和鼻翼感冒疹的病史支持该诊断。接受局部三氟尿苷滴剂治疗，每天 9 次，持续 7 天后，树枝状浸润吸收了，于 1 周后减至每天 4 次，口服阿昔洛韦预防用药治疗持续了 12 个月。

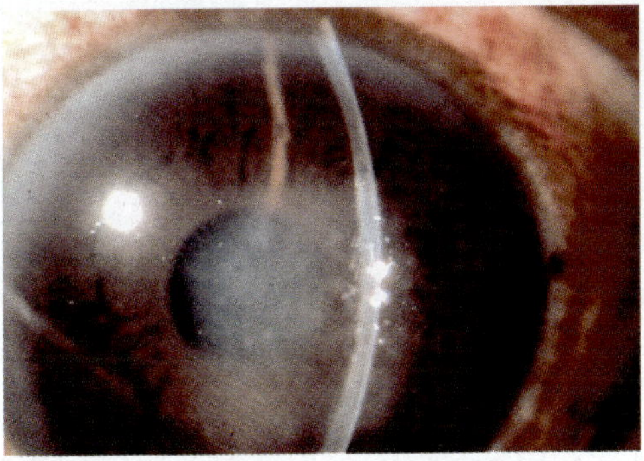

裂隙灯检查显示盘状角膜炎。

临床要点

1. 与单纯性疱疹病毒相比，其他能产生树枝状外观角膜损害的情况包括：带状疱疹病毒、复发的角膜侵蚀、棘阿米巴角膜炎及接触镜相关性角膜炎。
2. 有角膜上皮病变的单纯性疱疹是局部应用类固醇类药物的禁忌证。
3. 长期预防性口服用药阿昔洛韦能减少 **HSV** 基质性和上皮性角膜炎的复发率。

（于春红译　梁仲琪校）

参考文献

1. The Herpetic Eye Disease Study Group. Predictors of recurrent herpes simplex virus keratitis. Cornea 2001；20：123－128.
2. Carr DJ，Harle P，Gebhardt BM. The immune response to ocular herpes simplex virus type 1 infections. Exp Biol Med 2001；226：353－366.
3. The Herpetic Eye Disease Study Group. Oral acyclovir for herpes simplex virus eye disease：effect on prevention of epithelial keratitis and stromal keratitis. Arch Ophthalmol 2000；118：1030－1036.
4. The Herpetic Eye Disease Study Group. Acyclovir for the prevention of recurrent herpes simplex virus eye disease. N Engl J Med 1998；339：300－306.

病例 52　转动注视困难

Rod Foroozan、Lawrence M. Buono 和 Peter J. Savino

患者女性，35 岁，主诉有向左转眼注视困难伴视觉模糊 3 天。否认任何创伤和系统疾病。近来感觉左腿有乏力和麻木感。

眼科检查

视力 20/20。瞳孔对光反射灵敏，无相对性瞳孔传入阻滞。遮盖-去遮盖试验：第一注视位无失调。眼球转动和同向运动：右眼内转不足，左眼向左注视时眼球震颤。急动和跟踪运动：向左转注视时右眼变慢。裂隙灯检查双眼正常，检眼镜检查双眼正常。

实验室检查发现

头颅磁共振 T2 加权相显示：脑桥有一个高密度区，脑室周围白质有两个高密度的区域。

问题

何种功能失调导致了运动紊乱？这种功能失调的根本原因是什么？

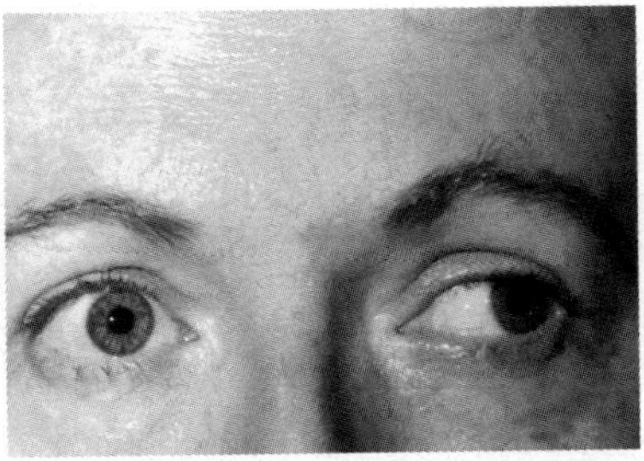

向左注视，右眼内转不足。

诊断

右眼核间性眼肌麻痹（INO）。其根本原因是脱髓鞘，很可能是多发性硬化症。

讨论

眼球的水平共同运动是由位于第Ⅵ对颅神经核的水平注视中心控制。同侧外直肌和对侧内直肌协调同侧水平共同运动，外直肌通过展神经接受第Ⅵ对颅神经核的神经支配。第Ⅵ对颅神经核由内侧纵束（MLF）经脑桥与对侧的第Ⅲ对颅神经核相连通。内侧纵束使两个神经核能产生协调的共同注视运动。

内侧纵束损害时，向对侧注视会产生同侧内转不足。常会伴随外展眼的眼球震颤。病人在第一注视位时会感到复视，向对侧注视加重，向同侧注视减轻。双侧内侧纵束同时损害时，常会产生一种大角度的外斜视，这种情况叫做 WEBINO，即双侧外斜视性核间性眼肌麻痹。

病人的年龄有助于估计 INO 的病因，在 50 岁以下的病人中，典型的 INO 是双侧的，脱髓鞘疾病是最常见的原因。在年龄稍大的病人中，典型的 INO 是单侧的，椎基底动脉供血不足相关的微血管疾病是最常见的原因。其他较少见的原因包括创伤、脑干肿瘤、感染、代谢性失调及药物中毒。

根据临床表现和神经影像，该病人最有可能是多发性硬化症。根据 CHAMPS（见病例 29 的讨论）多中心试验，该病人给予静脉注射皮质类固醇和 β－1a 干扰素治疗，6 周后复视症状消失。

临床要点

1. 50 岁以下的 INO 病人，尤其是双侧时，最常见的原因是脱髓鞘疾病。
2. INO 患者可伴随一种不对称的主要为垂直性的眼球偏斜，这与单个颅神经病变是不相符的。
3. 脱髓鞘疾病引起的 INO 病人，应当根据 CHAMPS 规定予以治疗。

（于春红译　梁仲琪校）

参考文献

1. Gonyea EF. Bilateral internuclear ophthalmoplegia. Association with occlusive cerebrovascular disease. Arch Neurol 1974；31：168-173.
2. Zee DS，Hain TC，Carl JR. Abduction nystagmus in internuclear ophthalmoplegia. Ann Neurol 1987；21：383.
3. Frohman EM，Solomon D，Zee DS. Nuclear，supranuclear and internuclear eye movement abnormalities in multiple sclerosis. Int J MS 1996；2：79-89.

病例 53　右眼剧痛

Tehmina Haque

患者 24 岁，建筑工人，4 小时前在未戴防护眼镜的情况下钻一个金属横梁时突感右眼剧痛。现在病人主诉右眼视物模糊、眼红、轻微异物感，间断流泪感。

眼科检查

视敏度：右眼手动，左眼为 20/25。眼压：右眼 12mmHg，左眼 18mmHg。外部检查正常。裂隙灯检查：右眼结膜充血（++），颞上方大片结膜下出血。角膜、前房角和晶体透明，左眼正常。检眼镜检查右眼玻璃体积血，后极部窥视不清。左眼正常。

问题

该患者应立即给予什么样的处理？在这个病例中视力永久丧失的原因是什么？应该如何告知病人预后？

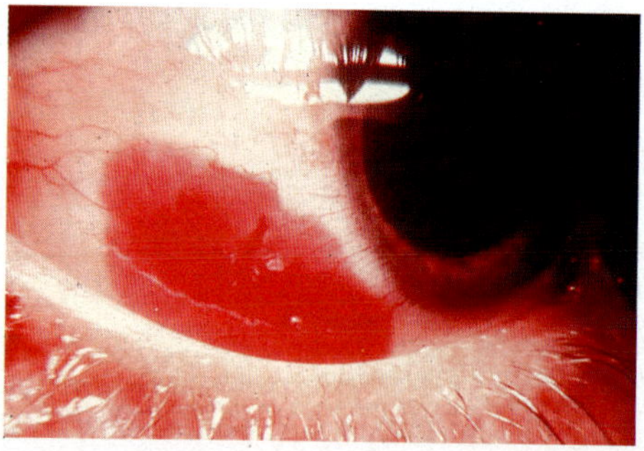

裂隙灯检查显示外上方大片结膜下出血。

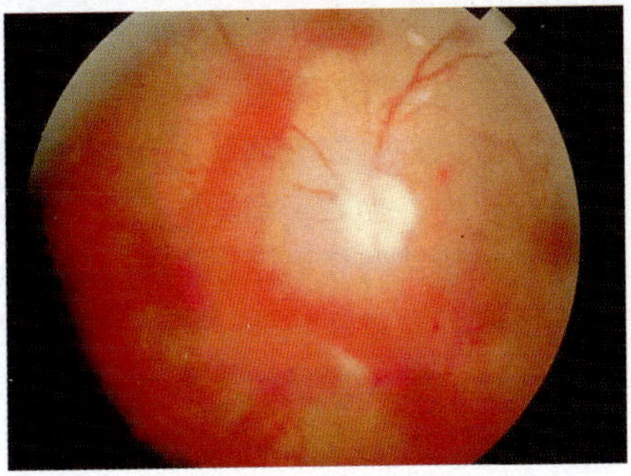

右眼后极玻璃体积血。

诊断和处理

行 CT 扫描。该病史和检查提示穿通性外伤。扫描显示眼内有金属异物（IOFB）。诊断是开放性眼球穿通伤合并球内金属异物。遮盖患眼让病人禁食同时安排外科手术，应用全身抗生素和止吐药。询问破伤风接种情况和最后进食时间。

讨论

该患者的病史和目前情况高度怀疑眼球穿通伤。结膜下出血、不对称的眼压、受累眼通常表现为低眼压及玻璃体积血都支持该诊断。特别是因为后极部窥视不清，应行 CT 扫描或 B 超检查。如果有眼球内异物的可能，MRI 检查禁忌。为了确定眼球伤口位置而对眼球进行过多操作会造成进一步损伤和眼内容物脱出，在病人到达有可操控设备的手术室之前应当避免。麻醉师应当选择能够限制 Valsalva 动作的药物。

病人应当被告知这种外伤后存在着严重的视力丧失或眼球丧失的危险。眼内容物的损伤程度（换言之，视网膜剥离，视网膜丢失）在目前还不能肯定，并且在开始时出现的轻微感染可能会加剧以至损坏眼球。

抗生素通常可以按以下方式用药：包括静脉头孢唑啉或万古霉素与头孢他定或庆大霉素。环丙沙星是一种可供选择的口服用药。

铁、铜或植物性异物要求立即去除，因为在眼内能引起严重的炎症反应。经睫状体平部玻璃体切割术，用镊子或者在有些病例中用磁铁，可去除球内金属异物。如果去除的危险比观察的危险还大，如玻璃等无活性的异物可以留于球内。如果因为某些原因，小的金属异物留于眼球内，病人需要随访数年并进行连续的视网膜电图监测其视网膜毒性。

该患者经过睫状体平部玻璃体切割术去除异物后，发展为继发性白内障。外伤后 8 个月，行人工晶状体植入，视力达到了 20/40，遗留轻微的视网膜变性皱褶。

临 床 要 点

1. 对于任何可能有被喷射物体崩伤的眼部创伤病史的病人，如果不能对患眼进行完整的检查，也都应该做影像检查，即使检查时眼球穿通伤不是那么清晰可见。每个有开放性眼球伤口的病人都应该做影像检查，以排除眼球内异物或眶内异物。
2. 开放性眼球创伤的病人需要经常检查以排除感染，特别是在 48 小时内。
3. 当创伤涉及喷射性异物时，需要排除另一只眼是否受累。
4. 尽量查明可能存留于眼内的异物类型，如果可能，可从其来源分析。

（于春红译　梁仲琪校）

参 考 文 献

1. Chiquet C, Zech JC, Gain P, et al. Visual outcome and prognostic factors after magnetic extraction of posterior segment foreign bodies in 40 cases. BJO 1998; 82: 801 - 806.
2. Duch - Samper AM, Chaques - Alepuz V, Menezo JL, et al. Endophthalmitis following open - globe injuries. Curr Opin Ophthamol 1998; 9: 59 - 65.
3. Lam DS, Tham CC, Kwok AK, et al. Combined phacoemulsifica-

tion, pars plana vitrectomy removal of intraocular foreign body (IOFB) and primary intraocular lens implantation for patients with IOFB and traumatic cataract. Eye, 1998; 12 (Pt 3a): 395 - 398.

病例 54　眼睛溢泪

Ekaterini C. Karataza 和 Janice A. Gault

一位母亲主诉其 14 个月龄大的患儿眼睛大量溢泪。

眼科检查

双眼可固视和跟随。右眼泪小点附近的眼睑轻微结痂。眼泪不时地流到患儿脸上。其他方面，双眼无异常，眼睑位置正常。角膜透明，视神经正常。

问题

诊断是什么？

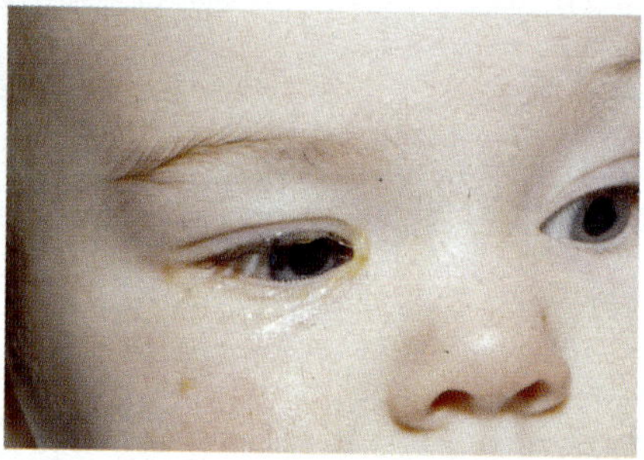

诊断

先天性鼻泪管阻塞（CNLDO）。

讨论

鼻泪管阻塞是幼儿最常见的泪系疾病。据报道，溢泪在 1 岁内的幼儿发生率为 5%。鼻泪管性的泪道狭窄被认为是泪器系统在延续的上皮组织和鼻黏膜之间形成粘连、使组织未发育成管道的结果。梗阻区可以发生在管的任何部位，然而最常见的部位是在下鼻甲下方鼻黏膜入口（Hasner 瓣）。

梗阻可发生于单眼或双眼，但更为常见的是单眼。鼻泪管阻塞的症状和体征可以在出生时就出现，但通常在几周后泪液分泌增多时更明显。从泪囊内向泪小点反流由杯状细胞产生的黏液物质，是幼儿睡觉后睫毛和眼睑被粘在一起的原因。睫毛上的脓痂通常很明显。那些可增加鼻腔充血的情况，如病毒性上呼吸道感染，可以加重鼻泪管阻塞的症状。

根据病史和体征进行临床诊断，无下睑睑缘炎和结膜充血也可以提示诊断。轻压泪囊通常能使水分和黏液物质经过泪小点反流。荧光素染色消失试验可以明确诊断，用钴蓝光观察 10 分钟后染料仍然存留于结膜囊表明鼻泪管阻塞。如果在内眦角下方触诊泪囊扪及略带蓝色的无痛性囊性包块，其原因可能是泪囊黏液囊腔。

多项研究表明，保守疗法包括泪囊部指法按摩和局部抗生素软膏可以使大部分病例的症状和体征消退。对鼻泪管阻塞开始探通的时间尚无一致意见。尽管超过 90% 的类似患儿到 1 岁时这种状况会自然消退，一些眼科专家还是继续坚持早期探通。这些“早期探通”的主张者们认为，长时间的溢泪使孩子和家长都感到烦恼，延迟探通可以增加泪道系统的感染和伴随的瘢痕化的危险，随之也降低探通的成功率。现在普遍认同的是，当 18 个月龄时，自然消退无可能时，就是探通的指征。当两次探通失败后，应该在全身麻醉下实行鼻泪管系硅胶插管术。一种新的方法是用一种特殊的装置行泪管扩张术。那些用上述方法症状仍得不到解决的孩子可以在 5～6 岁时行鼻腔泪囊吻合术。

该患儿鼻泪管阻塞 1 年余，未经过任何治疗。患儿母亲被告知可试用指法按摩术。当 16 个月龄时，梗阻仍然存在，于是患儿在全身麻醉下接受了探通术，溢泪症状得到解决。

临床要点

1. 排除其他原因的流泪，如先天性青光眼、倒睫、睑内异物和角膜破损。

2. 因为这些泪囊炎病例中可能发生瘘管，需要应用全身抗生素。

3. 到 1 岁时，约 90%～95% 的病例不用探通治疗，症状也可以自然消退。要与全身麻醉比较，评估这些病人泪道探通的风险和好处。

（于春红译　梁仲琪校）

参考文献

1. Nelson LB，Calhoun JK，Meduke H. Medical management of congenital nasolacrimal duct obstructions. Pediatrics 1985；76：172.
2. Robb RM. Congenital nasolacrimal duct obstruction. Ophthalmol Clin North Am 2001；14：443 - 446.
3. Chiesi C，Guerra R，Longanesi L，et al. Congenital nasolacrimal duct obstruction：therapeutic management. J Pediatr Ophthamol Strabismus，1999；36：326 - 330.

病例 55　视力低下

Ekaterini C. Karatza 和 Janice A. Gault

患儿 5 岁，视力筛查检查中发现视力低下。

眼科检查

视力：右眼 20/200，左眼 20/25。睫状肌麻痹屈光检查：右眼+3.00D+2.00D×90，左眼+1.00 度。右眼屈光矫正后视力不提高。眼球运动正常。患者视远和视近眼球均正位，其余检查正常。

问题

诊断是什么？

诊断

屈光参差性弱视。

讨论

弱视是一种常见的公共健康问题，是儿童单眼视力障碍最常见的原因，患病率为 2%～4%。定义是最佳矫正视力下降，双眼相差至少两行，且无器质性病变。

动物实验研究表明，弱视与外侧膝状体核和视皮层的解剖学改变相关。视力下降是由形觉剥夺和（或）不正常的双眼相互作用导致的，称为抑制。形觉剥夺的产生是由正常清晰的形觉物像因为视轴障碍或不对称的屈光不正未矫正而失真导致的。抑制是一种视皮层现象，大脑选择性地忽略患眼的视觉信号输入。最终缺乏视皮层刺激导致视力丧失。

弱视发生一般是由于存在不成熟的视觉系统和一或多种产生弱视的危险因素。从出生到大约 9 岁，视觉途径持续发育。弱视的潜力持续到大约 9 岁，直到视路的可塑性终止。最脆弱的时期是从出生到 2 岁，特别是生后的前 3 个月。弱视的严重程度和患者的年龄及弱视的发病条件有关。总的来说，发病年龄越早，视力丧失越严重。同样视轴障碍更易引起弱视，导致比屈光参差或斜视更严重的视力丧失。

弱视一般按伴随条件分类。弱视的四种类型按病理生理机制严重程度排列（表 1）。形觉剥夺性弱视（失用性弱视）是最严重的类型。从眼病理学来讲是由于干扰了固视反射发育的结果，如眼睑血管瘤引起的严重的单侧上睑下垂、先天性高密度角膜浑浊或白内障。视力损害通常由图像失真导致并且严重（视力低于 20/400）。先天性屈光间质浑浊患儿如果发病因素和弱视得到及时适当的治疗，会有机会获得有用的视力。如果推迟自出生即存在的高密度屈光间质浑浊的手术治疗，单侧患病 6 周后手术，双侧患病 3 个月后手术，将大大减少获得良好视力的机会，并增加减弱双眼单视、斜视发生和双眼患病引起的感觉剥夺性眼球震颤的风险。

表 1. 弱视的类型和机制

类型	异常双眼干扰	视觉图像失真
形觉剥夺性		
单侧	+	+
双侧	−	+
屈光性		
屈光不正	−	+
屈光参差	+	+
斜视性	+	−

屈光参差性弱视是由于双眼屈光不同未经矫正导致的，这使双眼视觉系统存在图像失真，异常双眼作用继发弱视的风险。弱视的患病率和严重程度随双眼屈光参差的加大而升高。如果双眼屈光参差远视大于 1.5D，散光大于 1.5D，近视大于 3.0D，可能导致屈光参差性弱视，视力损害程度常比形觉剥夺性弱视小，并且易于治疗。

另一种屈光性弱视是屈光不正性弱视，常伴有双眼高度未经矫正的屈光不正，如双眼超过 4.5D 的远视，超过 2.5D 的散光。由于是双侧，弱视只是由双眼图像失真导致的。这种弱视是所有弱视类型中最轻的，常可单纯配戴眼镜矫正。

斜视性弱视是临床检查中最常见的弱视类型，常见于内隐斜而不是外隐斜，晚期呈间歇性。

眼科医生的主要职责是尽早发现弱视，以便有效治疗。对于婴幼儿和不能用语言表达的儿童，精确的视力估计确实是临床挑战。现在仅限于通过眼的注视和跟随运动进行性质估计。双眼注视试验是一种间接的定性估计，可以比较哪只眼是优先注视眼。用这种方法，检查者可以确定双眼视力是否相同。诱发斜视试验是一种双眼的注视试验，把 12～16 棱镜度的垂直棱镜放置在一侧眼前，无斜视的儿童可做这个注视试验。优先观看试验可以观察到幼儿如果有选择，宁愿看刺激图像而不去看同样的灰色靶子。光栅锐度试验在诊断弱视方面的作用还未被证实。各种视力表字型（图片，标记，snellen 视力表）视力检查是目前有表述能力的儿童最主要的视力检查程序。当有弱视存在时，视力检查中单个字母检查比成排或成组排列的字母检查视力常有明显提高，这是异常外形相互作用的结果。根据这种“拥挤”现象，视力表字型应当成行或组排列。如果使用单个的视力表字型，当有拥挤的线条存在时，这种视力检查更可靠。根据孩子的能力选择使用视力表字型。Allen 图片对于年龄小的儿童最合适。对于年龄在 5～6 岁的儿童，HOTV 表通常是可靠的。虽然视力下降是弱视的主要特征，但弱视还伴有注视、瞳孔、暗适应和调节异常。

当前弱视治疗坚持两个基本策略。第一个是优化弱视眼的视网膜图像，这通过提供清晰的视轴和矫正屈光不正来实现。第二种方法是加强视皮层的神经刺激，对于大多数病例，通过戴眼罩、阿托品点眼、戴模糊镜片以减少非弱视眼的刺激来实现。

屈光不正是一个主要的弱视因素。弱视屈光不正的程度随患者的年龄、屈光不正的类型而有所不同。不同年龄儿童戴眼镜矫正屈光不正以防止弱视发生的屈光不正的域值在表 2 中给出。一旦弱视形成，矫正根本的屈光不正是有益的。双眼高度屈光不正引起的屈光不正性弱视通过矫正大部分屈光不正来治疗。有弱视和屈光参差的患者应当通过眼镜或接触镜平衡双眼屈光参差。如果眼位是正常的，单纯的视觉矫正可以恢复视力。如果斜视存在，除戴镜外还要增加遮盖或散焦来达到治疗目的。

表 2. 有潜在弱视可能的屈光不正

屈光不正	屈光度
屈光不正	
散光	>2.5
远视	>4.5
屈光参差	
散光	>1.5
远视	>1.5
近视	>3

弱视的主要治疗方法是遮盖视力较好的眼。最常用的遮盖技术是一个不透光的粘于皮肤的眼罩（照片见下页）。其他遮盖方法包括：不透光隐形眼镜，遮盖物套在镜片上，透明度分级的滤光片（Bangerter）。全时遮盖（FTP）或完全醒时遮盖保证最大的治疗效果，最快恢复。占睡醒时间 75%～90% 的长时间遮盖是有效的而且许多医生愿意采用，因为可以减少诱发遮盖性弱视，即最初的好眼发生弱视。但是这也表明患者双眼可发展为同等的视力。弱视患者的遮盖疗法，眼罩遮盖检查的间隔时间要看患者的年龄和弱视的严重程度。传统的 FTP 是最大量的遮盖，检查间隔时间根据患者的年龄，每岁 1 周，刚开始的间隔时间不超过 4 周，与年龄无关。这个规则对于 1 岁以下的儿童特别重要，因其最易患遮盖性弱视。弱视最大限度的治疗要持续到达到良好视力或有社会问题出现。对于不能语言表达的儿童双眼注视反应相等，年龄大的儿童双眼视力相等即可判定。或者发现经过两、三个周期的遮盖和治疗视力无明显进展。是否停止遮盖要根据患儿的年龄和弱视眼的视力，如果遮盖中止，患者年龄越小，弱视越容易复发。遮盖可以完全停止的年龄有多种观点，但 9 岁以后很少有继续遮盖者。如果未认识到对于器质性病变所致的视力不佳会导致不必要和不成功的治疗。为了避免这种并发症，诊断弱视前仔细检查判定视网膜和视神经非常重要，治疗中如果视力不提高还要重复检查。因为弱视治疗可以导致遮盖性弱视，所以一些医生避免 FTP，特别是对于 1 岁以下的儿童。眼罩的皮肤刺激也会干扰遮盖疗法。在这些病例中，一种皮肤防护层像安息香酊可被用在接触的皮肤部位，干后使用眼罩。

光学或药物散焦，也涉及压抑疗法，最常使用于轻中度弱视、远视性屈光不正、遮盖疗法效果差者。光学散焦是在优势眼前加 3～5 屈光度远视达到屈光不正。药物散焦是通过使用睫状肌麻痹剂来实现。最常用的方法是在优势眼每隔 1～3 天点一滴 0.5%～1% 的阿托品。对于远视患者，通过优势眼屈光矫正不足来增强散焦效果。药物散焦需要认真指导和使用睫状肌麻痹剂。

对于视轴障碍者可能需要手术以得到清晰的视网膜图像。最普遍的方案是对先天性的或儿童早期的单侧或双侧白内障患者在遮盖治疗前摘除白内障，适当的病例早期手术联合遮盖治疗可以取得很好的视力。手术也适用于斜视性弱视，弱视治疗成功后，手术矫正眼位促进融合可以帮助保持原弱视眼的视力。

如果能及时确认并采取适当的方法，弱视是可治疗的。影响治疗结果最重要的因素是弱视的类型、发病年龄、从开始发病到开始治疗的时间。其他影响视力恢复的参数包括用过的治疗方法、治疗强度和治疗的顺应性。研究资料表明目前可用的治疗弱视效果最好的方法是 FTP。

该患者有屈光参差性弱视，其右眼+2.00D+2.00×90，左眼平光。经过 4 周单纯戴镜试验视力不提高，然后开始全天眼罩遮盖左眼并戴镜。经过 4 周试验，右眼视力提高到 20/70，经过几个周期的遮盖，最后视力提高到 20/25，此后视力不再提高。虽然处方要求全时遮盖，但其父母开始为部分遮盖，视力保持不变。如果需要遮盖和戴镜，将持续到 9 岁。根据记录，患儿父亲右眼有屈光不正性弱视，其妹妹左眼患有此病。

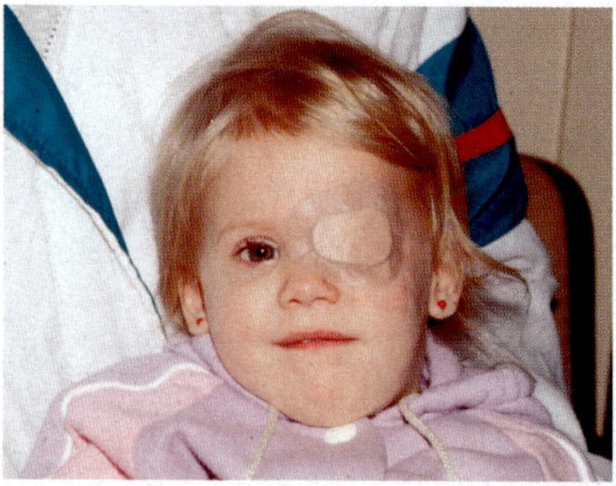

一个儿童戴不透光的粘于皮肤的眼罩遮盖视力较好的眼。

临 床 要 点

1. 弱视的诊断标准包括
   a. 自幼儿期视力不良，双眼相差两行以上，不能屈光矫正提高视力，并且视力下降眼没有结构和器质性损害存在。
   b. 在视力发育未成熟期，一种或多种弱视形成条件影响弱视眼。
2. 弱视的预后取决于弱视的类型。在单眼的形觉剥夺性弱视，取得好的视力是可能的，但获得双眼视力很困难。双眼形觉剥夺性弱视如果早期治疗，可以获得好的视力。位于斜视性弱视之后，屈光不正性弱视也可获得很好的视力。在这三种类型中，屈光参差性弱视的预后最差。
3. 如果患者有抵抗性弱视，应重新检查病史、屈光度，重检查视神经和中心凹。检查视盘排除视神经萎缩，考虑治疗方法的顺应性，考虑尝试不同的遮盖方法，如阿托品点眼。如果患者确实没有反应，停止弱视治疗前考虑双重遮盖（每岁遮盖 2 周）。如果遮盖导致感情问题或两三次成功遮盖后无进一步反应，则停止弱视治疗。
4. 此病遗传，父母应被告知尽早检查其他年幼的孩子。

（高　洁译　梁仲琪校）

参 考 文 献

1. Kushner BJ. Atropine vs. patching for treatment of amblyopia in children. JAMA 2000；287：2145－2146.
2. Holmes JM，Beck RW，Repka MX. Amblyopia：current clinical studies. Ophthalmol Clin North Am 2001；14：393－398.

病例 56　突然视力丧失

Rod Foroozan、Lawrence M. Buono 和 Peter J. Savino

患者女性，72 岁，主诉今晨突然视力下降，近期头痛并且咀嚼食物时颌部疼痛，过去的 3 个月里体重下降了 15 磅。否认以前任何药物反应，未使用任何药物。

眼科检查

视力：右眼手动，左眼 20/30。瞳孔：等大，右眼迟钝，左眼灵敏。右眼相对性瞳孔传入阻滞。色觉：右眼无，左眼正常。双侧眼球同向运动与共轭旋转正常。自动静态视野检查：右眼普遍降低，左眼正常。裂隙灯检查显示双眼晶状体核轻度硬化。眼底检查：右眼视盘水肿苍白，左眼正常。双侧颞动脉压痛，右侧无搏动，左侧可触及搏动。

实验室检查发现

血沉 120mm/h；血红蛋白 11.5g/dl；血小板 $410 \times 10^3/mm^3$；C 反应蛋白 6.8μg/dl。

问题

什么疾病是导致患者视力丧失最可能的原因？应当怎样治疗？怎样证明你的诊断？

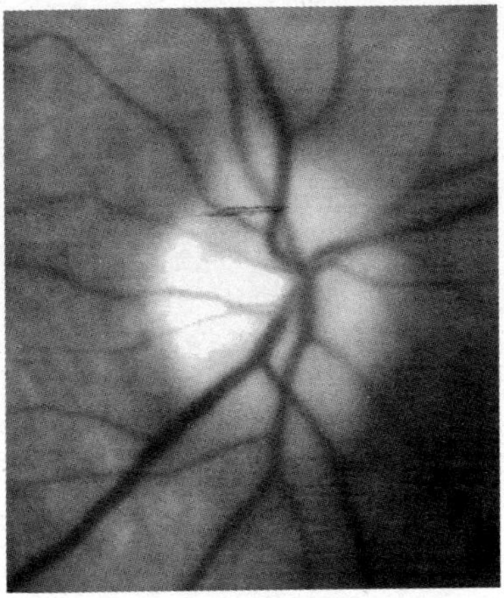

右眼视盘水肿。

诊断

巨细胞动脉炎（GCA）导致的前部缺血性视神经病变（AION）。应当立即静点皮质类固醇。应当行颞动脉活检术证实（TAB）。

讨论

GCA 是累及大、中动脉的系统性脉管炎。几乎全部发生于 55 岁以上的老人，女性发病是男性的 2 倍。患者可存在各种症状包括头痛、头皮压痛、颌跛行、发热、体重下降和视力下降。永久的视力丧失前可有黑矇。患者可有风湿性多发性肌痛导致邻近部位肌痛和关节痛。

GCA 的视力丧失最常由睫状后动脉阻塞所致的 AION 引起。突然发生无痛性的视力丧失，虽然可几天内逐渐降低。视力改变多样从 20/20 到无光感。典型的视野改变包括弓形、阶梯形和中心暗区。眼底检查常显示苍白视盘水肿。颞浅动脉搏动可触及不到。血沉、血小板计数和 C 反应蛋白常升高，也可以正常。

GCA 是眼科急症。GCA 的诊断根据临床表现，血清学检查仅为辅助诊断。如果怀疑为 GCA，静脉大剂量皮质类固醇疗法应当立即使用，而且应行 TAB 证实诊断。不要因 TAB 检查而延迟皮质类固醇疗法。皮质类固醇治疗开始后，活检阳性还会持续至少两周。皮质类固醇治疗的准确剂量尚不清楚。阳性活检表明内弹性膜伴或不伴巨细胞炎症。节段性的损害会给出假阴性结果，所以要采取大的标本而且可能需要双侧的。

GCA 的治疗目标首先是防止对侧眼视力下降，如果不治疗，对侧眼常会受到影响和发病。如果不治疗，75% 的病例会双眼发病。少数病例治疗后发病眼视力提高。若不治疗对侧眼可几天内受到累及。

如果 GCA 的颞动脉活检阳性，那么需要长期口服皮质类固醇，常为 6 个月到 1 年，剂量的减少根据血沉的变化和患者的症状。

必需确定缺血性视盘病变是动脉炎性的还是非动脉炎性的，因为治疗和预后完全不同。非动脉炎性缺血性视盘病变（NAION）不伴有巨细胞动脉炎，患者常年龄较轻而较好视力。同时患者常有高血压、动脉粥样硬化性心血管疾病、糖尿病，35% 是双侧的。这是最常见的引起伪 Foster - Kennedy 综合征的原因，患者单侧视盘隆起，对侧视神经萎缩。可能于白内障摘除术后发生，也可能在外伤或手术的急性出血和高血压后发生。

该患者开始静脉注射泼尼松龙，每 6 小时 250mg，颞动脉活检阳性，静脉注射皮质类固醇 12 次后，开始口服皮质类固醇，剂量是 1mg/（kg·d）。经过 1 周的治疗，患者左眼视力未提高，右眼视力保持不变。3 个月后，双眼视力保持不变，血沉下降到 12mm/h。

临 床 要 点

1. 所有年龄大的患者突然视力下降要考虑 GCA。
2. GCA 的皮质类固醇治疗不要因 TAB 检查而推迟。
3. 组织病理学上，皮质类固醇治疗开始后，颞动脉仍会持续 GCA 阳性至少 2 周。

（高　洁译　梁仲琪校）

参 考 文 献

1. Hayreh SS, Podhajsky PA, Zimmerman B. Ocular manifestations of giant cell arteritis. Am J Ophthalmol 1998; 125: 509－520.
2. Hayreh SS, Podhajsky PA, Raman R, et al. Giant cell arteritis: validity and reliability of various diagnostic criteria. Am J Ophthalmol 1997; 123: 285－296.
3. Keltner JL. Giant cell arteritis. Signs and symptoms. Ophthalmology 1982; 89: 1101－1110.

病例 57　晶体前囊表面片状物

Janice A. Gault

患者男性，72 岁，白种人，主诉双眼晶状体前囊表面有片状物。患者否认有疼痛及视力障碍。他的家庭来自斯堪的纳维亚（半岛）。既往无红外线照射史。

眼科检查

最佳矫正视力右眼 20/40，左眼 20/60。瞳孔药物性缩小。眼压右眼 25mmHg，左眼 23mmHg。裂隙灯检查显示双眼中度核硬化，并有白色片状物位于瞳孔边缘。前房角镜检查显示宽角，无虹膜周边前粘连，可见色素小梁网和 Sampaolesi 线。扩瞳检查可见双眼晶状体前囊片状物。眼底检查双眼轻度视神经凹陷。视野检查双眼鼻侧阶梯。

问题

诊断是什么？

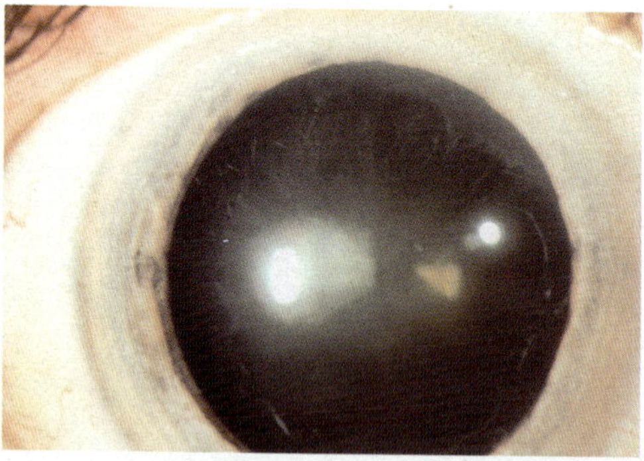

裂隙灯检查显示：晶状体中度核硬化，表面及瞳孔缘白色片状物沉积，呈“牛眼”状。

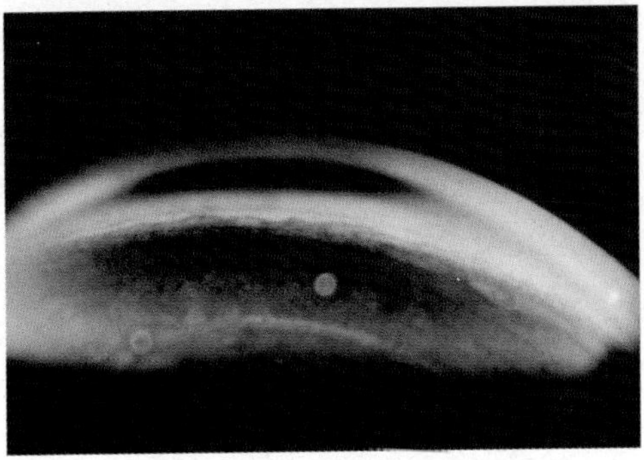

房角镜检查显示开角，小梁网色素沉着，Sampaolesi线。

诊断

假性剥脱性青光眼。

讨论

假性剥脱综合征是一种无症状而在检查中发现的疾病。白色片状物沉积在晶状体前囊呈中央透明的“牛眼状”，碎片还可在瞳孔边缘和角膜内皮发现。前房角镜检查小梁网和Schwalbe线不规则黑色色素沉着，后者称之为Sampaolesi线，常表现为双侧但不对称。假性剥脱更易发于白色人种和斯堪的纳维亚、地中海祖先的后裔，随年龄增长发病率升高。

这种现象必须与真性剥脱和囊膜分层相区分。该现象见于暴露于红外线照射的患者，即没有充分的眼部防护的玻璃吹制工。在这些患者中青光眼不常见。淀粉样变性也可导致相似的沉积，但这是一种系统疾病，而且患者会有其他的表现如心血管疾病。

并非所有假性剥脱的患者都会患有青光眼，片状物的来源还不清楚，但在身体其他部位也有发现，如肝、脑膜、心脏、肺和肾。

如果患者还未患有青光眼，要跟踪随访，一旦发生青光眼损害，按开角型青光眼治疗。与原发性开角型青光眼相比，假性剥脱性青光眼更难于控制，但激光小梁成形术可获得比其他类型青光眼更高的成功率。

白内障摘除术不能根除青光眼。事实上这些患者的白内障手术很困难，因为常有晶状体悬韧带薄弱和虹膜前粘连，即使没有虹膜前粘连。这些患者瞳孔散大也很困难。术中悬韧带断裂和囊膜破裂发生率较高。

该患者局部降眼压药物效果不明显，需要双眼激光小梁成形术控制眼压。现在未使用药物双眼眼压控制很好在12~15mmHg。他被告知有较大的风险，正在仔细考虑左眼白内障手术。

临床要点

1. 单侧的假性剥脱综合征并不罕见，但更可能是不对称的假性剥脱综合征，以后患者的假性剥脱综合征表现会更明显。
2. 单侧假性剥脱综合征患者的另一侧眼患原发性开角型青光眼的风险增加。
3. 这些患者使用毛果芸香碱会使以后的白内障手术更加困难。
4. 由于悬韧带不正常，即使白内障手术顺利，后房晶状体也可能脱位。

（高　洁译　梁仲琪校）

参考文献

1. Mitchell P, Wang JJ, Hourihan F. The relationship between glaucoma and pseudoexfoliation: the Blue Mountains Eye Study. Arch Ophthalmol 1999; 1117.
2. Teus MA, Castejon MA, Calvo MA, et al. Intraocular pressure as a risk factor for visual field loss in pseudoexfoliative and in primary open-angle glaucoma. Ophthalmology 1988; 105: 2225-2229.
3. Shields MB. Textbook of Glaucoma, 4th ed, Baltimore, Williams & Wilkins, 1998.

病例58　上看时眼位高低不等

Ekaterini C. Karatza 和 Janice A. Gault

一位母亲主诉患儿向上看时一侧眼高于另一侧眼。

眼科检查

患儿裸眼视力20/20，第一眼位正位。正视时左眼上转受限，内收时不能上转。外展时上转正常。牵拉试验阳性。其余检查正常。

问题

诊断是什么？

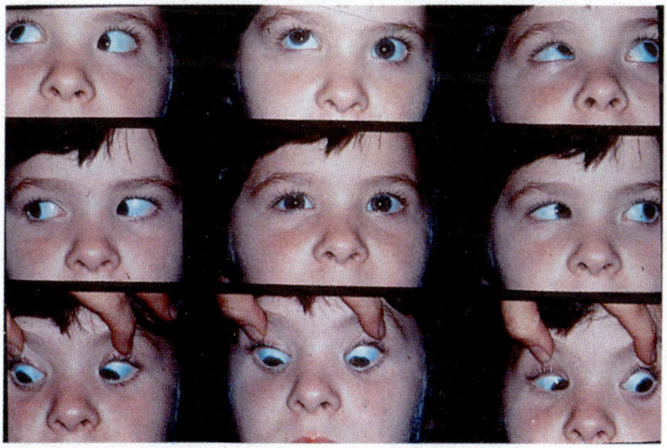

外眼运动显示第一眼位正位，但正视时及内收时左眼上转受限，外展时上转正常。

诊断

Brown 综合征。

讨论

Brown 综合征，一种由 Dr. Harold Whaley Brown 于 1944 年首先描述的眼球运动失常，已经以"上斜肌腱鞘综合征"被提出多年，这是一种误称。其特点是由于上斜肌（SO）肌腱受限使内收时上转受限，上斜肌肌腱受限继发于紧张、无弹性的肌腱或由于滑车部位粘连，结果导致肌腱自由通过滑车受限。

典型的临床表现包括内收时上转不足，正中注视时轻度上转不足，外展时上转正常。轻度或无上斜肌功能过强，向上注视时眼位分散产生 V 征，被动牵拉试验阳性。内转时可能有下射、睑裂变宽、异常头位（下颏上抬或脸偏向健侧眼）、第一眼位下斜视、滑车有触痛或内收时企图上转有"咔嗒"音。

根据病因学，Brown 综合征有两种类型。第一种类型是先天性 Brown 综合征，这种类型较常见，大部分为散发。第二种类型是后天性 Brown 综合征，常继发于直接外伤、手术或炎症如"狭窄性腱鞘炎"，类风湿性关节炎或眼眶上内侧的鼻窦炎。在后天性病例已经过 CT 和 MRI 证实滑车局部增厚和水肿。先天性和后天性 Brown 综合征可以是连续的。当为后天性时，Brown 综合征常是间断的而不是恒定的，中断的"咔嗒"声变化代表持续病程中的一个间歇期。10% 患者的 Brown 综合征是双侧的。

诊断 Brown 综合征需要与下斜肌（IO）麻痹鉴别，被动牵拉试验有助于鉴别本质。如果内转时受限存在并眼球后退，病因很可能是 Brown 综合征。另外 V 征的存在提示与下斜肌功能减弱相反的 Brown 综合征，下斜肌功能减弱常伴有 A 征。而且下斜肌麻痹常显示上斜肌功能过强，这在 Brown 综合征中不存在。在鉴别诊断中还要考虑其他疾病包括双上转肌麻痹、爆裂性眶骨骨折下直肌嵌顿和甲状腺疾病。见表 1 对比。

自发性消退常见于后天性和间断性病例，在先天性和持续性病例中少见。后天性 Brown 综合征的治疗是保守治疗，并且是最持久的根本治疗。部分病例经过滑车局部注射类固醇病情改善。如果经 6 个月的治疗病情无好转，可行断腱术。先天性 Brown 综合征的治疗表明，如果第一眼位有明显的下斜视和（或）不正常的头位，那么断腱术是当前的选择，切断上斜肌肌腱解除限制，但是一些患者术后上斜肌麻痹加重，35% 或更多的患者需再行下斜肌退后术解除上斜肌麻痹。断腱术最安全的做法是鞘内断腱，这种手术使需再次手术的可能性下降。一些术者主张同时减弱同侧的下斜肌以减少术后上斜肌麻痹下斜肌亢进的发生，但有争议。即使联合上斜肌断腱术和下斜肌退后术，一些患者术后仍有永久的内上转不足。一种新的技术是植入一个硅酮肌腱扩张器，将视网膜硅酮带的一部分插入下斜肌肌腱的止端。幸运的是，大部分病例病情较轻不需要手术。

该患者第一眼位无下斜视和异常头位，不需要治疗。

表 1. Brown 综合征的鉴别诊断

	Brown 综合征	下斜肌麻痹	双上转肌麻痹	爆裂性眶骨骨折伴下直肌嵌顿	甲状腺疾病
上转受限发生在					
内转	是	是	是	是	可能
原在位	可能	否	是	是	可能
外转	否	否	是	是	可能
伴随征象	V 征	A 征	—	否	可能
被动牵拉	阳性	阴性	下直肌受限时阳性	阳性	阳性
上斜肌亢进	否	是	否	否	否
其他	内转时睑裂开大	3 步试验		外伤史	非共同性斜视 甲状腺水平检测及眼睑退缩
治疗	上斜肌断腱术±下斜肌退后术	上斜肌减弱，对侧上直肌后退	如果有限制，下直肌后退 Knapp 方法	释放下直肌，修复骨折	眼眶放疗减压

临 床 要 点

1. 对于后天性 Brown 综合征患者，如果怀疑眼眶疾病，要做头颅和眼眶 CT。
2. 因可以自行缓解，观察后天性 Brown 综合征至少要用 6 个月。对于没有缓解的后天性病例，治疗根本病因或尝试注射类固醇。
3. 对于明显的第一眼位下斜视和异常头位，可行斜视手术。由于长时间异常头位，一些患者可有颈椎改变。提醒患者术后可能有永久的内上转不足。

（高 洁译 梁仲琪校）

参 考 文 献

1. Wilson ME, Eustis HS, Parks MM. Brown's syndrome. Surv Ophthalmol 1989; 34: 153-172.
2. Parks MM, Eustis HS. Simultaneous superior oblique tenotomy and inferior oblique recession in Brown's syndrome. Ophthamology 1987; 94: 1043-1058.
3. Sevel D. Brown's syndrome—a possible etiology explained embryologically. J Pediatr Ophthalmol Strabismus 1981; 18: 26-31.

病例 59　无痛性左侧眼球突出

Suzanne Freitag

患者男性，50 岁，主诉无痛性左侧眼球突出 1 个月。否认视力模糊、复视或眼球转动痛。既往无外伤史和系统性疾病史。

眼科检查

视力：右眼 20/20，左眼 20/30。色盘：右眼 10/10，左眼 4/10。双眼瞳孔反应：左眼相对性瞳孔传入阻滞。外眼运动双眼正常。左眼球抵抗感，但无可触及的肿块。无眶内血管杂音或搏动。双侧面部运动和感觉功能正常。Hertel 眼球突出计测量显示：左眼球相对突出超过 7mm。下颏抬高试验证实左眼突出。Humphrey 视野显示左眼非特异性改变。裂隙灯检查和散瞳眼底检查无异常。

诊断性发现

头颅和眼眶轴位和直接冠状位 CT 已做，眼眶轴位图像表明，左眼眶内界限清楚的圆形肌锥内肿物，静脉内造影显示均匀增强。

问题

这种病变的鉴别诊断是什么？治疗的指征是什么？

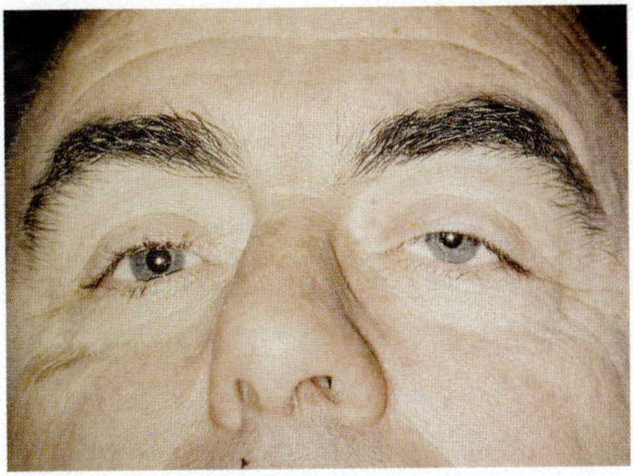

左眼球突出。

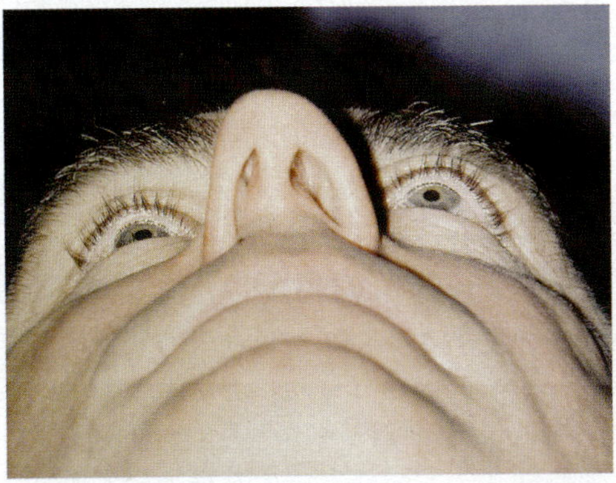

左眼球突出。

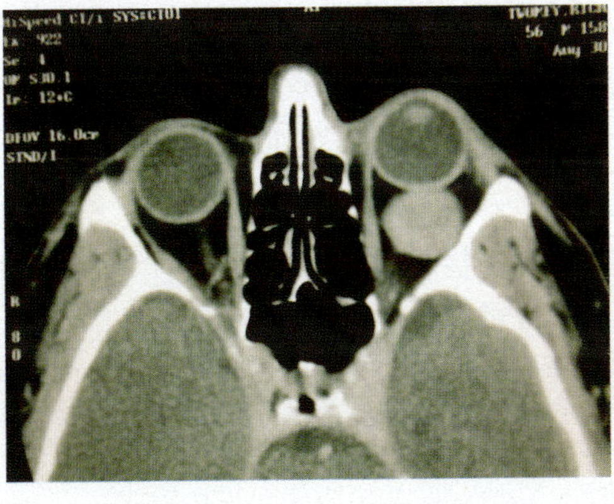

轴位 CT 显示界限清楚的圆形左眼眶内肿物。

诊断

左眼眶内的海绵状血管瘤。

讨论

这个患者有无痛性的左眼轴性眼球突出和典型的视神经病变，包括左眼视力下降、色盘检查异常、左眼相对传入性瞳孔传入阻滞缺陷和视野缺损。这些证据提示左眼眶病变，可能是肿瘤、炎症或病原感染。该病例 CT 检查所示的孤立的肌圆锥内肿块有助于帮助缩小诊断范围。

虽然病变组织的病理学诊断是明确病变的最准确方法，但做出最可能的临床诊断也是有帮助的。做全面临床检查是重要的，记住眼眶病诊断的要点的一种方法是想到六个 P：疼痛、眼球突出、发展、触诊、搏动和眼眶周围的改变。

是否有疼痛存在有助于缩小诊断范围。新生物一般是无痛的，但神经周围的和生长非常迅速的肿物也可有疼痛。眼眶炎症，如眼眶炎性假瘤，常常疼痛明显。

眼球位置异常有助于确定眶内病变的位置。该患者轴性眼球突出与肌圆锥内肿物有关。大部分占位性病变把眼球向病变外侧推动，如前部鼻窦的黏液囊肿把眼球推向下方。但是一些硬性损害如原发胸部的转移癌和硬化性炎性假瘤，可以把眼球拉向病变，结果眼球内陷。

了解病变的发生率和发展进程也是有帮助的。炎症或感染性病变比良性肿物发展更为迅速，恶性肿物的发展比良性肿物迅速。眼眶改变的发展可以询问患者及其家人眼部外观变化来确定。更精确的，旧照片和旧的驾驶证可证明体貌的变化。

眼眶触诊可以直接发现肿块，向后推压眼球会有抵抗感，因眼眶肿物存在或因甲状腺相关眼病，患者眼外肌肥大。一些恶性肿瘤可能有局部淋巴结转移，所以触诊耳前、颌下和颈部淋巴结很重要。

搏动性眼球突出可由眼眶和颅腔之间的骨缺失导致，如脑膨出和多发性神经纤维瘤 1 型的蝶骨翼发育不良，血管动力学的病变，如动静脉畸形和颈内动脉海绵窦瘘，这些高流量血管畸形的搏动可伴有杂音。

眶周结构改变有助于得出可能的诊断。眶骨的改变可能是可见或可触及的，可由蝶骨翼脑膜瘤、骨瘤、浆细胞瘤、组织细胞增多病 X 或嗜酸细胞性肉芽肿导致。

眼眶血管病变范围很广泛，从高流量瘘管和动静脉畸形到低或无流量的静脉曲张和血管细胞起源的新生物。病变更类似于软组织肿物而非具有活动血管通路的病变。

海绵状血管瘤是成人最常见的原发性良性眼眶肿物，但其他发生于成人的眼眶肿物包括转移癌、淋巴管瘤、皮样囊肿、血管外皮细胞瘤、神经鞘瘤、泪腺起源的肿瘤、神经纤维瘤、视神经脑膜瘤、胶质瘤、眼眶静脉曲张、淋巴瘤和黏液囊肿。

眼眶海绵状血管瘤的临床表现包括缓慢进展的眼球突出和后部眼球压迫产生的脉络膜皱褶。有时因视神经压迫，患者有视力下降和视野缺损。CT 和 MRI 显示一个界限清楚的圆形病变，常位于肌圆锥内，静脉造影后增强。

目前认为海绵状血管瘤无恶性转化的趋势，所以当患者被发现有这种类型的眼眶肿物而且视力没有损害时，观察并定期拍片可能是恰当的方法。另外需治疗的包括：证实的肿物生长、视神经压迫、眼球突出问题或与诊断有关。

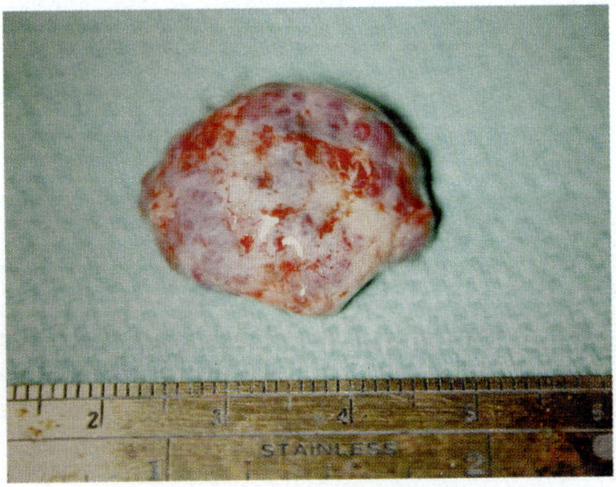

摘除后的海绵状血管瘤照片。

因为该患者有视神经病变，所以接受了外侧眶切开术和肿物摘除手术。肿物被仔细地与周围眼眶组织分离并全部摘除，组织病理学证实了海绵状血管瘤的诊断，术后患者的视力和视野都恢复了正常。

临 床 要 点

1. 当怀疑患者眼眶病变时，记住用六个 P（疼痛、眼球突出、发展、触诊、搏动和眼眶周围的改变）有助于诊断。
2. 一些眼眶肿瘤是良性的，而且生长缓慢，处理为仔细观察、定期拍片。
3. 对于确定是否有伴随眼眶病变的形态改变，老照片和驾驶许可证可能有帮助。

（高　洁译　梁仲琪校）

参 考 文 献

1. Ruchman MC, Flanagan J. Cavernous hemangioma of the orbit. Ophthalmology 1983; 90: 1328-1336.
2. Harris GJ, Jacobiec FA. Cavernous hemangioma of the orbit. J Neurosurg 1979; 51: 219-228.
3. Grove AS. Evaluation of exophthalmos. N Engl J Med 1975; 292: 1005-1013.
4. Kopelow SM, Foos RY, Straatsma BR, et al. Cavernous hemangioma of the orbit. Int Ophthalmol Clin 1971; 11: 113-125.

病例 60　眼红、视物模糊伴有虹视、恶心和呕吐

Janice A. Gault

患者女性，55 岁，亚洲人，主诉眼红、视力模糊，伴有虹视、恶心、呕吐。该女性患者在电影院突然恶心呕吐，右眼剧痛，视力下降伴眼红。否认眼病家族史。

眼科检查

视力右眼手动，左眼 20/30。屈光检查双眼+5.00 球镜度。裂隙灯检查显示右眼角膜云雾状并发上皮大疱和基质水肿。结膜充血+++，瞳孔中度扩大，对光反射消失。前房右眼极度变窄，左眼中度变窄。眼压右眼 58mmHg，左眼 18mmHg。右眼瞳孔传入阻滞（++）。右眼使用表面麻醉剂和甘油后，房角镜检查显示房角完全关闭，左眼房角有闭塞可能。由于右眼角膜的原因，眼底检查困难，但显示视神经呈杯形凹陷，左眼杯/盘比 0.3。其余检查正常。

问题

诊断是什么？

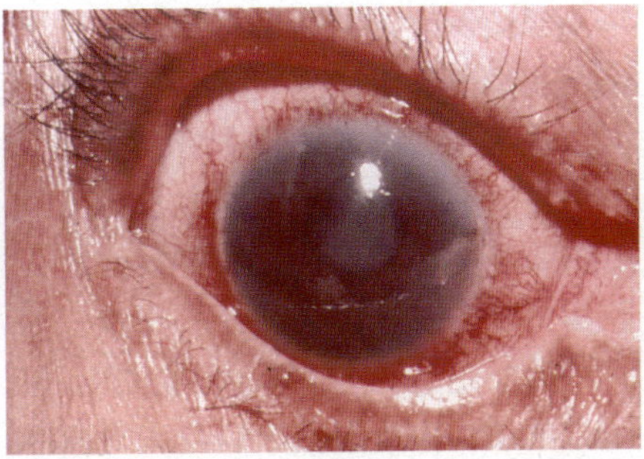

裂隙灯检查显示角膜云雾状，伴有上皮大疱和基质水肿。前房极度变窄，结膜充血+++，瞳孔中度扩大，对光反射消失。

诊断

急性闭角型青光眼。

讨论

急性闭角型青光眼的症状包括剧烈眼痛、前额头痛、视物模糊、虹视和恶心呕吐。一些患者表现有类似阑尾炎的腹部症状。查体显示发病眼房角关闭、眼压升高、角膜微囊性水肿。由于角膜受累房角可能不可见，直到使用甘油后，使角膜水肿消退。如果房角仍然不能检查，另一侧眼房角变窄可支持诊断。一旦角膜变清晰，可在晶状体前囊下见到坏死的晶状体上皮细胞，青光眼斑。

阐明每种青光眼的病因学很重要，以便给予不同的治疗。寻找引发房角关闭的原因，特别是当患者对侧眼是开角时。

1. 瞳孔阻滞——解剖学上，如果患者前房角变窄，则容易引起房角关闭。这种情况更常见于亚洲人和远视者。高危因素包括年龄增长、女性和家族史。在非洲裔美国人中，急性闭角型青光眼少见，但慢性闭角型青光眼则常见。局部扩瞳药可诱发房角关闭，全身抗胆碱能类药物（即抗组胺类药、抗精神病药）和低度照明也可以。窄房角患者需谨慎使用非处方感冒药。患者曾因炎症而造成周边虹膜前粘连也能使前房变窄。瞳孔阻滞还可由巨大晶状体引起（晶状体形态性青光眼），对这类患者最终治疗是摘除晶状体。
2. 高褶型虹膜——虹膜形态异常。如果中央前房深度深于预测窄角深度，应怀疑本病。如果患者行虹膜周边切除术后闭角型青光眼发作可确诊此病。虹膜需要拉离小梁网，可选用毛果芸香碱或激光前房角成形术。
3. 生血管性青光眼——瞳孔边缘和（或）小梁网可见异常的虹膜新生血管形成。这种病变更常见于单侧，而另一侧眼房角深。既往病史可能有帮助，如以前的静脉阻塞。患者的治疗是行全视网膜光凝（PRP）以减少局部缺血因素导致的新生血管形成，以及青光眼手术如小梁切除术或置管引流术。

4. 晶体虹膜隔位置异常。
- 脉络膜脱离——浆液性或出血性。常继发于近期内眼部手术。通过间接眼底检查或 B 超诊断。
- 广泛的视网膜光凝，如 PRP 或视网膜脱离手术巩膜扣带过紧使脉络膜肿胀。
- 眼后节肿物——间接检眼镜检查或 B 超诊断。
- 恶性青光眼——房水迷离。常见于手术后。如果患者为人工晶体选择 YAG 激光晶体后囊切开术或经睫状体扁平部玻璃体切割术。

如果患者瞳孔阻滞是房角关闭的病因，需要快速降低眼压，随后用激光行周边虹膜切除。如果角膜浑浊不能看清，先局部或口服降眼压药物和激素减轻炎症，以后再行更有效治疗。急性闭角青光眼发作时和对侧眼预防是否使用毛果芸香碱有争议。一些人认为缩瞳会加重瞳孔阻滞，长期使用会导致慢性闭角青光眼，对侧眼有 75% 急性发作的风险，所以近期应行虹膜切除术。

虹膜周切术后，房角镜检查将显示前房加深、无阻塞的房角。如果另一眼房角有阻塞的可能，着手行另一眼虹膜周切术，如果房角没有加深，要确定虹膜周切术是否开放，否则考虑其他诊断。患者急性发作后需要检查视野以确定视野损失的程度。小梁网和视神经发生的明显损害使患眼对进一步的青光眼损害更敏感，这可在高眼压和近似正常眼压中发生，这是含有开角和闭角青光眼两种要素的结合机制。当然如果房角无阻塞，需要充分的散瞳检查以评价视神经和进行眼后节其余检查。

该患者经局部 β-受体阻滞剂溴莫尼定、多佐胺、拉坦前列腺素、泼尼松及地塞米松治疗，眼压 1 小时后下降到 40mmHg。因为无糖尿病、充血性心衰和肾病，还口服异山梨醇。2 小时后眼压下降到 20mmHg。回家局部用药。两天后角膜明显变清亮。顺利施行了激光周边虹膜切除术，房角开放。第 2 周施行左眼虹膜切除术。视野显示右眼弓形盲点，左眼正

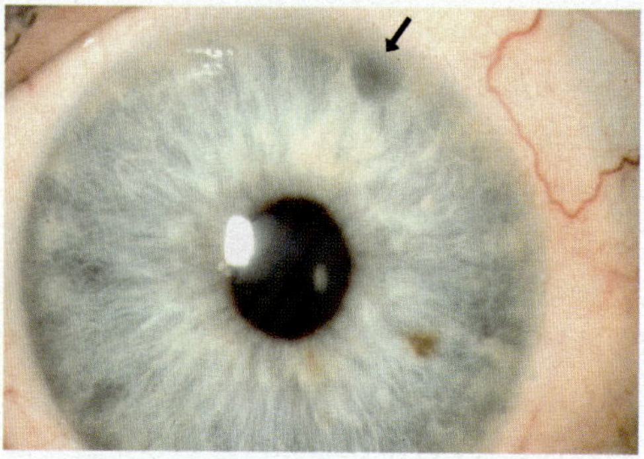

经过成功施行激光虹膜周切术的患者裂隙灯检查。

常。右眼杯/盘比 0.6，伴轻度苍白切迹与视野缺损相对应。左眼杯/盘比 0.3。右眼轻度瞳孔传入阻滞。现在未用药双眼眼压 16mmHg，被告知需要进行随访以防止右眼的进一步青光眼损害。

临 床 要 点

1. 患者眼压明显升高数小时到数天，可能无明显疼痛和角膜水肿，可能仅有轻度视物模糊和轻微疼痛，这些患者可能有周期性或慢性闭角型青光眼，激光虹膜周边切开术是可选择的方法。
2. 如果患者需要手术虹膜周边切除，或正在手术间施行另一眼手术，如因晶状体形态性青光眼行晶状体摘除术，要考虑同时行周边前粘连剥离，以预防永久性房角关闭。
3. 房角未关闭的中度窄角患者需要慎用可能引起青光眼的非处方药，其初级保健医生需要警惕。
4. 中度窄角的患者由于晶状体自然的增大，房角可进一步变窄，所以要随访前房角镜检查。

（高　洁译　梁仲琪校）

参考文献

1. Shields，MB. Textook of Glaucoma，4th ed. Baltimore，Williams & Wilkins，1998.
2. Aung T，Chew PT. Review of recent advancements in the understanding of primary angle－closure glaucoma. Curr Opin Ophthalmol 2002；13：89－93.
3. Friedman DS. Who needs an iridotomy? Br J Ophthalmol 2001；85：1019－1021.

病例 61　复视

Eksterini C. Karatea 和 Janice A. Granult

患者女性，40 岁，主诉复视。

眼科检查

视力双眼 20/25，无经瞳孔传入阻滞，视野正常。患者有非共同性斜视。眼球运动及双眼同向运动减弱，强迫运动阳性。眼睑退缩。直肌表面结膜充血。患者有双眼浅层点状角膜炎。其余检查正常。

问题

患者应诊断什么？

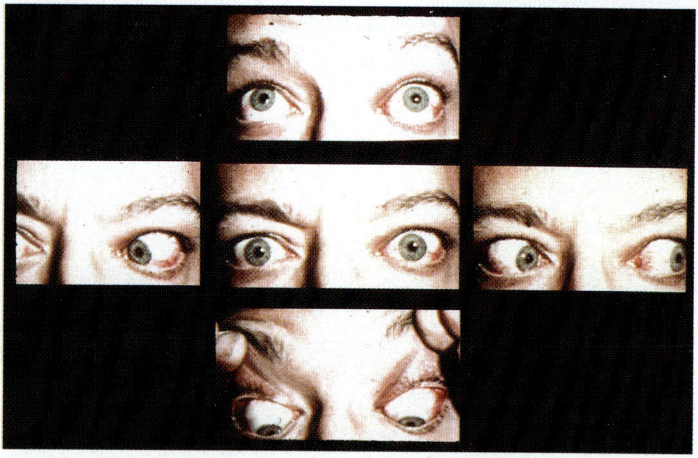

眼球运动及双眼同向运动提示非共同性斜视。

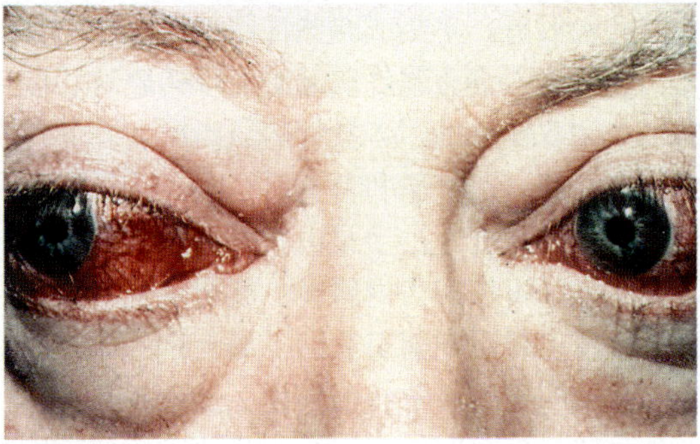

裂隙灯检查显示下睑退缩和直肌止端充血。

诊断

Graves 病。

讨论

Graves 病是一种影响到甲状腺、眼眶和皮肤的自身免疫疾病。有以下特点：（1）甲状腺功能异常；（2）眼眶浸润；（3）下肢胫骨前黏液性水肿。甲状腺相关性眼眶病（TRO）大约占病人的 50%，更易在妇女及中年人群中发生，而且眼球运动障碍在男性及老年患者中更为严重。

TRO 的根本原因目前尚不清楚，与甲状腺功能状态相关的观点并无确切证据。因为有些眼部活动性病变偶尔也发生于甲状腺功能低下或正常的患者。虽然表面上眼眶的病理改变和甲状腺功能不良可能是自身免疫的两个方面，但是实际上两者的发生和发展过程是相互独立的。自身免疫诱导的炎症改变了黏多糖基质的介质产生和浸润，从而引起了眼外肌肥大。眼外肌体积的增大可以在 CT 扫描中观察到。肌肉肥大导致眼眶内容物更加肿胀及典型的眼球转动受限的斜视。一段时间后进入炎症消退阶段，出现眼外肌活动受限并且纤维化。临床上 TRO 的分级（程度）取决于眶内容物增大的体积。

每个 TRO 病人的临床表现无论是严重程度还是病程经过都不尽相同。典型的甲状腺性眼睑病变包括上眼睑退缩引起的凝视现象和上睑迟滞。单侧或双侧性眼球突出可继发于软组织体积增大。许多病人都有眼外肌运动受限的表现，包括从少数几条肌肉肥大到双侧性的、多发性的肌肉肥大。下直肌最常受累，其次是内直肌、上直肌和外直肌。除了下斜视，下直肌痉挛可引起轻度的外斜视，由于是内收肌，左眼球外转强迫性眼球转动试验受限，可表现为内斜视。起初复视呈隐匿性，最常见的是由于眼球上转受限而引起的下颏上抬的代偿头位。不论是垂直型、水平型或二者复合型斜视，都是非共同性斜视，疾病的特点是眼球运动受限，所以强迫眼球运动试验为阳性。尽管常常是双眼同时受累，但双眼运动障碍常常是不对称的。

现在尚无方法治疗 Graves 眼眶病，因为 TRO 是由于炎症引起，因此不同的治疗方法都致力于减轻炎症及由此引起的眶内容物体积增大。减轻炎症主要用皮质类固醇、免疫抑制剂及放射治疗。实际上，一旦炎症被抑制，就可以实施斜视的手术治疗。眶内容物体积增大是眶减压术的适应证，以后无论是眼球突出、角膜暴露或视神经受压，均需要在斜视手术之前施行眶内容物减压。斜视手术至少需要眼球运动能力稳定 6 个月以上，并且在棱镜不能矫正复视的情况下施行。外斜手术的最终目的是扩展双眼可融合性视野，以达到在第一眼位及向下看时获得单一视野。大量的下直肌后退术用于完全矫正斜视，由于肌肉通常很紧张，所以切除术不是这类病人的适应证。在明显的下斜视手术中，还可选择性地进行对侧拮抗肌即上直肌后退术。应同时矫正水平性斜视。通常情况下，在行双侧下直肌后退术后不会形成 A 型外斜视。基于以上原因，一些外科医师推荐大量的下直肌后退鼻侧移位来防止 A 型外斜视 。在大约 40% 的病例中需要再次手术，矫正不足可行对侧上直肌后退术，因为重复性后退下直肌可导致下睑松弛。

因为许多 Grave 病的病人是青年人，可调整缝线技术（AST）已被建议用于提供术后精确的眼位矫正。应用可调节缝线的基本原理是：外科医师有可能在手术后迅速地将眼位调整到理想位置。这项技术首先适用于多次手术的患者及传统手术后结果不可预知的情况，包括由于眼球偏斜度无法精确测量或眼肌解剖结构和生理功能改变而导致的情况。总之，通过正确的选择病例，这项技术可将再次手术率降低到3%~5%。然而，在长期的眼位矫正中可调节缝线技术的优越性尚未进行过随机的前瞻性研究。调整手术应在病人清醒时，并保持充分合作的情况下进行，调整量取决于红色滤光镜检查。在全麻后何时进行手术调整在外科医师中是一个有争议的问题，还包括病人的合作性、迷走神经反应、调整缝线的难易度及在调整过程中是否疼痛。随着麻醉及镇痛技术的进步，大大加快了复苏的速度，最常用的方法就是在术后当天也就是在渗液形成之前进行缝线调整。该病人所具有的非共同性斜视是由于她的Grave病对眼外肌的浸润。因为视神经没有危险，并且完全能闭合眼睑，患者不需要开眶减压术及放射治疗，经过可调整缝线斜视手术，在远望及阅读时第一眼位保持正位。患者视野边缘有复视。

临床要点

1. 尽管在甲状腺性眼病中两眼均受累，但双眼的运动能力异常经常是不对称的。IR是最易累及的肌肉，其次是MR、SR和IR。眼球偏斜无论是垂直性、水平性还是二者复合，经常是非共同性的，通常会出现代偿头位。
2. 斜视手术需要在炎症控制后和（或）减压手术后施行，眼球的运动能力必须稳定6个月以上，并且复视不能被棱镜矫正。手术的最终目的是扩展双眼可融合性视野以达到第一眼位及向下看时获得第一视野。
3. 传统的手术方法具有较高的再次手术发生率及手术结果的不可预测性，接近40%的病例需要再次手术。随着麻醉及复苏技术的进步，手术后病人的恢复非常迅速。经过选择合适的病例，可调节缝线眼外肌手术变得很容易。这项技术使再手术的发生率降低到3%~10%。然而，该术式的优点尚未进行长期的眼科研究。

（李二军译　梁仲琪校）

参考文献

1. Nelson LB, Wagner RS, Calhoun JH. The adjustable suture technique in strabismus surgery. Int Ophthalmol Clin 1985; 25: 89-105.
2. Coats DK. Ripcord adjustable suture technique for use in strabismus surgery. Arch Ophthalmol 2001; 119: 1364-1367.
3. Velez FG, Chan TK, Vives T, et al. Timing of postoperative adjustment in adjustable suture strabismus surgery. J Am Assoc Pediatr Ophthalmol Strabismus 2001; 5: 178-183.

病例 62　眼痛和垂直性复视

Suzanne Freitag

患者男性，35 岁，主诉 6 天前被他人击伤左眼。主诉左眼眶痛，且眼球转动时加剧，并且垂直方向有复视情况，向上看时明显。眼眶周围肿胀，且昨晚擤鼻子后加重。左侧面部和上唇牙齿感觉麻木，无视力改变，眼前无闪光及黑影飘动。

眼科检查

双眼视力 20/20。双眼无经瞳孔传入障碍。除左眼向上运动受限大约 80%，其余双眼运动情况正常。视野正常。左眼眶周的水肿和瘀斑正在吸收。未触及眶缘凹陷。眼球突出计显示左眼球有 2mm 的相对陷没。裂隙灯检查可见左眼有结膜下出血，前房深度及其他表现正常。双眼散瞳眼底检查正常。向上注视时强迫性眼球转动试验阳性。

诊断性发现

头部及眼眶冠状位及矢状位的扫描中未发现对比性介质的存在。冠状位图像显示左侧眼眶一个活门型骨折，并且下直肌向下牵引，有出血进入上颌窦。

问题

患者的症状是由什么引起的？如何治疗？

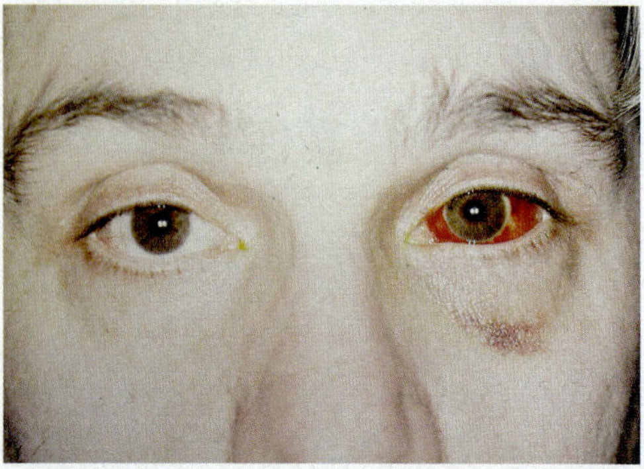

左眶周瘀斑和结膜下出血。

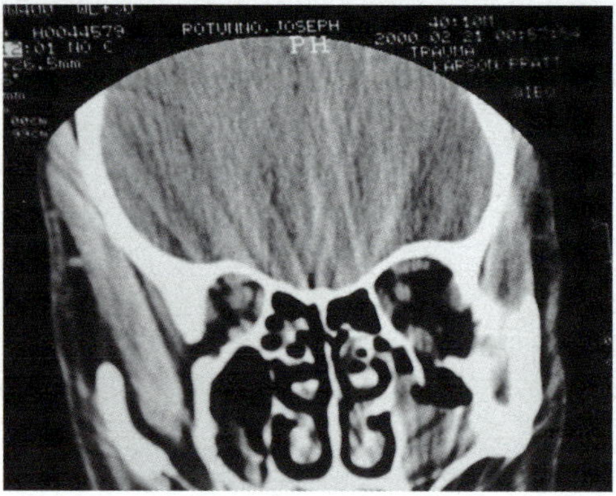

冠状 CT 显示：左侧眼眶一个活门型骨折，并且下直肌向下牵引及出血进入上颌窦。

诊断

左眶底爆裂性骨折。

讨论

眶部骨折经常发生在外伤事故中，在处理好其他系统外伤的同时，也应立即注意到眼的损伤，如眼球破裂、眶壁骨折、异物、外伤性视神经病。

眶壁骨折也应包括眶缘，通俗地说就是位于眶缘后部的眶壁。此处常导致爆裂性骨折。爆裂性骨折被认为是被直径大于前眶周的钝性物体碰撞所致，如球或者拳头，这会导致眶压突然升高，眶壁中后部这些最薄弱的区域经常骨折。另一种理论是钝性外力作用于眶周，将力直接传导向眶壁最薄弱区域，引起骨折，眶内壁也是非常薄弱的，连带此处也会骨折。

眶部爆裂性骨折有外伤的临床表现：包括眶周瘀斑和水肿。还有可能为皮下气肿，特别是有眶内壁性骨折及擤鼻涕的。有可能导致眶下神经分布区的感觉迟钝，因为神经接近于眶底中部骨折处。麻木可从下眼睑扩展到牙龈和上颌牙齿。

该病人主诉有垂直的双眼的复视是由向上注视受限引起的，同时上视时疼痛。即使有眶内壁骨折出现垂直复视也是不正常的。因为眼球移动受限往往微小且较难发现，所以检查眼球的运动功能就很重要。当一个病人的眼睑由于肿胀闭合时，即使存在着很严重的运动受限，也不会主诉复视。运动受限常常起因于眶部水肿或出血，或骨折区域内下直肌及周围组织明显的嵌夹。所以如何鉴别动眼受限的因素是很重要的，因为被嵌夹的组织缺血，必须尽快安排急诊手术。进一步评价肌肉受限的一种方法是强迫转动试验。眼部局麻成功后，用钳子抓住位于下直肌附着部的结膜和 Tenon 囊，然后转动眼球向上，眼部彻底不能转动意味着嵌顿。CT 也许对骨折和下直肌的关系分析有所帮助。

用眼球突出计测量眼球的相关位置的同时，注意有无任何垂直眼球错位很重要。因为随着眶部内容物体积的增加，经常会出现骨折侧的眼球内陷。然而，继发于水肿和出血，通常最先为眼球突出。眼球内陷超过 2mm 表明要考虑手术治疗，因为当肿胀消退伴随脂肪萎缩几个月或几年以后情况会加重。眼球底部的大面积骨折也是考虑手术的指征。

关于最佳手术时机存在一些争论，大部分主张当下直肌嵌顿时，手术应立即进行以防止肌肉的缺血损害。其他情况下何时手术尚不明确。另一些医师认为如果有明确的手术指征，手术就应该在最大的肿胀发生之前的 24 小时内完成。其他情况可等 7~10 天待肿胀消退。病人需口服抗生素及冰敷治疗，还要告知病人避免擤鼻涕和应用抗凝血药物。应选择减轻鼻腔充血的药物及类固醇类口服药。这给了外科医生另一种选择去评价病人，决定是手术还是消肿。

不是所有的骨折都需要手术修复。手术适应证包括肌肉嵌顿、复视、眼球内陷或X光片显示大的骨折，后者将来会出现眼球内陷的危险。做出修复手术的决定通常不是一件容易的事情。

眶部骨折的外科手术治疗可采取经皮眼睑途径或经结膜途径的方法。确认眶缘并将眶底骨膜分离，确认和暴露骨折部位，轻柔地分离开骨折处软组织，按照骨折创面大小将剪好的植入物放在骨折创面上，以保存眶内容物并防止眶内组织脱垂进入骨折处。有各种材料的植入物可以应用，包括Medpore、硅胶和Supramid等。眼球转动试验将在术前术后施行，以表明解除嵌顿组织的目的已完成。

该患者于外伤6天后，水肿明显消退后实施手术以矫正复视。下直肌嵌顿被解除，用Teflon植入物修复了眶底骨折。术后，眼球内陷消除，受限的眼外肌运动恢复了正常。

临床要点

1. 排除这些外伤病人的严重威胁视力或生命的损伤非常重要，如眼球破裂或眶壁骨折。
2. 强迫性眼球转动试验有助于判断活动受限是由于组织嵌顿，还是由于水肿。
3. CT是诊断眼眶骨折和与之相关的软组织异常的金标准。

（李二军译　梁仲琪校）

参考文献

1. Goldberg RA, Lessner AM, Shorr N, et al. The transconjunctival approach to the orbital floor and orbital fat. A prospective study. OPRS 1990；6：241-246.
2. Putterman AM. Management of orbital floor blow-out fractures. Adv OPRS 1987；6：281-285.
3. Hawes MJ, Dortzbach RK. Surgery on orbital floor fractures：influence of time or repair and fracture size. Ophthalmology 1983；

90：1066－1070.

4. Smith B，Regan WF. Blow－out fracture of the orbit：mechanism and correction of internal orbital fractures. Am J Ophthalmol 1957；44：733－739.

病例 63　眼睛偏斜

Ekaterini C. Karatza 和 Janice A. Gault

一母亲主诉其两岁的孩子眼睛偏斜。

眼科检查

使用睫状肌麻醉剂后双眼加+1.00D 球面镜获得最佳矫正视力，右眼为 20/50，左眼 20/30。患儿有 10 个棱镜度的共同性内斜视，她在 6 个月大时因治疗先天性内斜视而行双侧内直肌后退术。部分时间行左眼遮盖治疗。其他检查正常。

问题

还有什么其他重要检查需要做？诊断是什么？

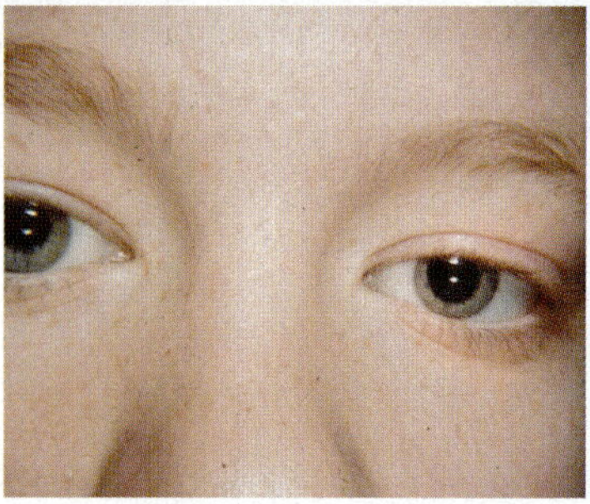

双眼直视的情况。

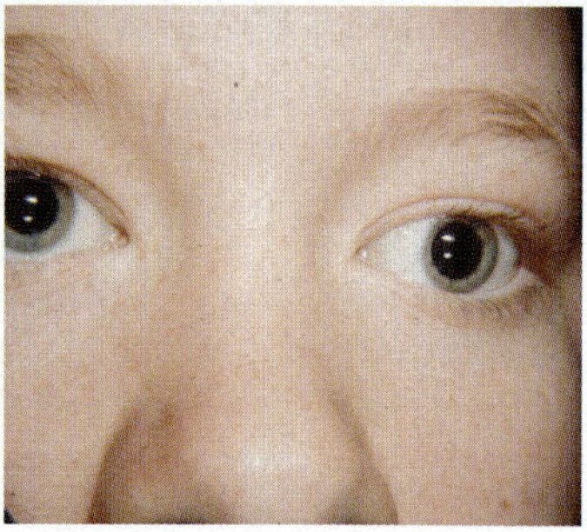

右眼轻度上抬，不伴有右眼下斜视。

诊断

分离性垂直性偏斜（DVD）。检查眼球运动性是否呈 V 型。观察旋转性运动。行遮盖试验检查及棱镜检查。检查另一只眼是否下斜，当受累眼上转时（elevate）该病人不呈 V 型。在遮盖试验中，当遮盖一眼时，慢慢向上转动另一只眼，无向下偏斜。测量出垂直分离大约为 10 棱镜度，但并不稳定，同时还有 5 棱镜度的内斜视。

讨论

DVD 是一种向上的及未固视眼外旋偏移的斜视，可在眼睛被遮盖后或本能地发生，尤其在疲劳时。病因尚不清楚，可能单独存在或伴有其他类型的斜视。DVD 经常伴有水平性、单眼注视性斜视。75% 的先天性内斜视会发展成这种状况，并且几乎大部分发生于 1 岁以后。越是水平性排列，DVD 越容易控制。

在 DVD 中，一只眼或两只眼交替性的、缓慢的上升并外旋，最常见的是患眼眼位间断的或仅在被遮盖时抬高，这种称为潜在性 DVD。如果一只眼经常性的高于另一只眼，则属于显性 DVD。下斜肌作用过度（IOOA）只是在向一侧注视时明显。与之不同，DVD 在向各个方向注视时均有表现，包括向前直视时。在 DVD 中，双眼的运动并非耦合在一起，也就是说，是以一种互不相关的方式运动。如果患眼向上偏斜，伴随着偏斜眼的再注视 ，另一只眼不会和人们所预料的那样按照 Hering 法则所说的“等量神经分布，相同偏斜度”。

由于不是典型的上方偏斜 ，很难用基底在下的棱镜中和。可用棱镜非遮盖试验测量 DVD 的度数。偏斜的度数首先可以用遮盖法检测。然后，将基底朝下的棱镜放于偏斜眼前，遮盖患眼，直到眼位在遮盖物下不再抬高为止。偏斜度是可变化的。

DVD 很容易与 IOOA 混淆。事实上，在遮盖试验中，与对侧眼发生的下斜视毫无关系，可将 DVD 与真正的垂直性斜视区别开。另一个区别特征是 DVD 向各个方向注视时均可发生，而 IOOA 患者只有内转时，伴随 V 型斜视的眼位上抬。中等密度滤光片也有助于区别这两种斜视之本质。由于将密度高的滤光镜置于注视眼前，当检查者遮盖患眼时，向上偏斜眼逐渐向下移动，这就是 Bielschowsky 征。DVD 伴有共同性斜视的 IOOA 并不罕见。

DVD 倾向于随着年龄的增加而有所改善，因此并不推荐过早治疗 DVD。有时候，当用一只眼注视时另一眼 DVD 会加重。如果病人被迫发展注视眼为优势眼，能给美容带来最好的改善，问题将得到解决。如果一个病人的优势眼是非交替性的，并且非注视眼的 DVD 症状明显，将考虑外科手术治疗。大手术量、单侧或双侧上直肌后退术是治疗 DVD 的外科方法。如果同时伴发共同性 IOOA 时，则推荐行下斜肌前移位手术。

该病人具有隐性 DVD，不伴有 V 型斜视。患者母亲被告知继续观察，直到成为显性 DVD，患者母亲同意开始观察。患儿继续遮盖优势眼以提高弱视眼的视力。

表 1. IOOA 和 DVD 的比较

	IOOA	DVD
类型	V 型	无
旋转	通常无	外旋
偏斜速度	迅速	缓慢上升
偏斜	向左注视时 右眼上斜	向所有方向注视时 均向上偏斜
偏斜度	稳定	变化
与其他斜视关系	存在，主要为内斜视	存在，各种类型
与 Henry 法则的一致性	是	否
Bielschowsky 现象	无	有

临 床 要 点

1. 随着时间的推移，DVD 有可能改善，所以不推荐过早治疗。如果斜视显而易见，强迫病人发展优势眼将取得最好的美容效果。
2. 如果 DVD 表现于优势眼，注视眼，则避免用外科手术治疗。如果一个病人的优势眼不是交替性的注视，并且非注视眼的 DVD 对美容有明显的影响，可以考虑手术治疗。
3. 大的、单侧或双侧上直肌后退术建议作为治疗 DVD 的外科方法。如果同时伴有共同性 IOOA，则推荐加行下斜肌前移位手术。

（李二军译　梁仲琪校）

参 考 文 献

1. Guyton DL. Dissociated vertical deviation：etiology，mechanism，and associated phenomena. Costenbader Lecture. J Am Assoc，Pediatr Ophthalmol Strabismus 2000；4：131－144.
2. Caputo A，Raab EI，Ruttum M. Management of dissociated vertical deviation. J Pediatr Ophthalmol Strabismus 1999；36：208－212.
3. Varn MM，Saunders RA，Wilson ME. Combined bilateral superior rectus muscle recession and inferior oblique muscle weakening for dissociated vertical deviation. J Am Assoc Pediatr Ophthalmol Strabismus 1997；1：134－137.
4. Esswein MB，Von Noorden GK，Coburn A. Comparison of surgical methods in the treatment of dissociated vertical deviation. Am J Ophthalmol 1992；13：287－290.

病例 64　左眼斑点

Airaj Fasiuddin、Arman Mashayekhi 和 Carol L. Shields

患儿 7 岁，女孩，主诉左眼表面有一个粉红色斑点，其母诉病变已经存在 1 年，并且自发现后有所增大。病变并未引起任何疼痛和不适。病人并无眼部和其他疾病。3 个月前从其背部切除了良性皮肤痣。家族史中有提示意义的是其父亲患有基底细胞癌。

眼科检查

视力双眼 20/20。眼压右眼 15mmHg，左眼 14mmHg。裂隙灯检查示右眼正常；左眼 3 点处可见一个境界清晰的、无色素的、肉质的结膜病损，约 4.0mm×3.7mm，并且轻度隆起；一个扩张的结膜血管滋养着病损区，区内很多毛细血管扩张；内部散在数个囊腔，没有迹象表明是原发的还是后天性黑色素沉着病以及是否累及角膜。双眼底检查正常。

问题

最恰当的诊断是什么？应当怎样处理该病人？

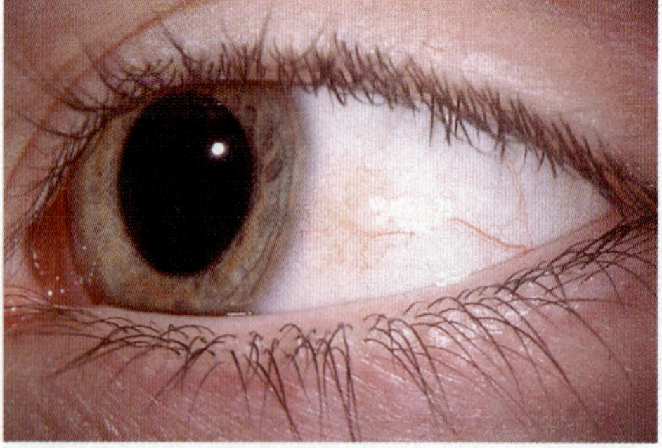

裂隙灯照片显示：左眼 3 点位有一个境界清晰的、无色素的、肉质结膜病损。病损区内有许多扩张的毛细血管和囊腔。

诊断

无色素性结膜痣。

讨论

结膜痣是结膜最常见的黑素细胞病损，是一种大小、厚度、色素沉着各异的病变，经常发生于黑色皮肤的个体中。尽管大多数的结膜痣是黄褐色或棕色的，大约 30% 可能是无色素的，表现为肉色或粉色病损。典型的色素痣位于球结膜或角结膜边缘，偶尔也见于泪阜及半月襞，很少长在睑板、睑结膜或穹窿部结膜。后两者非常罕见并且应该高度怀疑为结膜黑色素瘤。囊腔是结膜痣的一个非常重要的诊断特征，并且经常分布在整个痣体。单一的滋养血管和许多内部血管可存在，尤其在无色素痣中非常明显。

根据痣细胞所在部位，结膜痣可分为交界型、上皮下型或者复合型。交界型痣是痣细胞局限于结膜上皮-上皮下交界部位的上皮内病变，上皮下型痣由位于结膜基质内的痣细胞组成，复合型痣是最常见的类型，其痣细胞同时存在于上皮交界处和结膜基质内。囊肿可发生于三种类型的结膜痣内，尤其常见于复合型痣，由于色素局限于结膜内，除了附着在边缘的球结膜，位于球结膜其他部位的病损可以很容易的在巩膜表面移动，角膜侵犯非常少见，主要是由于结膜痣细胞不能穿透结角膜的连接组织。

具有结膜色素痣的病人通常表现为一只眼的表面有无痛性的小斑点。这种病变可能是先天性的，据报道在生后 6 个月内显现，也可能是后天性的，以后被发现。尽管结膜痣是一个潜在的恶性病变，但大多数结膜痣在病人的一生中都保持为良性，有些良性结膜痣的外观有可能改变，变大并且色素增加。特别值得一提的是，在青春期和孕期，经常暴露在日光下以及激素的应用都表明可以引起色素沉着的增加。结膜痣的广泛炎症可发生于成年人的青年时期，并且颇似病损增大。

结膜痣的临床诊断要求根据病变的病史及表现。最重要的是将色素痣与原发性获得性黑色素沉着病及结膜恶性黑色素瘤相鉴别。无色素沉着性结膜痣必须与过敏性结膜炎、芥末黄色斑、鳞状细胞瘤、良性淋巴组织增生形成的肉色斑块及结膜淋巴瘤相区别。结膜痣的诊断有利于那些幼年时发病，并且保持稳定了较长时间病变，包括内部囊中的那些病变。偶尔在病变的内部可发现扩张的毛细血管。原发性获得性黑色素沉着病是扁平的棕色病变，不包含囊性结构。如果病变与巩膜固定，浸润到角膜上皮，或者有一条滋养的血管条索，或者位于穹窿部、睑结膜，以及最近有增大的病史，则要怀疑其性质。淋巴样病变同样也不含囊性结构并且在穹窿部比典型的结膜痣更为常见。

因为结膜痣的恶变率非常低，所以大部分病例给予连续照相进行临床观察。这种病变从幼年时代出现并多年保持稳定不变是非常可能的，如果色素痣出现在高年龄人群中，具有颜色改变及增大的病史，或出现可疑黑色素瘤的特征，或者涉及病人的美容问题，则可以考虑外科手术切除。这类病变需要向对待结膜黑色素瘤那样进行病灶边缘活体组织检查及冷冻治疗。

根据病变的病史及临床表现，目前该病人诊断为无色素性结膜痣，与患者家属讨论了是选择手术切除还是临床观察，他们选择了后者。患儿已经被追踪观察，并且结膜痣完全保持稳定。

临 床 要 点

1. 结膜痣是一种常见的、散发的病变，具有各种大小、厚度及色素沉着。
2. 内部囊腔的存在是结膜痣区分于原发性、后天性黑色素沉着病及恶性黑色素瘤的重要诊断特征。
3. 大多数结膜痣患者可经过连续观察监视病变，而对那些可疑的病变，应手术切除并对切缘进行活检和冷冻。

（李二军译　梁仲琪校）

参 考 文 献

1. Shields JA, Shields CL, De Potter P. Management of conjunctival melanoma. Arch Ophthalmol 1999; 117: 1098.
2. Grin JM, Grant-Kels JM, Grin CM, et al. Ocular melanomas and melanocytic lesions of the eye. J Am Acad Dermatol 1998; 38: 716-730.
3. Folberg R, Jakobiec FA, Bernardino VB, et al. Benign conjunctival melanotic lesions. Clinicopathologic features. Ophthalmology 1989; 96: 436-461.
4. Grossniklaus HE, Green WR, Luckenbach M, et al. Conjunctival lesions in adults. A clinical and histopathologic review. Cornea 1987; 6: 78-116.

病例 65　青光眼术后视力下降

Janice A. Gault

患者女性，83 岁，患青光眼。主诉左眼视力下降。该病人 2 年前曾做白内障和用了丝裂霉素的小梁切除联合手术。患者疾病不用药物治疗已得到很好的控制，并且平均 3~4 个月看一次眼科医生。患者发现其视力几周前下降，但无疼痛不适的感觉。

眼科检查

最佳矫正视力右眼 20/30，左眼 20/200。前一次检查显示局限的缺血性滤过泡已经形成。此次就诊，滤过泡检查 Siedel 阳性，伴有浅前房，虹膜角膜接触，后房的晶状体位置正常。无前房反应及前房积脓。右眼后房晶状体位置居中。其他检查正常。眼压右眼 12mHg，左眼 2mmHg。散瞳检查显示双眼视盘中视杯为中度大小。

问题

诊断应该是什么？

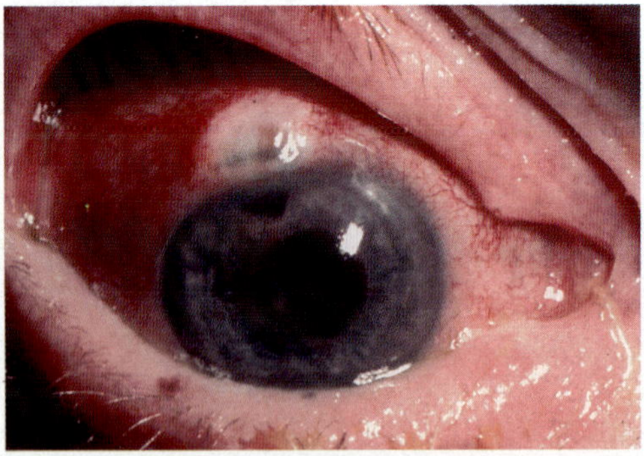

裂隙灯照片显示：位置良好的局限的缺血的滤过泡。

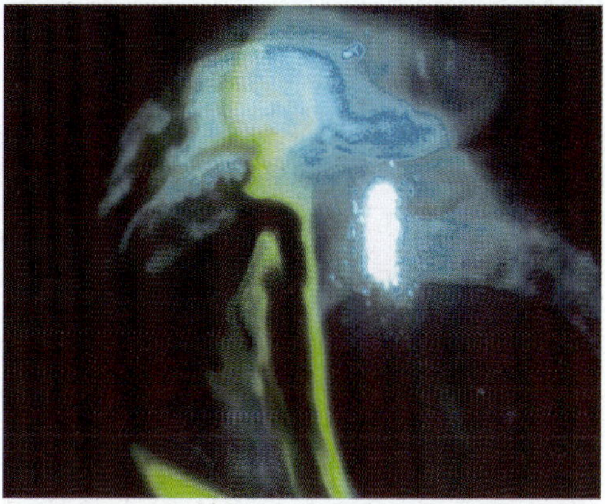

荧光素染色试验，滤过泡 Siedel 检查强阳性。

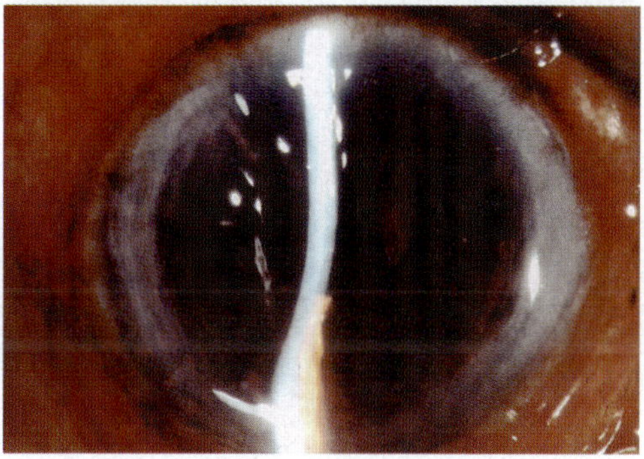

浅前房伴虹膜角膜接触。

诊断

由滤过泡渗漏伴虹膜角膜接触导致的浅前房。

讨论

小梁切除是控制青光眼的一个非常普遍的方法，这种方法有早期和晚期的并发症。早期并发症包括低眼压、高眼压、浅前房、葡萄膜炎、前房积血、角膜浅凹和视野损害。晚期并发症包括滤过失败、滤过泡渗漏、滤过泡炎、眼内炎、白内障。滤过泡脱垂引起患者不适、自发性前房积血以及上睑下垂。病人应注意此病需要长期随诊，不仅仅因为是青光眼本身，也因为外科手术可能引起的并发症。一项研究提示，小梁切除术后

5 年内有 23% 可出现滤过泡渗漏、滤过泡炎及眼内炎。一个孤立的渗漏滤过泡约 75% 可在门诊解决，应用抗纤剂如 5-氟尿嘧啶及丝裂霉素，可增加这些危险。

早期手术后的浅前房可根据病因分为三类，并据此而制定治疗计划（见表 1）。

依据病因采取不同的处理。如果病人滤过过强，给予睫状肌麻痹剂以及加压棉片，或者 Simmons 加压眼罩，并且给予抗生素眼液点眼。如果病人正在使用激素，停止或者减少用量。

如果脉络膜脱离，可以用睫状肌麻痹剂、加压片以及激素。如果滤过泡存在并且仍有功能，只需观察不需做其他处理。脉络膜脱离通常会自行消失。如果虹膜内皮接触到瞳孔的边缘，并且滤过泡扁平，或者晶状体与角膜相接触，则需引流脉络膜下液并用黏弹剂或空气恢复前房。

结膜漏孔且没有滤泡形成则需要在手术室行二期缝合术。如果滤泡有功能，可进行观察，因其有可能自我修复，尤其对于那些未使用过抗纤剂的患者。胶水和绷带式角膜接触镜通常无效。那些使房水生成减少的药物疗法可以减少通过瘘口的房水，有助于瘘口的恢复。

脉络膜出血的患者如果浅前房超过 4 天或者很疼痛，则需要进行引流，局部给予激素。如果在 4 天以内引流，容易导致复发。

表 1．小梁切除术后浅前房的评估

滤过泡	眼压	问题
高度隆起	低（<10mmHg）	滤过过强
扁平	低	脉络膜脱离（眼压 1～25mmHg）
		结膜瘘口（Siedel 阳性）
		脉络膜上腔出血（眼压 15～50mHg）
扁平	高于正常	瞳孔阻滞
		房水迷离

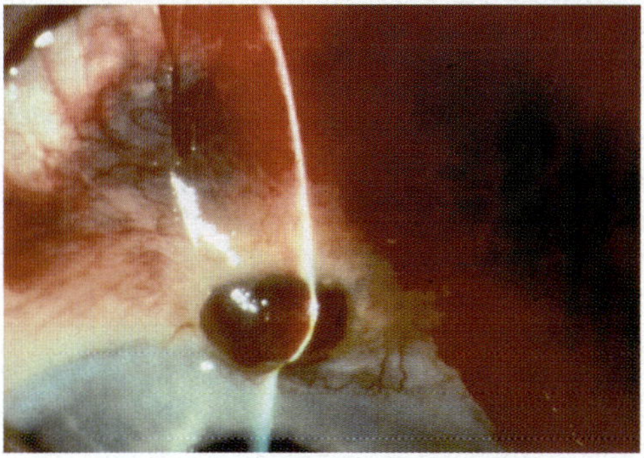

渗漏的滤过泡内注射自体血后。

瞳孔阻滞则行激光虹膜周边切开术。恶性青光眼给予阿托品、激素局部应用和口服抗青光眼药物治疗。如果患者有人工晶状体的可用 YAG 激光行囊膜切开术。如果 YAG 失败或者患者有晶状体，则需要行经扁平部玻璃体切割手术。

后期滤过泡渗漏将面临滤过泡炎和眼内炎的危险，可以给病人预防性地应用抗生素、局部房水抑制剂、加压片、Simmons 加压罩以及自体血进行治疗。尽可能地修补滤过泡。外科修补包括结膜前移以及羊膜移植术，后者不一定比前者更有效。不要使用激素。滤过泡炎是未累及玻璃体的滤过泡感染。眼内炎则已经累及玻璃体。

冷冻或激光可使过强的滤过泡变小收缩，但有使滤过泡完全丧失功能的危险，病人应选择在手术室内进行滤过泡修复术。

新的手术方法可能降低这些风险，选择性激光小梁成形术、睫状体内光凝、黏弹剂 Schlemm 管扩张术以及其他非侵入性外科方法正在进行评估。

该病人具有后期的滤过泡渗漏，但没有滤过泡炎和眼内炎。给予氧氟沙星眼液每天 4 次，局部应用 β-阻滞剂、多佐胺以及加压法治疗。第二天渗漏液体量没有改变。周边虹膜角膜仍接触。几天以后，决定试用自体血液疗法，血液从患者上臂静脉抽出并注射到滤过泡中（见上图）。通过前房穿刺术应用黏弹剂重建前房。继续以前的治疗，其滤过泡渗漏愈合。患者恢复到以前的视力水平 20/40，并且维持 Siedel 试验阴性和 10mmHg 的眼压。不再口服药物治疗，患者被告之有再次复发和发展为滤过泡炎或眼内炎的可能。继续坚持 3～4 个月随诊。

临 床 要 点

1. 小梁切除术的长期危险性应是手术前知情同意书的一部分。
2. 对于病人，即使滤过泡壁很薄且有感染倾向，也不主张预防性局部应用抗生素，因为如果病人被感染，将会是耐药菌并导致不良后果。
3. 引起滤过泡炎和晚期眼内炎的绝大多数微生物属于嗜血杆菌属、链球菌属以及葡萄球菌属。开始的治疗措施应包括加强局部应用头孢菌素或万古霉素和妥布霉素。如果需要玻璃体注射，则抗生素的选择为万古霉素和阿米卡星。

（李二军译　梁仲琪校）

参 考 文 献

1. Shields MB. Textbook of Glaucoma，4th ed，Baltimore，Williams & Wilkins，1998.
2. DeBry PW，Perkins TW，Heatley G，et al. Incidence of late-onset bleb-related complications following trabeculectomy with mitomycin. Arch Ophthalmol 2002；120：297-300.
3. Parrish RK 2nd，Schiffman JC，Feuer WJ，et al. The Fluorouracil Filtering Surgery Study Group. Prognosis and risk factors for early postoperative wound leaks after trabeculectomy with and without 5-fluorouracil. Am J Ophthalmol 2001；132：633-640.
4. Budenz DL，Barton K，Tseng SC. Amniotic membrane transplantation for repair of leaking glaucoma filtering blebs. Am J Ophthalmol 2000；130：580-588.

病例 66　眼前闪光感和黑影飘动

Carol L. Shields

患者男性，55 岁，主诉无痛性左眼前闪光感和黑影飘动 1 月余。有糖尿病及高血压病史。在眼部症状出现前有严重咳嗽、喷嚏及鼻涕带血症状。

眼科检查

视力右眼 20/20（1.0），左眼 20/30（0.6+）。屈光右眼 +4.00DS−2.00DC×90°，左眼+3.25DS−1.00DC×90°。眼压右眼 18mmHg，左眼 17mmHg。双眼巩膜正常无明显血管。双眼角膜清亮，双虹膜正常，双前房角正常。眼底右眼正常，左眼从周边自睫状体平坦部至前部赤道部 360°范围，弥漫性多灶性脉络膜增厚，广泛的非孔源性视网膜脱离，未累及黄斑中心凹。

实验室检查发现

眼球透照试验：睫状体及脉络膜未见阴影。超声可见左眼 360°脉络膜隆起，无实性成分，右眼轴长 21.5mm，左眼轴长 21.5mm。

问题

诊断是什么？怎样处理？

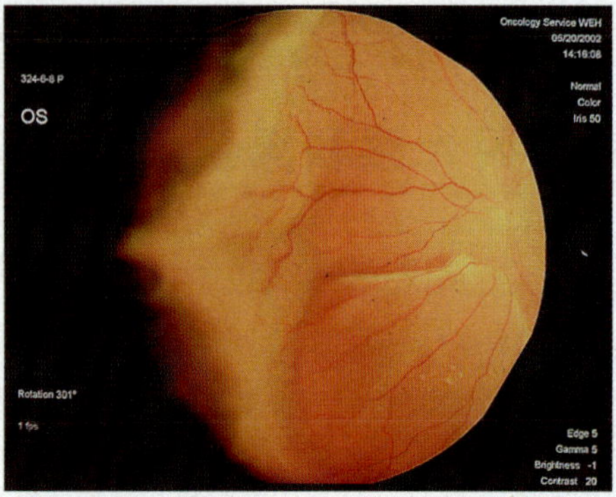

左眼底睫状体平坦部至赤道前弥漫性多灶性脉络膜增厚。

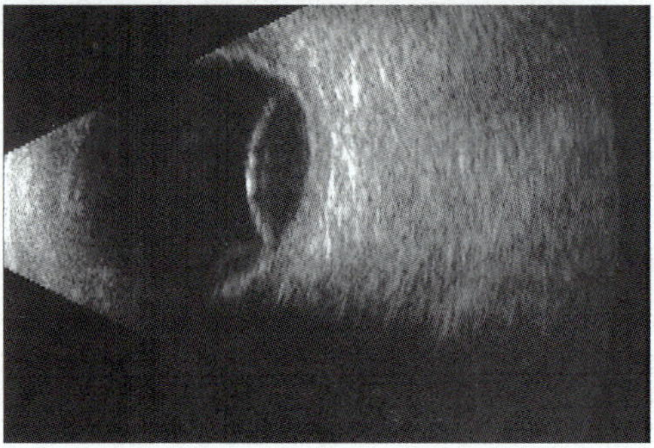

B超显示非实质性葡萄膜隆起回声带。

诊断

脉络膜渗漏综合征。

讨论

睫状体脉络膜（葡萄膜）渗漏指异常的浆液性液体积聚于睫状体或脉络膜外层。大多数病例可按以下病理生理学分类，包括流体动力学的、炎症性的、肿瘤性的或与巩膜异常有关的。即使经过全面临床评价，病因仍常不明，渗出不能进行分类；因此定义为“自发性葡萄膜渗漏”。流体动力学造成的特殊类型的葡萄膜渗漏包括外伤性渗漏、青光眼滤过、睫状体离断、外伤、孔源性视网膜脱离以及造成低眼压和睫状体缺血和葡萄膜静脉压升高的因素，如动静脉瘘、Sturge-Weber 综合征、巩膜表面静脉突出、巩膜扣带造成的涡静脉压迫和 Valsalva 动作。炎症因素包括外伤后炎症反应、术后、激光后和冷凝治疗后的炎症反应；药物反应、葡萄膜炎、巩膜炎、眼眶蜂窝织炎和眼眶炎性假瘤。肿瘤性因素包括脉络膜恶性黑色素瘤、转移癌和淋巴瘤。最后，影响巩膜壁的因素也能导致葡萄膜渗漏，包括小眼球（高度远视）和黏多糖病。在近期的分类中，可以见到“自发性葡萄膜渗漏综合征”的名称。

诊断依据于临床表现及超声形态。临床特征包括周边脉络膜和睫状体浆液性脱离，多叶性外观与背景葡萄膜颜色相同，与葡萄膜肿物相似，浆液性视网膜脱离常见。在许多慢性病例，视网膜下液因蛋白成分增加而变得黏稠，视网膜色素上皮斑驳改变。眼球透照试验正常无阴影。超声可见透声性脉络膜隆起，非实性或内部无血流（此表现更支持实性肿物的诊断）。

葡萄膜渗漏的治疗首先是确定病因并予以去除。如果与低眼压有关，那么恢复眼压即可使液体吸收。同样，解决了其他的相关问题或相关的炎症有助治疗。特发性葡萄膜渗漏综合征患者被认为是巩膜糖蛋白异常导致蛋白可以通过巩膜漏出，引起富含蛋白的液体在葡萄膜或葡萄膜上腔积聚。口服皮质类固醇有效，通常需逐渐减量。有时可在 Tenon 囊下注射。在顽固病例，可能需要行巩膜开窗术，以帮助液体通过巩膜屏障外流。

该患者口服类固醇后脉络膜脱离逐渐吸收，推测渗出可能与严重的咳嗽、喷嚏引起的 Valsalva 动作有关，或与其中度远视有关。如果与屈光有关，应有双侧渗漏，另外，眼轴长度不在小眼球范围内。应长期随诊，因为激素减量后渗漏可能复发。

临床要点

1. 睫状体脉络膜渗漏可与睫状体环状恶性黑色素瘤外观相似。
2. 睫状体脉络膜渗漏与葡萄膜黑色素瘤不同，无内部血管及透照阴影，超声显示为非实质性。
3. 睫状体脉络膜渗漏的患者应对低眼压、葡萄膜静脉压升高（如 Valsalva 动作)、巩膜扣带过紧、恶性高血压、炎症因素、巩膜异常情况（如高度远视)、小眼球、新生物（如脉络膜转移癌)、脉络膜恶性黑色素瘤、脉络膜淋巴瘤等进行评估。

（孙玉兰译　梁仲琪校）

参考文献

1. Johnson M. Uveal effusion. In：Guyer D，Yannuzzi L，Chang S，et al (eds.). Retina - Vitreous，Macula. Philadelphia，W. B. Saunders，1999，pp. 658 - 668.

病例 67　右眼视物变形

Mark Nelson

患者男性，37 岁，主诉右眼视物变形几周。同时发现右眼视物变色、变小。无眼痛，体健，否认用药史及眼病家族史。患者是一名会计，由于税务问题在近一周承受较大压力。

体格检查和眼科检查

血压 120/80mmHg，脉搏 70 次/分，律齐，心脏检查正常。视力：右眼 20/40，左眼 20/20。Amsler 方格表显示右眼中心变形。眼压正常。眼前节检查正常。眼后节检查显示黄斑区大面积的视网膜下液，伴有小片视网膜色素上皮（RPE）隆起，无视网膜下出血或渗出，左眼底轻度色素改变。

实验室检查发现

眼底荧光造影（FA）示右眼早期 RPE 局限渗漏，晚期渗漏的网膜下野液，与检眼镜下所见的范围一致。左眼可见一些小片的透见缺损。

问题

该患者最可能的诊断是什么?

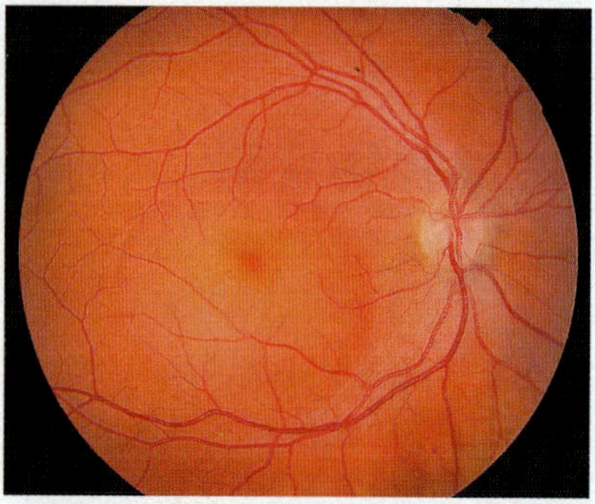

视网膜下液伴视网膜色素上皮隆起的右眼底照片。

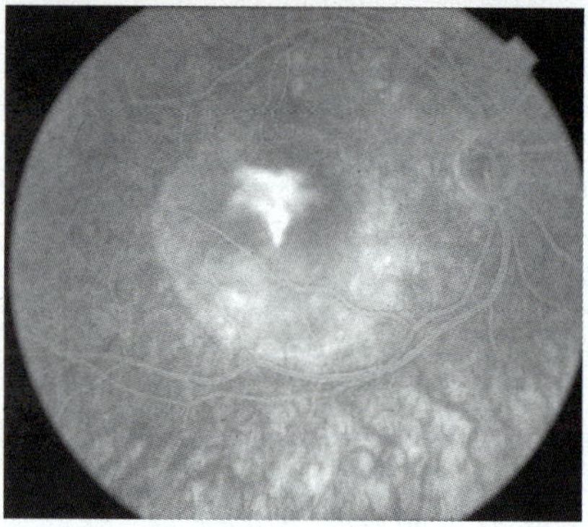

眼底荧光血管造影显示：来自视网膜色素上皮的烟囱形渗漏，并勾画出色素上皮脱离的范围。

诊断

对于无健康问题的年轻人来说，最可能的诊断为特发性中心性浆液性脉络膜视网膜病变（CSC）。

讨论

特发性 CSC 易发生于 30～50 岁男性，在非洲裔美国人中少见，女性孕期易发该病。视网膜下和 RPE 下积聚是由于局限性的 RPE 渗漏，发生于黄斑区引起视力障碍，如积聚于黄斑区以外患者通常无症状。

CSC 的病理生理学尚不清楚，但压力大的人（A 型性格）发生 CSC 的危险性高。血液中儿茶酚胺水平高，可能与局限性脉络膜毛细血管和（或）RPE 损害有关。RPE 泵功能破坏，使液体积聚于视网膜下，致使局部视网膜神经感觉层脱离，光感受器功能异常。

最常见的症状是视力减退（通常为轻度）、视物变形、视物变小、色觉障碍和持续性后像。体检可见神经感觉层浅脱离，经常伴有小片色素上皮脱离（PED），在许多病例都有RPE的异常。

大多数CSC引起轻度视力减退，不经治疗都可自愈，只有约5%的病例最终视力低于20/40。然而，即使视力恢复“正常”（如20/20），患者可能遗留永久性视觉质量和色觉欠缺。大约20%～30%的患者会复发。在一些慢性CSC患者，可能引起更严重的持续的视力下降，还有一部分患者病情严重，出现泡性渗出性视网膜脱离，视力下降到20/20或更差，这种病例在日本较多而在美国少见。严重病例可能在大量应用激素或器官移植的患者中更常见。

诊断需根据裂隙灯显微镜加接触镜和用间接检眼镜检查，无红光照明可帮助确定神经上皮脱离的范围。细小病变很容易被漏掉。眼底荧光血管造影可确诊。早期可见RPE的局限性渗漏，晚期渗漏与神经上皮的脱离范围相吻合。“炊烟”状渗漏且有诊断意义，但仅见于20%的患者。

渗出性视网膜脱离的鉴别诊断包括视盘小凹、视网膜脱离、脉络膜肿瘤、黄斑变性和妊高征。因为大多数病例可自愈治疗通常为定期随诊观察，应仔细询问皮质类固醇应用情况，包括喷鼻剂。光凝治疗虽可加快病愈速度但并不有助于视力及色觉的恢复，也不能减少复发，而且治疗后有产生脉络膜新生血管膜的危险。由于这些原因，光凝治疗仅用于症状持续大于4个月且渗漏范围大于375um的患者，对侧眼视力丧失或职业需要（如飞行员）等可酌情考虑早期激光治疗。

本文的患者每月随诊观察，脱离的神经上皮3个月恢复，视力达20/20，患者注意到辨色力异常，视觉质量下降。

临床要点

1. 虽然大多数患者在 CSC 后能恢复良好的视力，但许多患者仍有细微持久的视觉质量和色觉改变。
2. 在老年患者区别 CSC 与黄斑变性比较困难。吲哚青绿（LCG）血管造影可能有帮助，因为 CSC 患者的脉络膜有多发的高荧光和弱荧光，ICG 造影比 FA 观察更清楚。
3. 视网膜或视网膜下出血在 CSC 中不常见，如果发现，应考虑其他诊断，如 AMD。
4. 对于怀孕妇女，考虑用光学相干性断层造影术（OCT）代替 FA 诊断 CSC，因为 OCT 不需要全身用药。

（孙玉兰译　梁仲琪校）

参考文献

1. Spaide RF. Central serous chorioretinopathy. In：Regillo CD，Brown GC，Flynn HW Jr，eds. Vitreoretinal Diseases：The Essentials. Thieme，1999；pp 307－332.
2. Gass JD. Stereoscopic Atlas of Macular Diseases：Diagnosis and Treatment，4th ed. St Louis，Mosby，1997.
3. Watzke RC，Burton TC，Woolson RF. Direct and indirect laser photocoagulation of central serous choroidopathy. Am J Ophthalmol 1979；88：914－918.

病例 68　车祸后右眼视力丧失

Mark Nelson

患者男性，37 岁，主诉 2 个月前车祸右眼视力丧失。患者的车迎头撞上另一辆汽车，致使其右眼撞到方向盘上，随后右眼肿胀发青，视物模糊，且夜间视力差。事发后未曾就医。既往体健无用药史，无家族眼病史。

体格检查和眼科检查

血压 110/70mmHg，心脏检查正常。视力右眼 20/200，左眼 20/20，右眼周边视力明显减低。右眼经瞳孔传入障碍，前节检查，右眼轻度后囊下白内障，左眼正常，双眼前部玻璃体无浮游细胞。右眼后节检查示周边视网膜明显的网状（骨细胞样）视网膜色素上皮（RPE）异常。整个眼底 RPE 呈斑驳点，黄斑呈毯样外观，视网膜血管变细，视神经苍白，左眼后节检查正常。

实验室检查发现

ERG 右眼近于熄灭，左眼正常。FTA - ABS 无反应，血胆固醇水平正常。

问题

用什么试验可确定该患者的视力丧失是否继发于视网膜色素变性（RP）？诊断是什么？

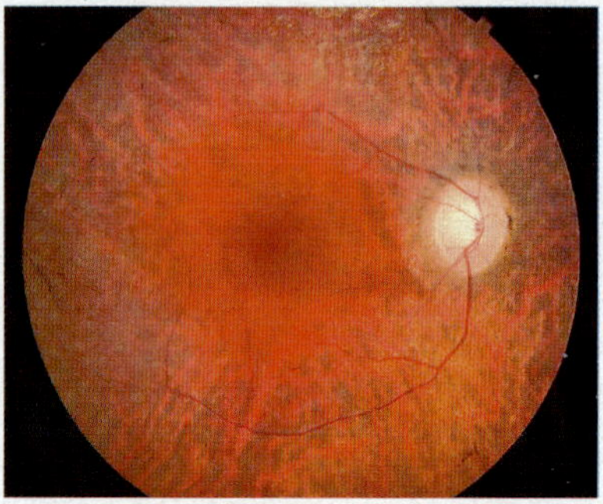

右眼底视网膜色素上皮呈斑驳样，周边部骨细胞色素沉着，视盘苍白，视网膜血管变细。

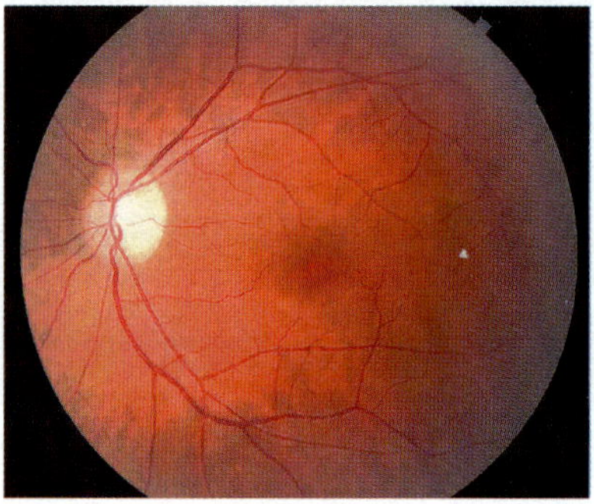

左眼底正常。

诊断

诊断为外伤继发性病变，应行 ERG 以排除 RP。然而如果该患者已有 RP，左眼也应有相应的光感器细胞功能减退。

讨论

该患者有两个主要问题：该患者患有 RP 吗？如果没有，那么他的视力丧失与 2 月前的车祸有关吗？

因该患者左眼 ERG 正常，RP 可能性不大，然而因为其右眼的表现与 RP 极为相似，这就很值得讨论。

RP 因为无证据表明其过程有视网膜炎症，所以说其用词不当。因为 50% 的病例有遗传基础，所以我们考虑 RP 是一种遗传病，与 RPE 光感受器全体功能异常有关。同时其他易于混淆的视网膜疾病可能与 RP 极相似，如本患者。

RP 的症状通常以夜盲开始，虽然可能由于孩子较小，症状叙述不清，仍多自儿童期开始至成年期，周边视野缩小。中心视力一直保持至疾病晚期，X 连锁的 RP 可能是最严重的，但 RP 的进展和严重性有许多变异。

在考虑诊断 RP 时，排除可诊疗原因导致的 RP 和类似于 RP 疾病是十分重要的。

可诊疗原因导致的 RP 包括 Refsum 病，该病植烷酸水平增高，且有无 β 脂蛋白血症。患者血清蛋白、胆固醇和维生素 A 水平降低。其他导致维生素 A 缺乏的疾病如慢性胰腺炎、硬化、肠扣除也可与 RP 相似。锌缺乏也是原因之一；饮酒也可出现夜盲。感染（如梅毒）、严重葡萄膜炎、外伤、脉络膜炎或眼动脉阻塞、中毒、代谢性疾病也可表现类似 RP。

本患者左眼 ERG 正常，不考虑 RP，ERG 的减低对 RP 并不特异，所以要考虑其他诊断。

患者诉视力减退始于 2 月前的车祸，但进一步询问得知患者因车祸引起诉讼。患者不能提供伤后的用药记录，进一步询问承认 10 年前在另一个国家曾发生一起严重车祸，当时右眼严重受伤，不能确定是否在第一次车祸后视力即有所下降。基于这一病史，该患者考虑为继发于外伤的视网膜脉络膜血管损伤，建议每年随诊。

临 床 要 点

1. **单侧 RP 是不存在的，通常为双侧，或至少对侧眼应有某种异常。**
2. **除了 ERG，暗适应和 Goldman 视野对于区别 RP 和其他疾病也有帮助。**
3. **RP 鉴别诊断时应考虑梅毒。**

（孙玉兰译　梁仲琪校）

参 考 文 献

1. Carr RE: The generalized heredoretinal disorders. In: Regillo CD, Brown GC, Flynn HW Jr, eds. Vitreoretinal Disease. The Essentials. New York, Thieme, 1999; pp 439-453.
2. Bird AC. Retinal photoreceptor dystrophies. LI Edward Jackson Memorial Lecture. Am J Ophthalmol 1995; 119: 543-562.
3. Marmor MF. The electroretinogram in retinitis pigmentosa. Arch Ophthalmol 1979; 97: 1300-1304.

病例 69　左眼外斜

Ekaterini C. Karatza 和 Janice A. Gault

患儿 4 岁，其母亲主诉患儿左眼外斜。

眼科检查

裸视力双眼 20/25，散瞳双眼屈光度+1.25S，看远处时有共同性外斜 20 棱镜度，看近处外隐斜，立体视减弱，Worth 4 点试验看近 4 点，看远 2 点。家长注意到患者小时候于亮光下眯眼，一眼偶尔外斜，尤其是当发烧或疲劳时，现在看远处时外斜持续存在。患者未诉复视。

问题

诊断是什么?

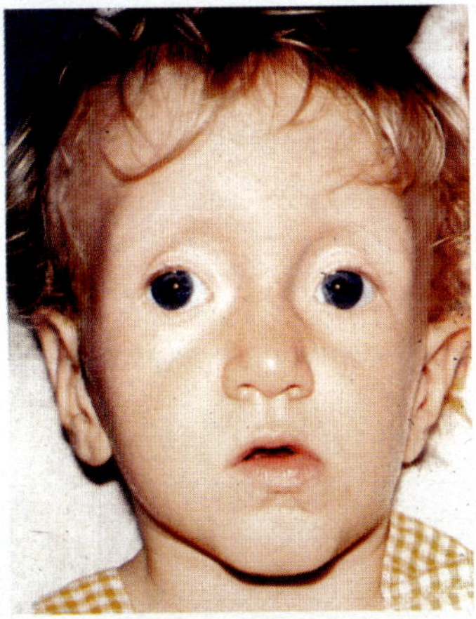

照片证明有 20 棱镜度的右眼外斜视。

诊断

儿童外斜视。

讨论

与内斜视相比，外斜视在斜视中较少见，临床上外斜分为五型：

1. 先天性外斜：出生 6 个月内发生，看近看远斜视角固定，且较大，一般≥35 棱镜度，弱视少见，形成双眼单视功能。
2. 感觉性外斜：由屈光参差造成，如单眼白内障或肿瘤。
3. 典型儿童外斜：宜早期手术。
4. 集合不足。
5. 内斜术后外斜：经常伴有远视。

典型的儿童外斜为后天获得性，发生较隐匿，第一次发现于 6~18 个月，如果发展严重或更明显，家长会带孩子就医，大多数发生在 5 岁左右，解释为随着时间推移，抑制也在发展，一旦建立，斜视就会持续出现。

间歇性外斜视原因仍不清楚，屈光不正在这个年龄段的患儿是正常的，与其他类型的斜视一样，外斜视是阶段性进展的，可以是家族性的。

典型的儿童外斜视是阶段性进展的（见表 1）。通常一眼或另一眼间歇性看远时外斜，眨眼或改变注视物可缓解。在患儿生病、疲劳或发呆时更常见，看近时正位为 1 期。2 期时，看远时斜视几乎持续存在，看近时也有斜视，患儿可能不会主诉有复视，但为了恢复眼位和避免复视会眨眼或闭一只眼，尤

表 1. 间歇性外斜视的分期

	视远斜视	近	复视	抑制	治疗
0 期	外斜	无	无	无	无
1 期	间歇外斜	无	有	无	多变化
2 期	外斜	外斜或间歇外科	有	有	手术
3 期	大外斜期	外斜	无	有	为外观手术

其是看电视或在强光下。在户外，尤其是在阳光下，闭起一眼，是间歇性外斜的典型表现。户外敏感现象是由于距离增加，还是亮度增加，仍需探讨。随着抑制的发展，复视少见，到了第 3 期，近视、远视、斜视都持续存在。

检查示双眼视力良好，均等，在间歇期几乎不会发生弱视，同样原因，患者近距离立体视力良好。如果无固视的自发性改变，在持续性外斜视阶段会发生弱视，但远视更严重。随着时间推移，年轻人的外斜不自觉地抑制斜眼的图像。间歇性外斜的感觉不适通常不严重。颞侧抑制是退化的主要原因。斜视角的测量通常为小到中度（15～40 棱镜度），仅在注视远方打破融合时出现（如遮盖实验）。

斜视专家们一致认为，间歇性外斜很少单纯发生角度大小或频率的改善，大多数患者在一定时间内可通过融合控制斜视，大约有 20% 的孩子会发展为持续性外斜视，通常 6 岁后会加重。

对眼科医生来说，斜视患者的好的治疗结果是有融合、无抑制或无症状。间歇性外斜患者以上这些参数的恢复较好。间歇性外斜视的非手术治疗包括治疗弱视，一些医生通过消除抑制来防止斜视进展并增加治疗成功率和稳定的手术矫正后眼位。消除抑制的治疗理论是基于：如果抑制发生，患者的外斜率多加大的理论。抗抑制治疗包括日常的交替遮盖疗法、戴负镜和用基底向内的棱镜。负镜可迫使患儿用调节和集合帮助控制外斜，许多专家提倡用棱镜治疗外斜。一些人发现基底向内的棱镜对改善融合能力有益，有时甚至能完全控制斜视度，并通过使患者有轻度内斜可完全消除抑制。这种治疗可帮助一小部分患者，主要是早期间歇性外斜、斜视度小且本身就有好的融合控制力的患者。

有加重可能且对非手术治疗反应不好者，宜早期手术治疗。初次手术治疗过矫是一种较理想的结果，然而，术后随时间推移会出现反弹。一些专家认为，6 岁以前不应进行手术，因为术后有持续内斜的可能，使弱视发生并丧失立体视。当家长和医生都能明显看出斜视时，可行手术治疗。对于严重间歇外

表 2. 外斜视的鉴别诊断

Duane 综合征
甲状腺眼病
重症肌无力
外直肌过强
前次手术造成的内直肌松脱
先天性纤维化综合征
Ⅲ颅神经麻痹
集合不足（视近斜度大于视远）

表 3. 手术量

术前斜度（棱镜度）	双侧直肌后退
15	4
20	5
25	6
30	7
40	8
50	9

斜，即有症状或必须闭起一眼防止复视者，或不能控制外斜并容易出现眼球不协调运动者，以及随时间延长逐渐加重者，均应考虑手术治疗。理论上手术方法是双侧直肌后退，手术量的确定依据矫正视力后视远时的外斜量（见表 3）。

该患者已失代偿进入儿童性外斜 2 期，已发生抑制，有持续外斜而无复视，Worth 4 点试验的结果也已证实，将行双侧外直肌后退 5mm。

临 床 要 点

1. 在儿童间歇性外斜视的自然病程中，20% 进展为持续性斜视。如果他们是 6 岁后发生，则分散过度和 V 型趋于稳定。
2. 这些患者应经常随诊，记录发生频率、控制能力及斜视角度（视近、视远）；40% 发展为 A 或 V 型和垂直斜视。
3. 非手术治疗包括：戴负镜刺激调节和集合力，戴基底向内的棱镜拟改善症状和小的外斜，以防止抑制。如果需要手术，病人最好行双眼外直肌退后手术，要过矫以打破抑制，使患者有 4～14 棱镜度的内斜视。

（孙玉兰译　梁仲琪校）

参 考 文 献

1. Hutchinson AK. Intermittent exotropia. Ophthalmol Clin North Am 2001；14：399－406.
2. Maruo T，Kubota N，Sakaue T，et al. Intermittent exotropia surgery：long－term outcome regarding changes in binocular alignment. A study of 666 cases. Binocular Vision Strabismus Q 2001；16：265－270.
3. Armoogum A，Butcher JM. Timely surgery in intermittent and constant exotropia for superior sensory outcome. Am J Ophthalmol 2001；132：803－804.

病例 70　无痛性视物模糊

Carol L. Shields

患者男性，83 岁，白种人，主诉渐进性无痛性视物模糊 2 月余。曾施双眼白内障手术，右眼 1 年前、左眼 4 年前。自述无闪光感、飘浮物、眼痛眼红及眼外伤史。曾行三支冠状动脉搭桥术，腹部大动脉瘤修补术，为抗血小板活性，每天口服阿司匹林。

眼科检查

视力：右眼 20/400，左眼指数。眼压：右眼 10mmHg，左眼 12mmHg。双眼角膜清；双前房阴性，双后房型人工晶状体居中；前部玻璃体右安静，左细小色素细胞；眼底右黄斑玻璃膜疣，视网膜色素上皮萎缩，左有严重的围绕视盘并在视盘上方的色素性视网膜下损害，周围可见视网膜下液，上有细小橙色色素簇；皮肤无瘀斑或色素性病损。

实验室检查发现

静脉眼底荧光血管造影显示：右眼斑驳不规则针尖样透见荧光，中期显示出病灶界限，有扩张迂曲的脉络膜血管显晚期渗漏。超声示蘑菇样的脉络膜团块 10mm 厚，内部固有血管搏动，A 超显示中等内部回声，B 超显示挖空现象，2.5mm 眼内病变上方的巩膜透声；SGOT：24（正常，0～37U/L）；SGTP：19（正常，0～40U/L）；碱性磷酸酶：198（正常：90～282U/L）；胸片，心脏扩大，主动脉弯曲钙化；无肺浸润。

问题

考虑什么诊断？怎样处理？

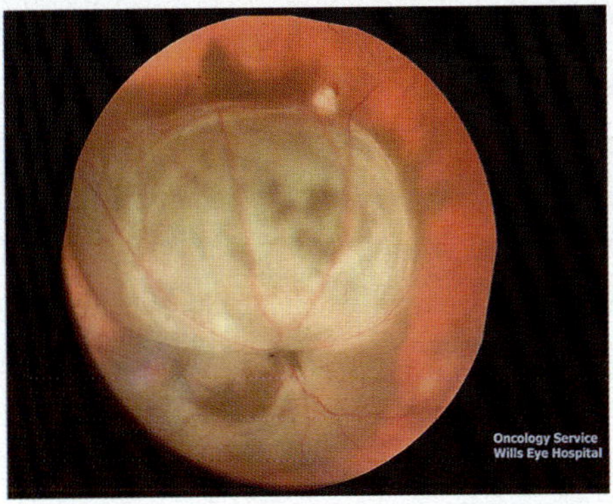

左眼底围绕视盘和视盘上方严重的色素性视网膜下损害伴周围视网膜下液。

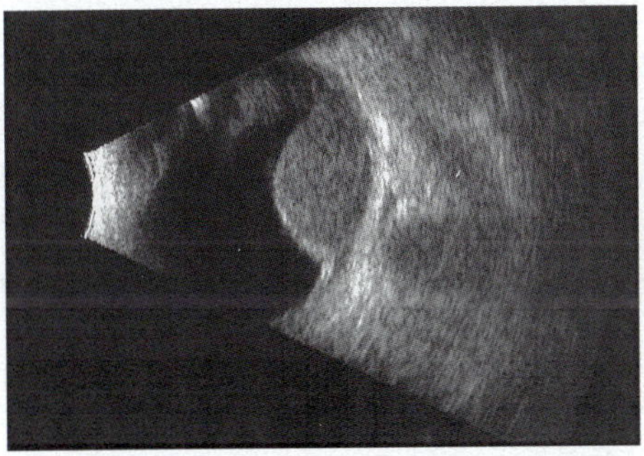

B超显示病变有挖空现象，其上方巩膜外透声。

诊断

脉络膜恶性黑色素瘤伴巩膜外扩散。

讨论

讨论眼底肿物时，首先应确定肿物的组织来源。肿物可来源于视网膜、视网膜色素上皮、脉络膜、视盘和巩膜，每一种都有其不同的临床表现和生长习性。色素性眼底肿瘤通常起源于脉络膜或视网膜色素上皮。本病例肿瘤起源于脉络膜，在视网膜下。

脉络膜肿瘤的鉴别诊断包括新生物如脉络膜痣、恶性黑色素瘤、转移癌、血管瘤、神经瘤，炎症性病变如单发性的特发性脉络膜炎和后巩膜炎，变性类病变如黄斑出血和黄斑外变性、出血性视网膜微动脉瘤、脉络膜出血、巩膜脉络膜钙化、葡萄膜渗漏综合征。该病例肿瘤较大且色素浓重，诊断限定为脉络膜恶性黑色素瘤或出血性变性。本患者右眼表现为年龄相关性黄斑变性。应用阿司匹林在少数病例可导致眼内出血。

超声和FA有助于确诊。脉络膜恶性黑色素瘤的典型表现为A超中到低内回声，B超挖空现象。蘑菇样形态和瘤内血管也提示是恶性黑色素瘤。视网膜下出血也可以表现为中到高内回声和部分固体回声，与出血的状态有关。超声检查视网膜下出血无内部血管搏动，在出血的底部和视网膜色素上皮之间常显示出裂隙，特别是在出血吸收阶段。巩膜外突为黑色素瘤结节造成，发生于约8%的病例。

脉络膜恶性黑色素瘤常发生肝、肺、皮肤和骨转移。小（厚度0～3mm）、中（厚度3.1～8mm）和大脉络膜黑色素瘤（厚度>8mm）各有10%、32%和56%发生转移。应每年进行两次体检及肝功能检查，一次胸片和肝脏影像检查，以便发现转移病变。

该患者行眼球摘除和改良筋膜切除术以完整去除眼球内外的恶性黑色素瘤。在处理眼外肿瘤时，完整取出眼球前不侵扰肿瘤是十分重要的。需要细致操作保持筋膜囊完整，避免眼眶肿瘤播散导致复发。眼眶放入羟基磷灰石，外观满意。

临 床 要 点

1. 蘑菇样的、色素性脉络膜肿物应怀疑脉络膜恶性黑色素瘤。
2. 超声可见恶性黑色素瘤内血管搏动，该特征可区别于视网膜下出血。
3. 视网膜恶性黑色素瘤眼外侵袭超声表现为透声区，通常与眼球相连，可与眼球一起完整地摘除，不要做切开活检。

（孙玉兰译　梁仲琪校）

参考文献

1. Shields JA, Shields CL. Intraocular Tumors: A Text and Atlas. Philadelphia, W. B. Saunders, 1992, pp. 117 - 207.
2. Shields JA, Shields CL. Atlas of Intraocular Tumors. Philadelphia, Lippincott Williams and Wilkins, 1999, pp. 73 - 151.
3. Shields CL, Shields JA, De Potter P, et al. Lack of complications of the hydroxyapatite orbital implant in 250 consecutive cases. Trans Am Ophthalmol Soc 1993; 91: 177 - 189.

病例 71　视盘杯形凹陷

Janice A. Gault

患者 48 岁，非洲裔美国人，在常规检查中发现有视盘杯形凹陷。

眼科检查

视力为双眼戴 −6.00 眼镜，20/20。眼压右眼为 25mmHg，左眼 27mmHg。裂隙灯检查正常，视盘杯形凹陷非常严重，眼底检查发现，双眼明显的格子样变性，不伴有视网膜孔洞或撕裂。患者的祖母、母亲和兄弟均有青光眼。前房角镜检查发现，房角是开角，虹膜以大约 40°突入睫状体。Humphrey 视野检查发现，双眼鼻侧阶梯和 Bjerrum 暗点。

问题

诊断是什么？

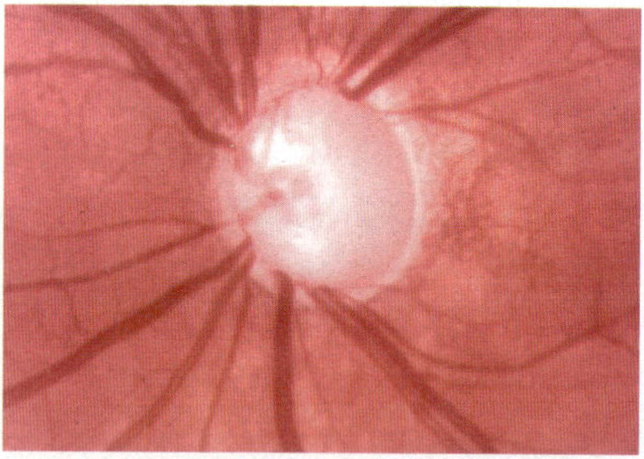

视盘明显杯形凹陷。

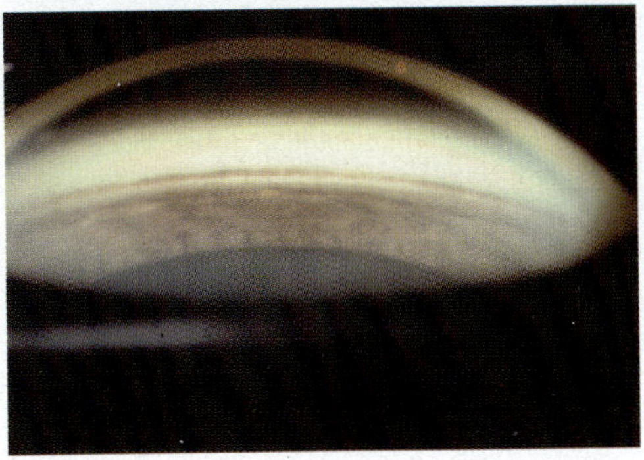

前房角镜检查发现，房角是开角，伴有小梁网色素沉着。

诊断

原发性开角型青光眼。

讨论

大约有 200 万美国人患有青光眼，其中近 50% 的患者并不知情。在美国，青光眼是第二位致盲眼病，约有 500 万到 1000 万美国人出现眼压升高。非洲裔美国人患此类疾病的人数是普通美国人的 3 倍，而且患病后致盲的人数是普通人的 6~8 倍。

眼压的平均值是 16mmHg，但是分布并不是钟形曲线，而是向高处倾斜。当眼压高于 21mmHg 时，即使视神经乳头没有发现异常，也应该引起高度重视。青光眼的评定没有对眼内压水平的明确定义，需依不同患者的个体差异而定。青光眼性视神经损害的危险因素是：年龄、种族（非洲裔美国人）、与青光眼患者有第一级亲属关系、高度近视、贫血、眼创伤史、心血管疾病和糖尿病。有些患者在使用类固醇时，无论采用何种给药途径，包括局部应用、口服或吸入，都会导致高眼压。在进行监测时，9% 的患者最初会出现眼压超过 20mmHg，而 50% 的青光眼患者最初的眼压不会超过 22mmHg。随着年龄增长，眼压也会增加，往往多见于女性，而且有遗传性。70~79 岁青光眼的发生率为 3%，而 80 岁以上人群的发生率则增加到 14%。

如果使用过多的荧光素，或对眼球或眼睑施压，或角膜太厚，进行眼内压测量就容易出现升高的假象，Valsalva动作和屏住呼吸均会升高眼内压。了解这些有助于了解那些肥胖患者为什么会出现眼内压升高，可能因为身体太胖，把头伸到裂隙灯前面非常困难。而那些角膜水肿或太薄的患者（主要出现在LASIK手术后的患者），以及荧光素使用过少的患者，进行眼内压测量就容易出现较低的假象。眼内压的曲线变化明显，有时24小时可相差30mmHg。对于那些眼内压已经得到控制的患者，有必要进行眼压曲线的测量。而一个不配合治疗的患者由于只是白天或来就诊时服药，虽然眼压看似正常，但是疾病却还在恶化。

眼内压升高造成的视神经损害可引起视野缺损。在无视神经乳头凹陷和视野缺损出现前，就可能有约35%～55%的视神经轴突丢失了。视神经萎缩的病理机制众说纷纭。理论上主要有机械压迫和缺血两种。视神经损害的临床表现是：有一个大的、不对称的垂直轴伸长，盘沿切迹明显，局部苍白，血管骑跨的视神经杯形凹陷，Drance出血（盘沿的裂隙状出血），以及视网膜神经纤维层缺损。后者可采用无赤光滤光片裂隙灯检查发现。视神经乳头周围的萎缩也可以作为视神经损害的征象。观察视神经凹陷的纵轴发现凹陷不断增大则是诊断青光眼的有力证据。眼底照片或视神经纤维层摄影等影像资料的保存，有助于更准确地发现随时间推移在数月后甚至数年后视神经损害发展的程度。有时可以出现非常罕见的视神经乳头凹陷的逆转，这种逆转在出生后第一年中非常常见。在成年人中也有出现视神经乳头凹陷逆转的报道，出现于视神经乳头凹陷刚刚出现，通过治疗立即出现明显的眼内压下降的患者。

视野检查法常用于进行视野改变的动态观察。常用Goldmann、Octopus或Humphrey视野机进行视野检查。最好采用同一种视野机进行患者的追踪检查，以有利于动态观察患者视野的改变。眼内压控制在正常范围的患者可以一年检查一次视野，但对眼内压控制不好或视神经损害不断加剧的患者就应该更频繁地检查视野。弥散性的视野缺损是青光眼可以观察到的早期表现，生理盲点的扩大也是早期青光眼的表现之一。青光眼典型的视野缺损表现在鼻侧阶梯、弧形缺损（Bjerrum；位于中心视野15°区）、Siedel暗点（从生理盲点延伸出的弧形）、旁中心暗点和环形暗点。患有严重青光眼性视野缺损的患者最终只留下小的中心管状视野或颞侧视野岛。这些患者可能只有很差的Snellen视敏度，或者只能看见中间的局限视野。视野同样还受瞳孔大小、白内障、屈光不正、视网膜和角膜疾病、患者意识、注意力以及配合程度的影响。在进行视野检查时一定先消除这些因素的影响。例如当患者瞳孔为2mm时，视野检查结果显示为严重的青光眼损害，但当瞳孔扩大到5mm时，视野检查结果可能会正常。如果视野看起来似乎变坏，一定要在晚些时候复查，以便在改变治疗方案前确定视野到底有无改变。

基于患者的眼内压、视盘情况、视野、家族史和危险因子，患者往往诊断为疑似青光眼。如果患者有一眼发病，那么对侧眼如果不进行治疗，就会有29%的可能造成视野损害。大多数眼科医生会对眼压超过28mmHg的患者进行治疗。高眼压治疗研究小组发现，对于没有青光眼损害征象的患者，治疗可使他们的眼压低于24mmHg，或至少低于基础眼内压的20%，从而使60个月发生POAG的累计可能性从9.5%下降到4.4%。有趣的是，角膜中央薄有发展成POAG的危险性。青光眼的治疗包括药物、激光和传统的手术治疗。药物治疗有明显的全身和局部不良反应，而且花费也很大（见表1）。有研究表明，诊断后采用手术或激光治疗比采用药物治疗预后要好。重症青光眼干预性治疗研究报道，采用小梁切除术-氩激光小梁成形术（ALT）-小梁切除术序列治疗白种人和ALT-小梁切除术-小梁切除术序列治疗非洲裔美国人，经过7年的研究得出，药物治疗对眼内组织会造成损害，其预后要比传统外科手术差。

此患者采用Humphrey视野机检查发现，双眼有鼻侧阶梯和Bjerrum暗点。在对患者的病史、药物史和系统疾病回顾后，对患者右眼开始应用溴莫尼定，每日2次，一个月后复查眼内压，目的就是使其眼内压降低 30%。进行单眼试验有助于通过眼压曲线了解治疗的效果。如果药物治疗有效，就开始双眼治疗。患者意识到需要继续药物治疗并随诊，以防治进一步的失代偿。

表 1. 青光眼的药物治疗

药物种类	作用机制	不良反应
β-受体阻滞剂	减少房水产生	阳痿，抑郁，心脏抑制 哮喘与肺气肿禁忌
缩瞳剂	增加房水的排出	降低周围及夜间视力 头疼，增加视网膜脱离的危险，引起近视
拟交感神经药	增加房水流出 增加葡萄膜巩膜房水排出	局部变态，高血压 无晶状体眼引起黄斑水肿
α_2 受体选择性激动剂	减少房水产生	快速免疫，高血压
前列腺素	增加色素膜巩膜流出	局部变态反应，黄斑囊样水肿 虹膜炎增加虹膜及皮肤色素沉着 增加睫毛的生长速度
碳酸酐酶抑制剂	减少房水的产生	代谢性酸中毒，再生障碍性贫血，阳痿 感觉异常，厌食，味觉和嗅觉改变 局部变态反应
高渗剂	增加血液渗透压，从后房吸收房水	肾结石患者禁用 心衰及肾病患者禁用

临床要点

1. 虽然非洲裔美国人患原发性青光眼的发病率非常高，也有很高的周期性，但在确诊前一定要做房角镜检查。
2. 因为患者的年龄及晶状体自然增大，进行前房角镜检查是很重要的。一个成熟的白内障会使虹膜向前弓形膨隆，促使房角关闭，进行周边虹膜切除术可以降低眼内压。
3. 服从治疗是青光眼患者的主要问题。所患疾病无症状，但却需要频繁点眼药水，而且这些药昂贵而且不良反应很大。一旦患者开始需要应用几种药物时，就有必要采用激光小梁成形术或小梁切除手术。

（孙玉兰译　梁仲琪校）

参考文献

1. Shields MB. Textbook of Glaucoma, 4th ed. Baltimore, Williams & Wilkins, 1998.
2. Kass MA, Heuer DK, Higginbothan EJ, et al, for the Ocular Hypertension Treatment Study Group. A randomized trial determines that topical ocular hypertension medication delays or prevents the onset of primary open - angle glaucoma. Arch Ophthalmol 2002; 120: 701 - 703.
3. Lichter PR, Musch DC, Gillespie BW, et al, for the CIGTS Study Group. Interim clinical outcomes in the Collaborative Initial Glaucoma Treatment Study comparing initial treatment randomized to medications or surgery. Ophthalmology 2001; 108: 1943 - 1953.
4. The AGIS Investigators. The Advanced Glaucoma Intervention Study (AGIS), 4, comparison of treatment outcomes within race: seven - year results. Ophthalmology 1998; 105: 1146 - 1164.

病例 72　双眼反复烧灼、畏光和刺激感

Vera O. Kowal

患者男性，54 岁，主诉双眼反复发作烧灼、畏光和刺激感 3 年。曾以结膜炎局部应用不同种类的抗生素治疗。每次发作持续 1~2 周。而最近的一次发作持续近 3 周。

眼科检查

视力：右眼 20/25（0.8），左眼 20/20（1.0）。外部检查面部显著的酒糟鼻痤疮，睑缘充血，毛细血管扩张，睫毛上有痂皮，睑板腺浓缩。裂隙灯检查：双眼结膜充血++，数个角膜缘乳白色浸润，每个<0.5mm，正好位于角膜缘以内，荧光染色不着色。前房深且清，眼底未见异常。

问题

本病人诊断是什么？怎样治疗？

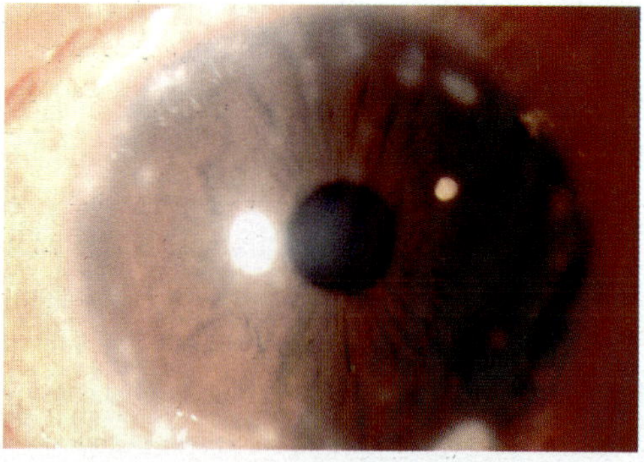

裂隙灯照相边缘性角膜浸润。

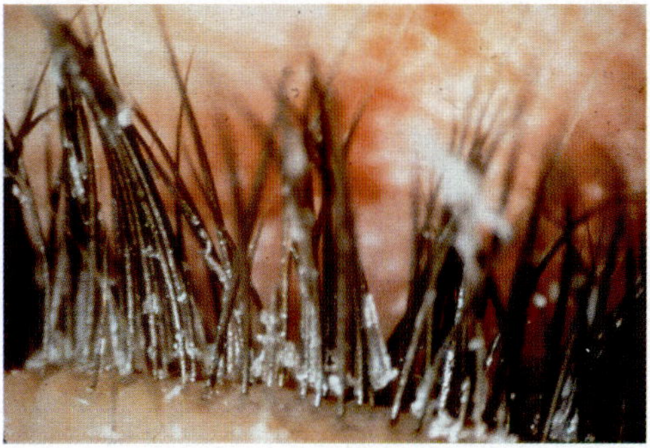

裂隙灯下的睫毛领巾。

诊断

继发于睑缘炎的葡萄球菌性边缘性角膜炎。

讨论

睑缘炎是一种眼睑的慢性炎症，以眼睑刺激、发痒及睑缘结痂、充血为特征。患者典型的症状为眼睑严重瘙痒、烧灼感，睡醒时尤其显著，并伴有眼睑沉重感、乏力。继发于酒糟鼻痤疮的睑缘炎是葡萄球菌性睑炎，典型表现包括睑板腺的功能异常、黏稠的睑板腺分泌物呈“牙膏样”及睑板腺浓缩。常见睑缘充血，毛细血管扩张，同时睑缘变厚。

出现睫毛痂皮（纤维蛋白硬壳穿在睫毛上，类似一张纸穿在小棍上），并且睫毛因有黄色的硬皮而无光泽。睑腺炎在葡萄球菌性睑缘炎中是常见的。当角膜受累时发生畏光。

脂溢性睑缘炎典型表现包括睫毛和眼睑上出现小片状干皮（头皮屑），眉毛和头皮上有类似的发现可帮助鉴别脂溢性睑缘炎。酒糟鼻痤疮与脂溢性睑缘炎并无关联。特应性睑缘炎被认为是湿疹并且常常导致葡萄球菌性睑缘炎。

葡萄球菌性边缘性角膜炎是指由出现在睑缘上葡萄球菌抗原引起的典型的角膜炎症。典型的角膜浸润呈乳白色，位于角膜缘内侧的前基质内。荧光素融合着染不是典型表现，但浸润表面小点状着染常见。常有以前发作留下的前基质不透明区。

反复或严重的角膜炎可导致角膜斑翳、变薄和新生血管形成。

合并边缘性角膜炎的睑缘炎，要针对减轻症状和控制疾病进展进行治疗，但常常需要很长的疗程。如下所述：(1) 提高眼睑卫生。一定向病人强调每天热敷的重要性。同时，必须做到用柔和的洗发剂清洁眼睑。二者的频率视病情而定，这一点最关键。眼睑卫生必须坚持经常进行。(2) 治疗任何相关联的干眼症。人工泪液应用很多，如有必要可行泪小点栓塞。(3) 抗生素眼膏。如红霉素或杆菌肽，可在睡觉时应用。(4) 角膜浸润可短期局部应用激素，逐渐减量。病人往往对小剂量皮质类固醇有良好的反应。(5) 治疗酒糟鼻痤疮。用多西环素（100mg，每日 2 次，口服）治疗，或用四环素（250mg，每日 1 次，口服）治疗，连用数周，然后减为维持量长期应用。多西环素和四环素不能用于孕妇、8 岁以下儿童或哺乳期妇女，可用红霉素 250mg，每日 1 次，口服。

本患者明显具有酒糟鼻痤疮典型的面部改变，如颊部、前额和鼻子的红斑和毛细血管扩张，同样具有所有典型的眼睑改变，包括葡萄球菌性睑缘炎的特有体征——睫毛痂皮。患者几年来一直被误诊并且在日常生活中从未进行眼睑清洁卫生。本患者局部应用 0.12% 氢化可的松点眼，每日 4 次，两周后减量。口服多西环素 100mg，每日 2 次，并且每日 2 次眼睑清洁和热敷。向患者解释治疗是个缓慢过程，必须长期或无限期的治疗以控制疾病和减轻症状。

临 床 要 点

1. 对局部小剂量激素治疗反应良好是葡萄球菌性边缘性角膜炎的特征。
2. 日常基本的眼睑清洁和热敷在预防睑炎复发中有重要作用。
3. 多西环素具有良好的耐受性，可用于治疗慢性睑炎。

（李金涛译　梁仲琪校）

参 考 文 献

1. Smith RE, Flowers CW. Chronic blepharitis: a review. CLAO J 1995; 21: 200 - 207.
2. Ostler HB. Diseases of the External Eye and Adnexa, Baltimore, Williams & Wilkins, 1993.
3. Huber - Spitzy V, Baumgartner I, Bohler - Sommeregger K, et al. Blepharitis—a diagnostic and therapeutic challenge. A report on 407 consecutive cases. Graefes Arch Clin Exp Ophthalmol 1991; 229: 224 - 227.

病例 73　右眼内肿瘤

Mark Nelson

患者女性，68 岁，常规体检时发现右眼隆起的脉络膜病变。无视力损害主诉。有高血压和冠心病史，口服阿替洛尔和阿司匹林。其他方面健康，无癌症病史。

眼科检查

血压 130/70mmHg。视力右眼 20/25（0.8），左眼 20/40（0.5）。眼压正常。前节检查示轻微的白内障。右眼后节检查示黄斑区域有一边界清楚、橘红色、扁平隆起的脉络膜病变，直径约 5mm，高约 2.2mm。病变下方有少许网膜下液。左眼眼底未见异常。

实验室检查发现

右眼超声检查示脉络膜病变呈高回声，厚 2.54mm。荧光素血管造影术（FA）检查示病变区内轻微的、强荧光显示的血管形态，并逐渐渗漏，晚期呈强荧光区。因为患者是黑种人，荧光素被视网膜色素上皮完全遮挡。吲哚青绿血管造影（ICG）可透过 RPE 层，都可很好地显示脉络膜血管病变。

问题

本病最可能的诊断是什么？

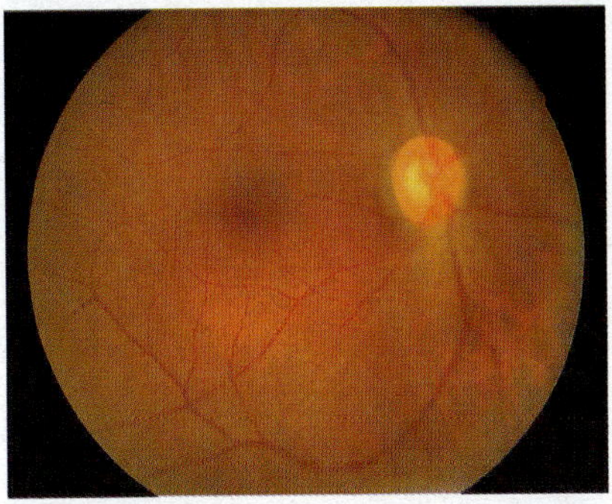

右眼底黄斑区见一边界清楚、橘红色、隆起的脉络膜病变。

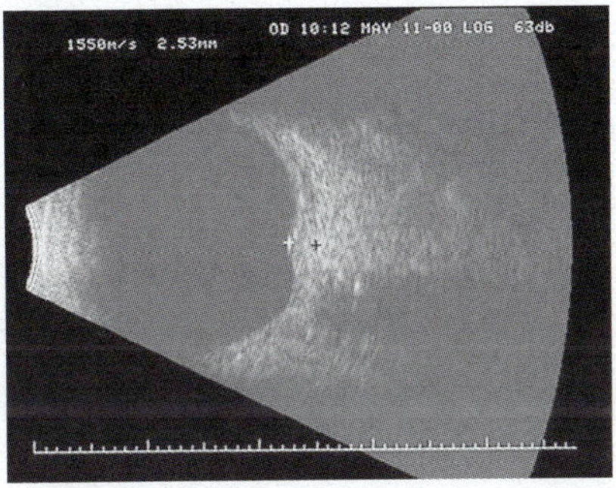

B 超显示脉络膜病变伴随高回声。

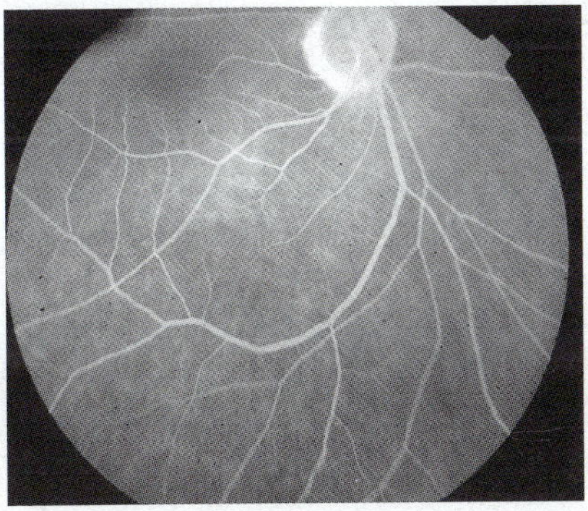

ICG 证实脉络膜血管病变。

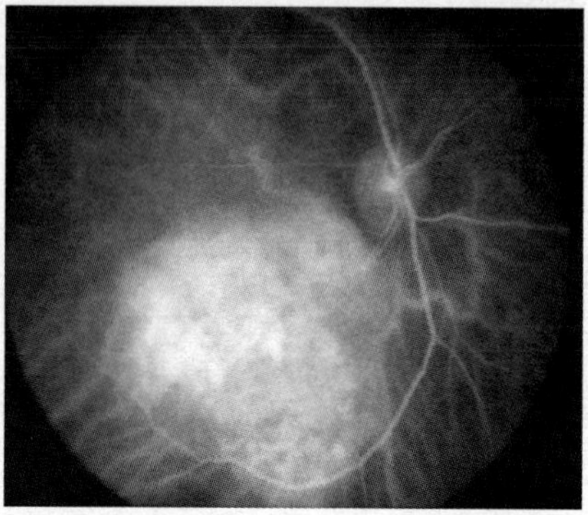

FA 示轻度强荧光显示血管形态。

诊断

限局性脉络膜血管瘤。

讨论

脉络膜血管瘤是脉络膜血管的良性肿瘤，分限局性和弥漫性两种。限局性者多单独出现，弥漫性者可与 Sturge - Weber 综合征有关，二者都能导致渗出性视网膜脱离。限局性脉络膜血管瘤，除合并大量网膜下积液（渗出性视网膜脱离），通常无典型症状。

限局性脉络膜血管瘤表现为网膜深部的橘红色肿瘤，轻微扁平隆起。可出现均一的或局限在肿瘤部位的视网膜色素上皮萎缩脱失。肿瘤部位可出现网膜下积液。本病多发于 20 岁，到 40 岁方诊断。

限局性脉络膜血管瘤可与许多恶性肿瘤相混淆，如脉络膜恶性黑色素瘤或脉络膜转移癌（表 1）。类癌瘤、甲状腺癌和肾癌的脉络膜转移癌亦可有橘红色。虽然限局性脉络膜血管瘤具有典型的临床特点，但是辅助检查特别是 FA、超声检查、ICG 血管造影对疑难病例的诊断很有帮助。

如果脉络膜血管瘤未合并网膜下积液，应连续观察，本例病人亦应如此。如视力因渗出性视网膜脱离而受影响，可用激光光凝，经瞳孔温热疗法或对广泛的病变采取敷贴放疗。新生血管性青光眼亦可逐渐发生。

本病人有良好的视力并且脉络膜血管瘤合并最少的网膜下积液。ICG，FA 均支持脉络膜血管瘤的临床诊断，所以未作进一步检查。3 年来病人病情平稳。

表 1. 脉络膜肿瘤鉴别

	A 超	B 超	IVFA
脉络膜血管瘤	高回声	高回声，无脉络膜挖空现象	早期弥散强荧光
脉络膜转移癌	高回声	高回声，无脉络膜挖空现象	早期弱荧光，晚期强荧光
脉络膜恶性黑色素瘤	低回声	脉络膜挖空现象	双循环

临 床 要 点

1. 光动力疗法最近被证实可成功治疗合并网膜下积液的局限性脉络膜血管瘤。然而，要确立这种治疗的功效需进一步的研究。激光光凝和局部敷贴放疗能很好地消除网膜下积液，但重要的是视力下降。
2. 限局性脉络膜血管瘤经常被误诊为脉络膜恶性黑色素瘤或其他恶性病变。
3. 脉络膜转移癌、甲状腺癌和肾癌的转移灶可呈橘红色，易与脉络膜血管瘤混淆。

（李金涛译　梁仲琪校）

参 考 文 献

1. Shields CL，Honavar SG，Shields JA，et al. Circumscribed choroidal hemangioma：clinical manifestations and factors predictive of visual outcome in 200 consecutive cases. Ophthalmology 2001；108：

2237－2248.
2. Shields JA，Shields CL. Tumors of the retina and optic disc. In：Regillo CD，Brown GC，Flynn HW Jr，eds. Vitreoretinal Disease. The Essentials. New York，Thieme，1999；pp 439－453.
3. Madreperla SA，Hungerford JL，Plowman PN，et al. Choroidal hemangiomas：visual and anatomic results of treatment by photocoagulation or radiation therapy. Ophthalmology 1997；104：1773－1779.

病例 74　一眼疼痛、不能视物

Janice A. Gault

患者男性，88 岁，主诉一眼疼痛，不能视物。患者自觉视物不清数年，但现在右眼红、疼痛。

眼科检查

最佳矫正视力右眼手动，左眼数指。眼压右眼 45mmHg，左眼 18mmHg。右眼经瞳孔传入障碍++。裂隙灯检查：右眼明显充血，前房深，有彩色反光的碎片漂浮，白内障，前囊膜皱褶。左眼白内障，无其他异常表现。间接检眼镜检查因白内障不能视入。B 超双眼未见明显团块或视网膜脱离。

问题

诊断是什么？

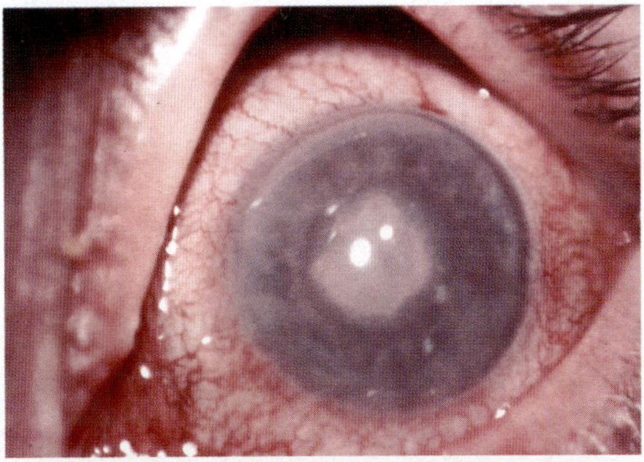

裂隙灯照相：结膜充血明显，白内障前囊膜褶皱。

诊断

晶状体溶解性青光眼。

讨论

晶状体溶解性青光眼发生于过熟期白内障。变性的晶状体蛋白穿过完整的囊膜，晶状体蛋白和巨噬细胞堵塞小梁网。患者疼痛，视力下降，畏光，可以见到角膜水肿和假性前房积脓，房角开放。前房穿刺显示巨噬细胞内充满了晶状体皮质。因为白内障过熟，病人年龄通常较大。

鉴别诊断包括炎症性青光眼、青光眼睫状体炎综合征（Posner－Schlossmann综合征）、急性闭角型青光眼、晶状体颗粒性青光眼、眼内炎。炎症性青光眼是由于严重的葡萄膜炎导致眼压升高，患者可有类似病史。如果二者鉴别困难，前房穿刺可以帮助区分。晶状体溶解性青光眼短期试用局部激素治疗可有效。青光眼睫状体炎综合征眼压反复特发性地升高，房角开放，轻度虹膜炎，患者为青壮年。急性闭角型青光眼房角镜检查见房角关闭。房角检查前需用甘油消除角膜水肿。晶状体颗粒性青光眼需有外伤或手术所致的囊膜损害。前房内有松软的晶状体皮质，阻塞房角。炎症通常比晶状体溶解性青光眼更严重，但前房释放物质的数量二者比例相当。晶状体颗粒性青光眼非常多见虹膜粘连和炎性乳头状渗出膜。这些患者可以保守治疗，用睫状体麻痹剂预防虹膜粘连，小剂量激素减轻炎症，并使其继续吸收。眼内炎通常有外伤或手术史，疼痛剧烈。

另外，有一种晶状体前突导致的继发性青光眼。晶状体源性青光眼与晶状体溶解性、晶状体颗粒性青光眼不同，前者是由于晶状体形态改变导致继发性青光眼，后二者是由于对晶状体皮质过敏导致。晶状体形态改变导致继发性青光眼是由于大的晶状体导致瞳孔阻滞、房角关闭。此情况可发生于成熟期的白内障，也可发生于球形晶状体或晶状体脱位。晶状体过敏性青光眼是延迟发作的青光眼。同侧或对侧眼的晶状体囊膜先前曾经破裂，经过一段潜伏期，通过手术和外伤晶状体蛋白再次溢出，发生过敏反应，产生慢性肉芽肿性炎症。应手术清除晶状体物质。

晶状体溶解性青光眼患者局部和（或）口服降眼压药物及局部应用激素。通常不超过一两天，眼压和炎症控制后行白内障摘除。通常不必行小梁切除。如果药物控制眼压效果欠佳，可行前房穿刺，逐渐放出房水。

此患者给予β-受体阻滞剂、倍他洛尔、溴莫尼定、拉坦前列腺素和激素局部点眼。眼压降至 15mmHg，炎症明显消退，第二天行白内障摘除，人工晶状体植入。因为是皮质型白内障和前囊膜皱褶，手术稍有难度。用吲哚青绿行囊膜染色后艰难完成撕囊术，抽吸大部分皮质直到晶状体核显露并移动，进行晶状体乳化摘除，放置后房人工晶状体。小心冲洗干净前房角残留的晶状体蛋白。术后用溴莫尼定维持眼压在较低水平，直到逐渐停用局部激素。患者视力恢复到 20/40，令其非常惊讶。但仍留有轻微的视盘凹陷和视野损害。患者左眼也做了白内障手术以提高视力和预防晶状体溶解性青光眼发作。视力提高到 20/30（0.8），无视神经损害，合并轻微的视网膜色素上皮病变。

临床要点

1. 在激素控制炎症、药物控制眼压的情况下，手术将会进行的更平稳。高眼压状态下手术可增加驱逐性出血的危险。超声乳化对这些病人来说非常困难，改为白内障囊外摘除并不罕见。
2. 如果晶状体溶解性青光眼病人的白内障不能完整摘除，有发生晶状体颗粒性青光眼的危险。
3. 晶状体源性青光眼和晶状体溶解性青光眼房角检查不同，二者均可见于成熟的白内障病人。

（李金涛译　梁仲琪校）

参考文献

1. Shields MB. Textbook of Glaucoma, 4th ed. Baltimore, Williams & Wilkins, 1998.
2. Epstein DL. Diagnosis and management of lens - induced glaucoma. Ophthalmology, 1982; 89: 227 - 230.
3. Jain IS, Gupta A, Dogra MR, et al. Phacomorphic glaucoma—management and visual prognosis. Ind J Ophthalmol 1983; 31: 648 -653.

病例 75　左眼溅入漂白剂

Tehmina Haque

患者女性，30 岁，主诉清洁浴缸时漂白剂和其他清洁剂溅入左眼及面部。自觉剧痛，马上清洗左眼并求救，伤后 1 小时就诊。

眼科检查

视力右眼 20/100（0.2），左眼 20/25（0.8）。眼压右眼 18mmHg，左眼 17mmHg。

左上睑红斑和小灼伤。裂隙灯检查右眼未见异常，左眼结膜充血+，球结膜水肿，角膜缘小范围苍白，角膜上皮全部剥脱，轻度弥漫性水肿，无混浊。房水少量细胞浮动。眼底双眼正常。

实验室检查发现/特殊检查

最初的冲洗液 pH 值 7.8。

问题

本患者马上做何处理？严重烧伤眼部病情恶化的指征是什么？一旦病情稳定，接下来几天到几周应该如何处理？诊断是什么？

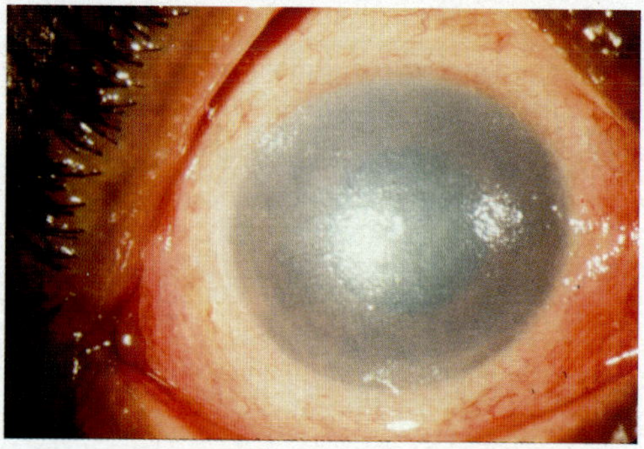

裂隙灯检查显示：结膜轻度充血、水肿，角膜缘轻度苍白，角膜上皮全部剥脱。

诊断和治疗

化学性烧伤（碱烧伤）。就诊时，在查视力或其他检查之前，用盐水或乳酸林格氏液彻底冲洗 30 分钟。翻转穹窿结膜冲洗残留化学颗粒。第一次冲洗后检查 pH 值并继续冲洗至 PH 值为中性 7.0。然后用裂隙灯检查，再次仔细检查穹窿结膜寻找残留化学颗粒。必要时清除坏死组织。

用睫状肌麻痹剂和抗生素点眼，如需要先用口服降眼压药物，保持眼球润滑，需要时口服止痛药，第一天加压包扎。

讨论

化学性眼烧伤的处理，取决于损伤的严重程度。本病人具有轻中度灼伤特征。严重灼伤的征象包括球结膜高度水肿、苍白，尤其是角膜缘周围（角膜缘周围缺血），可有角膜混浊，中度前房（AC）反应，眼压升高，严重的眼周皮肤灼伤，和残留的化学物质导致的视网膜坏死。受伤后的眼睛苍白和平静是缺血严重的表现，这种情况在碱烧伤中最可能发生，因为碱性物质较酸性物质更容易破坏细胞膜。

本患者可作为门诊病人每天检查，直到角膜治愈并且没有溃疡或感染。严重灼伤的患者应住院密切观察。因为有收缩血管作用禁用去氧肾上腺素。可考虑用局部激素控制炎症，但必须 7~10 天内停用以防角膜溶解。治疗角膜溶解包括用乙酰半胱氨酸抑制胶原酶，或在难以控制的个例中用组织粘合剂。当前备受关注的是用维生素 C 增加胶原形成。虽然可能需要急症角膜板层移植，但急性炎症过后手术植片可更好存活。预防睑球粘连也应重视。

较长一段时间内，患者都有角膜溶解和穿孔、干眼、眼睑闭合不全、青光眼、白内障和睑球粘连的危险。未治愈的上皮损害可能需要睑缘缝合、结膜瓣遮盖和自体角膜缘干细胞移植，有的还要用羊膜覆盖。

本患者损伤非常严重。尽管经过前期局部激素和乙酰半胱氨酸治疗，但角膜上皮再生不良，发展为睑球粘连和角膜新生血管。右眼取材做结膜移植后症状改善，但视力受损。

临 床 要 点

1. 化学性烧伤优先给病人冲洗和使 pH 值正常化。
2. 禁忌：去氧肾上腺素（导致血管收缩），局部降眼压药[可影响结膜和角膜痊愈（先用口服药）]，伤后用局部激素超过 2 周（增加角膜溶解的风险）。
3. 碱烧伤较酸烧伤更具危害性，能导致外观上不容易发现的眼内损害。

（李金涛译　梁仲琪校）

参 考 文 献

1. Wagoner MD. Chemical injuries of the eye：current concepts in pathophysiology and therapy. Surv Ophthalmol 1997；41：275 - 313.
2. Reim M. The results of ischaemia in chemical injuries. Eye 1992；6 (Pt 4)：376 - 380.
3. Ucakhan OO，Koklu G，Firat E. Nonpreserved human amniotic membrane transplantation in acute and chronic chemical eye injuries. Cornea 2002；21：169 - 172.

病例 76　间歇性对眼

Ekaterini C. Karatza 和 Janice A. Gault

患儿 4 岁，其母主诉患儿双眼间歇性对眼 1 年，看书和画画时尤其显著。

眼科检查

裸眼视力右眼 20/100（0.2），左眼 20/50（0.4）。散瞳验光右眼 +3.00DS，左眼 +2.00DS，视力提高到右眼 20/50（0.4）和左眼 20/80（0.25）。内斜视度检查 6 米 20 棱镜度，1/3 米 35 棱镜度。单眼和双眼眼球各向运动正常。立体视觉降低。其他检查未见异常。

问题

诊断是什么？

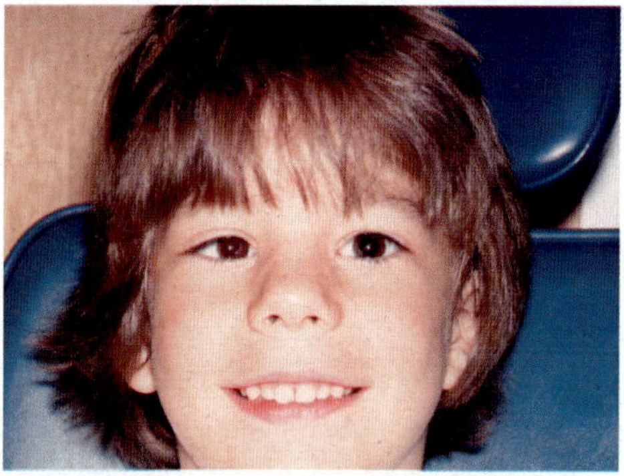

看远处时患儿右眼内斜 20 棱镜度。

看近处时内斜增至35棱镜度。

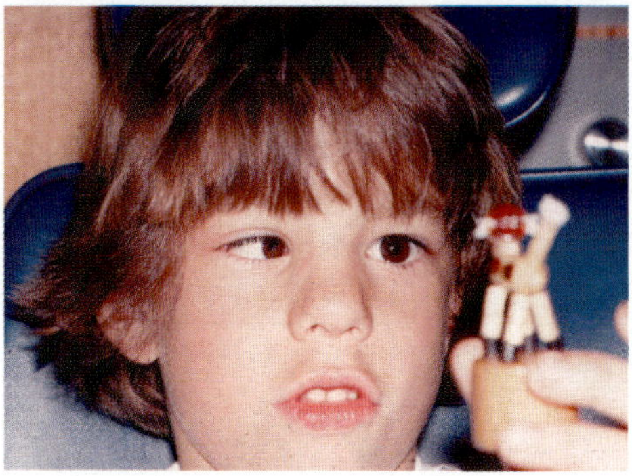

诊断

非屈光性调节性内斜视伴右眼弱视。

讨论

这是儿童斜视中最常见的一种类型，在美国大约290万患病儿童中约占2%。

调节性内斜视与远视有密切关系，典型者好发于2~3岁。在内斜视发展为持续性之前，通常以间歇性眼位偏斜开始。发病机制与调节和集合的增效关联有关。大多数儿童6岁前都有远视，其中98%远视轻微，为正常眼位，另外2%因远视严重，调节诱发过高的集合反应。因为远视未矫正，视网膜上成模糊的影像。患者为视物清晰，使用调节，导致集合，并引起内斜。调节性内斜视常常出现在家族中，但不遗传；远视是遗传的。

屈光性调节性内斜视表现为+3.0D~+10.0D的中度到高度远视，平均+4.75D。远距离与近距离固视时斜视角不同，通常在10棱镜度以内，提示正常的调节性集合与调节比率(AC/A比率)。非屈光性（高AC/A比率）调节性内斜视表现为与儿童年龄相称的屈光不正，平均约+2.25D。计算AC/A比率的方法见下表。此条件下，每个屈光度的调节与调节性集合都有异常联系。因此，近距离内斜比远距离要大很多（精确讲>10棱镜度）。患者常常只在看近时表现内斜。最终一些儿童兼有屈光性和高AC/A比率内斜视。

表 1. AC/A 的测定方法

1. 隐斜法：	瞳距（cm）+（近距离隐斜棱镜度－远距离隐斜棱镜度）/近距离调节量
2. 梯度法：	（戴镜片后的斜视棱镜度－戴镜片前的斜视棱镜度）/镜片度数
3. 比较 1/3 米和 6 米的斜视度，差别超过 10 棱镜度有意义。	

注：AC/A 正常值为 3～5，即每 1D 调节引起 3～5 个棱镜度辐辏。

调节性内斜视的延误诊断导致间歇性内斜转化为显性内斜。随着显性内斜视的发生，感官并发症伴随发生，包括立体视觉的抑制和降低。而且继发的非调节性内斜逐渐发生。有些患者宁愿用一只眼睛，所以斜视眼就有可能发生弱视。因而，早诊断和强制治疗非常重要。有必要进行全面查体，包括充分散瞳验光，单眼和双眼运动，远近斜视角测量。

调节性内斜视的治疗包括消除病人对调节的需求。治疗屈光性调节性内斜视最主要的是完全矫正远视和必要的弱视训练。首先测定病人的远视度数并开眼镜处方，充分散瞳后验光。眼镜要求长期佩戴。如果患者有弱视，弱视治疗可同时或下次就诊时进行。患儿戴上眼镜，内斜就可减轻，1 个月内就可完全控制。很多这样的患者需终身戴眼镜或隐形眼镜，因为感觉舒适并且可恢复双眼单视他们愿意接受。如果患者拒绝戴镜，每天双眼点 1% 阿托品可很容易接受。恢复最好的病例是戴镜后可有双眼正位和立体视觉（融合），但摘掉眼镜后显性内斜。患儿 5～6 年后可以减低远视度数，特别是低度远视引起的内斜视。

对于非屈光性（高 AC/A）调节性内斜视，有些眼科医生主张看近距离时戴双焦点眼镜来控制内斜。配镜时由 +2.75D 开始，镜片上缘平分瞳孔的。不适应戴镜的患者有时需要局部点用副交感神经活性（缩瞳）药刺激调节。长效的胆碱酯酶抑制剂如碘依可酯（0.125%），刺激睫状体，引起调节。如果内斜视由屈光不正引起，药物将会对内斜起作用，使眼位恢复居中。因为全身不良反应，此类药物应慎用且限制长期使用。不良反应包括视网膜脱离、支气管痉挛、眼睑痉挛和帕金森综合征。

因未知的原因，一部分调节性内斜的患儿，戴镜后只能矫正部分斜视，因而称作“部分调节性内斜视”。与屈光性调节性内斜视不同，不但具有高 AC/A，患者更多倾向逐渐增加的非调节因素。40% 高 AC/A 和 5% 正常 AC/A 的患者随病程进展将发生失代偿，而且，AC/A 比值越高，非调节性内斜视的量越大。必要时手术矫正残余内斜度和保持双眼单视。首选的手术方式是双内直肌后退。手术量取决于看远时充分的眼镜矫正后的斜视度。然而，高 AC/A 为主的患儿手术量依视近处时的斜视角而定。

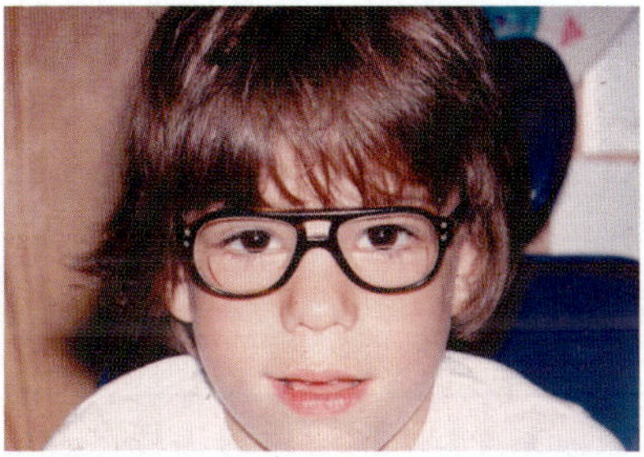

戴远视镜后，患儿看远处双眼正位。

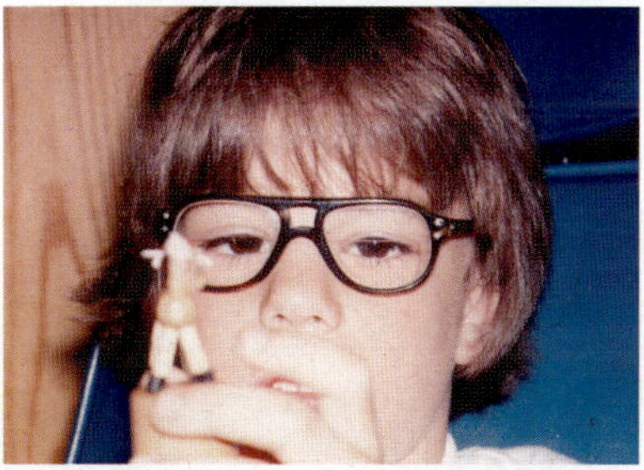

透过双焦点镜片，看近处同样双眼正位。

有些眼科医生术后留下大于 10 棱镜度的残余斜角以形成周边融合并提高立体视觉。另外有些医生认为，手术目的主要是改善容貌。我们不能忽视斜视的重要作用，它可影响到孩子或成人在学习和工作中的自尊心。

调节性内斜视的治疗让患者和医生都很困惑。尽管一些患者开始可以戴镜矫正，最后还是需要手术治疗。采用多种手段治疗，调节性内斜视的患者在成长过程中仍有很大的机会拥有良好视力和正常眼位。许多病例都获得有效的双眼单视甚至正常的立体视觉。然而，病情恶化的威胁要求患者定期复诊至少到视力发育成熟，监控视力，仔细观察眼位和其他有关调节性内斜视的重要的检查。

本患儿给予全天戴+2.75D 双焦点眼镜治疗，镜片上缘平分瞳孔。4 周后复诊，矫正视力为右眼 20/50 (0.4)，左眼 20/20 (1.0)，戴镜后远近眼位正常。于是开始遮盖右眼进行弱视治疗并在其 5 岁时双眼视力达到均衡。不戴镜时残留内斜。

临床要点

1. 调节性内斜视要求联合进行多种治疗，包括充分散瞳矫正、戴双焦点眼镜、缩瞳和（或）斜视手术。所有治疗的共同目的是“约束”调节力。
2. 调节性内斜视发生弱视的风险大，但是多数调节性内斜视有很大的机会获得有效的双眼单视甚至正常的立体视觉。
3. 确定 AC/A 的主要方法是测量远近斜视角，其他两种方法主要用于研究。

（李金涛译　梁仲琪校）

参考文献

1. Lambert SR. Accommodative esotropia. Ophthalm Clin North Am

2001；14：425－432.
2. Mohney BG. Common forms of childhood esotropia. Ophthalmology 2001；108：805－809.

病例 77　阅读障碍

Mark Nelson

患者男性，72 岁，白种人，于门诊主诉阅读小字困难且长时间阅读后视疲劳。10 年前曾行双眼无并发症的白内障手术。不伴眼痛。因高血压服用依那普利。

眼科检查

血压 127/78mmHg。视力右眼 20/30（0.6），左眼 20/30（0.6）。前节检查双眼人工晶状体位置好。后节检查黄斑部多发、融合的软性、中等大小玻璃膜疣，合并视网膜色素上皮（RPE）改变。无网膜下液、渗出及出血。Amsler 方格检查无异常。荧光血管造影（FA）无渗漏或脉络膜新生血管膜。

问题

病人最可能的诊断是什么？

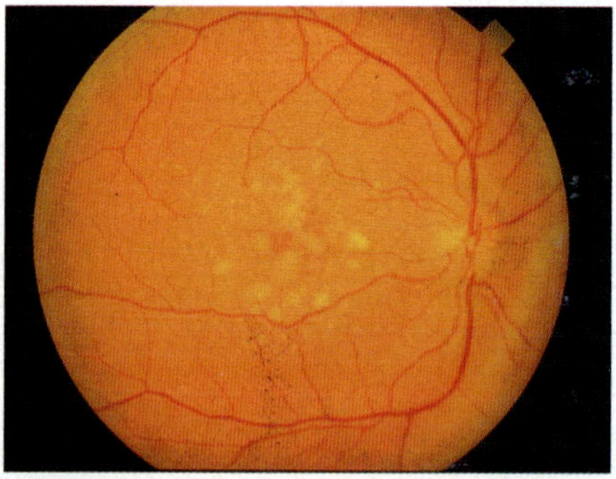

右眼黄斑区多发、融合的软性玻璃膜疣。

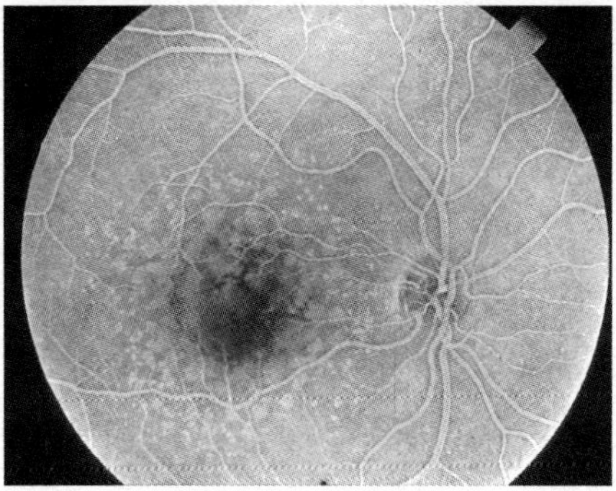

荧光血管造影未见渗漏或脉络膜新生血管膜。

诊断

非渗出性（干性）年龄相关性黄斑变性（AMD）。

讨论

年龄相关性黄斑变性（AMD）是 65 岁以上白种人中致盲的主要原因。干性 AMD 是黄斑变性中最常见的一种，约占总数的 90%，另外 10% 为渗出性（新生血管性）AMD。一般情况下，干性年龄相关性黄斑变性视力损害较轻，但如果出现地图状色素上皮萎缩，则病情严重。

AMD 的病理生理学机制尚不明确，可能与脉络膜毛细血管灌注不良继发 RPE 损害有关。

干性年龄相关性黄斑变性早期临床表现为玻璃膜疣，玻璃膜疣周围的视网膜异常色素增殖和 RPE 的色素脱失。晚期表现为地图状和非地图状 RPE 萎缩。干性 AMD 可发展为渗出性（湿性）AMD。具有融合的软性玻璃膜疣的患者有脉络膜新生血管形成（CNV）和地图化的危险。

干性年龄相关性黄斑变性中严重的视力损害并不多见，但有大片地图样萎缩且黄斑中心凹受累的患者，可发生严重视力损害。向渗出性 AMD 转化是严重视力损害的主要危险。

诊断干性黄斑变性要通过观察老年患者，尤其是白种人有玻璃膜疣、视网膜色素增生、或 RPE 脱失和萎缩的患者。小的、边界清楚的玻璃膜疣（硬性玻璃膜疣）可见于正常人。所以，只有患者出现 RPE 改变和视力损害时才能诊断。

本病人具有融合的软性玻璃膜疣合并异常的视网膜色素沉着，诊断为干性黄斑变性。向患者讲述发病过程，并令其应用 Amsler 方格表监测中心视力及早发现有无视物变形。同时，向患者详述新近年龄相关性眼病的研究结果：应用大剂量的抗氧化剂，特别是维生素 C 和 E、β-胡萝卜素和锌，能减轻中间型干性 AMD（融合的软性玻璃膜疣）患者的视力损害程度。一眼有脉络膜新生血管形成，另一眼患干性 AMD 的病人亦可从中获益。然而，吸烟的患者应用同剂量的 β-胡萝卜素可能增加患肺癌的风险。

临 床 要 点

1. 干性 AMD 的病人可能有良好的视力，却又有阅读障碍。这样的病人应就诊于低视力专家。

2. 白内障手术能使干性年龄相关性黄斑变性的病人受益，但对这样的病人应仔细讲清病情预后，避免不切实际的期待。

3. 让有视物变形主诉的干性 AMD 的病人做荧光血管造影，因为临床上很难发现小的脉络膜新生血管损害。

（李金涛译　梁仲琪校）

参 考 文 献

1. Age - Related Eye Disease Research Group. A randomized, placebo - controlled, clinical trial of high - dose supplementation with vitamins C and E, beta carotene, and zinc for age - related macular degeneration and vision loss. AREDS Report 8. Arch Ophthalmol 2001; 119: 1417 - 1436.

2. Bressler SB, Bressler NM, Gragoudas ES. Age - related macular degeneration: drusen and geographic atrophy. In: Albert DM, Jakobiec FA, eds. Principles and Practice of Ophthalmology, 2nd ed.

Philadelphia，WB Saunders，1999；pp 1982 - 1991.
3. Fletcher DC，ed. Low Vision Rehabilitation：Caring for the Whole Person. Ophthalmology Monograph 12. San Francisco，American Academy of Ophthalmology，1999.

病例 78　眼睛不能注视及追随

Ekaterini C. Karatza 和 Janice A. Gault

患儿 3 个月大，其母主诉喂哺时发现其眼睛不能注视及追随，开始左右摆动。

眼科检查

患儿不能固视或追随。水平钟摆型眼球震颤。未引出垂直或水平视动性眼球震颤（OKN）。双眼见白瞳，且眼底不能视入。患儿无明显身体畸形，对声音反应良好。其母否认孕期 X 光检查或疾病史。该患儿能正常完成其他所有重要生理活动。

问题

诊断是什么？

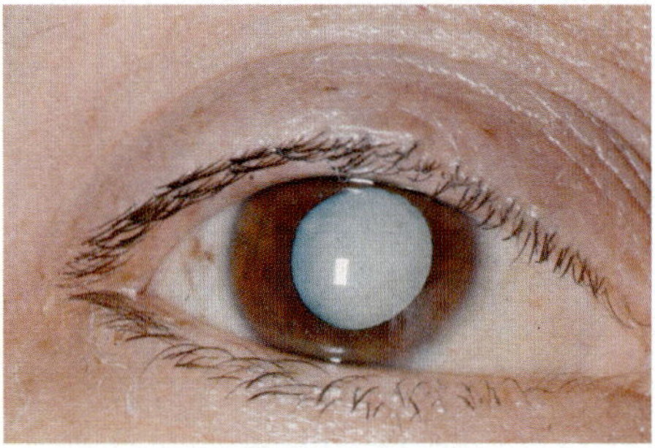

裂隙灯检查：白内障。

诊断

先天性白内障。

讨论

先天性白内障是儿童常见的眼部异常和视力损害的主要原因。小儿白内障处理要比成人复杂得多。手术指征、手术时机、手术方法、视力恢复的机会、术后炎症处理、配合弱视治疗等对于获得良好视力至关重要。

婴幼儿白内障通常是无症状的，和成年人不同，不会因为视力下降而寻求治疗，这常常会延误诊治。先天性白内障最常见的就诊原因是小儿科因白瞳、眼球震颤、斜视而转诊。这些患儿应仔细检查以明确诊断。鉴别诊断包括视网膜母细胞瘤、弓蛔虫病、Coats 病、永久原始玻璃体增生症（PHPV）和早产儿视网膜病变。成年患者的视力转归主要取决于白内障手术的结果，然而，婴幼儿或会说话前的患儿白内障手术指征更复杂。完全的白内障和眼球震颤是最直接的手术指征，这些患儿需要尽早手术治疗。不伴有眼球震颤时判断会说话前的儿童白内障的严重程度很困难。任何伴有眼球震颤和（或）晶状体中轴部混浊直径≥3mm 的白内障患儿，应尽早手术。病史对于判断为先天性、后天性还是外伤性白内障很有帮助。通过孩子的行为和模仿能力可评估视力。最后，由眼科专家比较手术的利弊来决定是否手术。术前白内障的形态学检查如大小、密度、位置、浑浊的形态等很必要（见表 1）。点散瞳药使瞳孔散大，患儿可从较小的中轴部混浊周围透明区看，所以散瞳可暂时提高视力。

表 1. 白内障分型

极性白内障——囊膜或囊下皮质混浊；可在前极或后极
带状或绕核性白内障——白色混浊绕核
新月状白内障——晶状体核或绕核皮质板层混浊
缝线白内障——中央 Y 字形或倒 Y 字形混浊，视力很少受损
囊性白内障——前囊或后囊混浊；前囊者视力很少受损

用检影法、裂隙灯检查、瞳孔对光反射做客观评估，提供惟一具有实际意义的评估。当用适当的检眼镜或间接检眼镜眼底检查不能视入时，应及时手术。如果眼底不能看清应行 B 超检查。新生儿先天性单眼混浊密度高的白内障因有形成形觉剥夺性弱视的巨大风险，必须尽早手术。获得良好视力的最佳机会是在生后 8 周内手术，并联合无晶状体眼矫正和遮盖健眼。尽管如此，超过 70% 的单眼白内障患儿可能合并其他眼病，如小眼球、黄斑营养不良、斜视和眼球震颤，加重视力损害。一些患儿手术治疗并非只为获得良好视力。例如永存原始玻璃体增生症（PHPV），因晶体异常，前房变浅，继发房角关闭，诱发闭角型青光眼，造成失明，眼痛而摘除眼球。而这些白内障手术的目的是维持眼球的正常眼压，视力通常不能提高。

婴幼儿白内障也可合并全身疾病，尤其是双眼白内障（见表 2）。除基本的病情检查外必须包括如表 3 所示综合评定。

表 2. 儿童白内障的病因

单眼

- 产伤
- 永久原始玻璃体增生症
- Peter 畸形
- 特发性

双眼

- 常染色体显性遗传
- 母亲孕期感染——风疹、弓形体病、单纯疱疹、巨细胞病毒、梅毒
- 代谢性疾病——Wilson 病、氨基酸尿症、Lowe 病（眼脑肾综合征）、半乳糖血症、甲状旁腺功能减退、同型胱氨酸尿症、Alport 综合征
- 染色体畸变——Down 综合征、Turner 综合征
- 特发性

表 3. 先天性白内障患儿的全身评定

请儿科医生会诊并行体格检查
母亲的病史，用药情况，孕期是否接触放射线
氨基酸含量——Lowe 综合征
红细胞半乳糖激酶活性——半乳糖血症
血钙和磷水平——甲状旁腺功能减退
血糖——甲状旁腺功能减退，糖尿病
硝普钠试验——同型胱氨酸尿症
血铜水平——Wilson 病
血液和尿蛋白定量——Alport 综合征
TORCH（弓形虫血清抗体）滴定度——弓形体病、风疹、巨细胞病毒、单纯性疱疹
VDRL——梅毒
染色体分类

因婴幼儿的视觉系统不成熟，婴幼儿白内障治疗方法是独特的。婴幼儿白内障完美的治疗应是安全、迅速清除视轴上的致密白内障以使视功能恢复，有效的弱视治疗达到短期或长期的视力进步。通常，婴幼儿白内障术后的视力恢复还依赖于无晶状体眼镜、角膜接触镜或人工晶状体（IOL）。最近，有一种趋势就是用人工晶状体植入术矫正术后无晶状体眼。

在过去的 30 年中，婴幼儿白内障手术经历引人注目的变化，主要是技术水平、显微外科技术及最近后房型人工晶状体等技术进步的结果。更好的手术装置、更好生物适应性的人工晶状体的应用，使手术成功率上升，而并发症发生率下降。虽然婴幼儿人工晶状体植入技术有相当发展，仍有许多因素令人关注，须在术前、术中和术后考虑。

婴幼儿白内障和成人有显著不同。首先，发育期的眼睛考虑人工晶状体植入时，屈光状态的变化让人为难。患儿植入人工晶状体的年龄越小，随年龄增长屈光状态的变化越大。当计算单眼白内障术后植入人工晶状体屈光度时，大多数眼科医生都把眼球生长发育所致屈光改变和对侧眼的屈光状态考虑进去。意思就是通常让患儿早期存留明显的远视，目的是待发育成熟后患眼达到正视状态，推荐 1 周岁保留+6D，1~4 周岁保留+3D，5~12 周岁保留+1D 远视。另外有些医生认为矫至正视更可取，给予最大的正视矫正度。后期戴镜、角膜接触镜、人工晶状体置换、和（或）屈光手术或应用“piggy bag”人工晶状体，这些方法可供选择以达到婴儿期近视（好的近视力）。婴幼儿简单调节角膜接触镜的度数就能获得完美的近距离屈光状态，所以角膜接触镜的应用有效地解决了这种争论。事实上，婴幼儿一次连续佩戴无晶状体眼软性角膜接触镜超过 1 周仍有很好的耐受性。

婴幼儿白内障手术需要运用不同的手术方法，白内障摘除联合后囊切开和前部玻璃体切除是消除视轴混浊的最佳选择。手术的难点包括小眼球合并瞳孔散大不充分、巩膜硬度低、黏稠的玻璃体引起眼压升高。因为前囊膜弹性大使撕囊术很困难。近来，吲哚青绿和色氨酸蓝前囊膜染色技术的应用使连续环形撕囊成功率大大提高。后囊膜的处理还存在争论。用穿刺刀完成后囊切开很难，但可以在囊袋内植入人工晶状体。如有必要，可二期行后囊切开术。如果患儿足够大可以配合，可行 YAG 激光囊膜切开术。

必须早手术以期获得良好的视功能。先天性白内障 2 岁以前手术可避免弱视的发生，但术后并发症明显增多。保持视轴透明是主要难点，视轴混浊仍然是最常见的并发症，只要有晶状体囊膜存在，无论后囊混浊还是继发性纤维膜形成都几乎 100% 发生。儿童剧烈的色素膜反应需要特别注意，因为色素颗粒会播散并沉积在人工晶状体上，虹膜后粘连、瞳孔变形等有些情况可导致瞳孔闭锁伴人工晶状体脱位。

手术完成后，马上进行弱视治疗极其重要。成人的眼睛和视路已发育成熟，儿童的眼睛和视路正在发育，手术只是可能达到最佳视觉的开始。病人的后续治疗不恰当，手术效果也会大打折扣。残留的屈光度未被矫正，可发生严重弱视。合适的人工晶状体能使视网膜成像始终保持清晰，戴角膜接触镜也可达到这种效果。但镜片易丢失、缺乏家长配合和费用高等因素都可导致治疗效果欠佳。人工晶状体的应用从解剖学角度结果令人满意，但弱视仍是获得良好视功能的主要障碍。目前还无证据表明人工晶状体的应用可改善遮盖治疗的依从性。最初手术无并发症的患儿也必须终生随诊观察。这些患儿青光眼和视网膜脱离的发病率很高。

人工晶状体用于儿童白内障的治疗已被广泛采用。Wilson认为一期白内障后可行人工晶状体植入术，是 2 岁以上白内障患儿的最佳治疗方法。现在时常有年龄较小的孩子植入人工晶状体，眼球继续生长和人工晶状体植入术后并发后囊混浊的过强炎症反应是术后处理潜在的难题，患儿越小涉及难题越多。因为 2 岁孩子的前房大小是成人的 90%，有些眼科专家不同意更小的孩子植入人工晶状体。婴幼儿白内障摘除术后表现的炎症反应在植入人工晶状体后会加重。然而，因为戴角膜接触镜有潜在困难，有些群体无法利用无晶状体眼角膜接触镜。为了避免人工晶状体植入睫状沟，有些医生为 2 岁以下患儿植入人工晶状体。为很小的患儿一期植入人工晶状体在世界上一些地方是合理的选择。

一些研究表明，小儿无晶状体眼植入人工晶状体是既能保持视轴透明又能矫正视力的有效方法。但还没有研究表明人工晶状体植入比戴角膜接触镜能获得更好的视功能。单眼白内障摘除预后不如双眼白内障手术。人工晶状体对于单眼白内障摘除术后不能戴角膜接触镜的患儿非常方便，因为有些患儿角膜接触镜片经常丢失，管理困难，而且同人工晶状体比较视力矫正结果无明显差异，都导致这些患儿更倾向于应用人工晶状体。比较人工晶状体用于单眼和双眼病例的相对优点时，单眼白内障手术植入人工晶状体理论上的优势和只有一只眼易患并发症，这两种情况应当综合考虑，因为这样可能使患眼视力预后不佳。

儿童植入人工晶状体时，安全性是最大的问题。随着现代手术设计和囊内人工晶状体植入的开展，问题越来越少。成人人工晶状体植入的长期安全性文献已有记载。然而，儿童非常容易受外伤而导致晶状体脱位或伤口裂开。因此，有些手术医师主张有限的采用单眼白内障手术植入人工晶状体。目前，角膜接触镜仍是治疗婴幼儿无晶状体畸形的最佳选择，直到人工晶状体的长期安全性及能提供比角膜接触镜更好的视觉结果被证实为止。人工晶状体还不能认定为治疗婴幼儿白内障的标准方法，只有综合考虑后才能决定是否为患儿植入人工晶状体。必须考虑的问题包括患儿的年龄、是单眼还是双眼白内障、视力改善的预后、人工晶状体一期还是二期植入等等。将来，屈光手术的进步将更进一步改变人工晶状体植入在婴幼儿白内障中应用的前景。多焦点人工晶状体也正在患儿应用中评估。

本患儿双眼完全性白内障。B超检查未见异常，儿科体格检查及系统检查未见异常，亦无先天性白内障家族史。患儿双眼行白内障吸出、后囊切开、前部玻璃体切割手术，戴角膜接触镜。患儿6个月大时能固视及追随。家长已意识到需要长期随访观察预防青光眼、视网膜疾病、弱视等，并考虑当患儿稍大些再行二期人工晶体植入。

临床要点

1. 如果要植入人工晶状体，要考虑到目前患儿的年龄可能会引起欠矫，并且目标是患儿成熟后可达到正视。
2. 如果患儿被诊断患有与白内障相关的代谢性疾病，治疗根本疾病可以改善白内障症状并提高视力，可临时或永久推迟手术。
3. 患儿和其家庭成员既要知道需要首先尽快手术治疗弱视，又要了解将来发生青光眼和网脱的可能性。

（李金涛译　梁仲琪校）

参考文献

1. Foster A，Gilbert C，Rahi J. Epidemiology of cataract in childhood：a global perspective. J Cataract Refract Surg 1997；23（suppl 1）：601－604.
2. Wright KW. Pediatric cataracts. Curr Opin Ophthalmol 1997；8：50－55.

病例 79　棒球击伤右眼

Tehmina Haque

患儿 9 岁，非洲裔美国混血女孩，主诉棒球击伤右眼 3 小时。现在眼睛疼痛，并且视物不清。

眼科检查

视力右眼 20/200 (0.1)，左眼 20/25 (0.8)。眼压右眼 20mmHg，左眼 15mmHg。

眼外检查：右眼睑红肿。裂隙灯检查：右眼结膜充血++，前房下 1/3 积血+++，晶状体透明。左眼未见异常。后节检查右眼无明显玻璃体积血，视网膜大致平坦但观察欠清楚，尤其下半部。左眼未见异常。

实验室检查发现/特殊检查

镰状细胞阴性。

问题

前房积血的原因是什么？本病人需要怎样紧急处理？后期治疗如何？什么危急情况必须预防以避免不利的后遗症？诊断是什么？

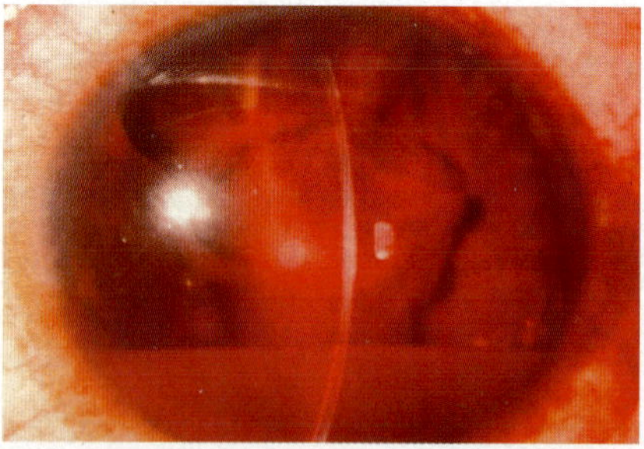

裂隙灯照相：前房积血于前房下 1/3，瞳孔缘括约肌撕裂，结膜充血。

诊断和治疗

诊断为前房积血。眼罩保护患眼，用阿托品和激素点眼，如果需要用对乙酰氨基酚和止吐剂。住院半卧位卧床休息，限制活动。情况允许可用氨基己酸。门诊病人要每天复诊检查并连续 3 天测眼压，如果病人住院可每日 2 次。如果因间质混浊不能判定有无视网膜脱离，应行 B 超检查以对眼后段进行评估。

讨论

眼球钝挫伤后前房积血常见，通常是由引起虹膜大环血管撕裂的剪切力所致。

前房积血的处置仍有争议，尤其在关于是否入院、用氨基己酸治疗和门诊病人复诊的频率问题上。一般情况下，严重前房积血（超过 1/3~1/2 前房）、儿童和其他要求严格控制出血程度，或并发症风险大的病人（镰状红细胞贫血患者或再出血患者）都应当住院治疗。

前房积血较重的并发症包括青光眼、角膜血染和再出血。再出血一般发生在首次出血后 3~7 天，当血凝块溶解和吸收时发生。这些情况较首次出血更加严重并且会产生更严重的并发症。因此向患者或患儿家长强调必须卧床休息，特别是如果病人不依从时。应用抗凝剂或患高血压的病人，再出血的风险增加，应停用抗凝剂。

氨基己酸的应用存在争议，但理论上可以抑制阻塞撕裂血管的纤维蛋白溶解，从而降低再出血的风险。一般住院病人应用。

前房积血继发青光眼者处理局部点 β-受体阻滞剂、α-受体兴奋剂和碳酸酐酶抑制剂，只有眼压难以控制的病人才可以口服乙酰唑胺。甘露醇常在必须清除血凝块时术前应用。因为可能加重眼内炎症，缩瞳剂及前列腺素应禁用。碳酸酐酶抑制剂禁用于镰刀红细胞贫血患者。

眼压超过 50mmHg 连续 5 天，超过 45mHg 连续 7 天，或超过 35mmHg 连续 2 周，须手术清除前房内的血凝块。镰刀红细胞贫血患者眼压高于 24mmHg 超过 24 小时就应手术。角膜血染是尽快手术的指征，前角积满血和一周后仍存留巨大血凝块的前房积血是相对的手术指征。

门诊病人连续 3 天每天复诊，然后在伤后大约 2～4 周再次复诊。在此期间，伤眼处于稳定要仔细检查，包括前房角镜检查判定有无房角后退和巩膜压迫法判定有无周边部视网膜裂孔。住院病人可不用氨基己酸，伤后 3 天出院，2～3 天后复诊。因房角后退性青光眼可在伤后数年发生，所有病人须每年复诊一次。

因本病人是儿童，所以住院治疗。于第 3 天再出血，眼压升至 40mmHg。患者应用局部和口服抗青光眼药物效果差，发展为角膜血染。于第 7 天手术清除前房积血。随后，视力随角膜血染减轻而缓慢提高，但房角镜检查发现房角后退。给药后眼压 10mmHg。

临 床 要 点

1. 对不能很好卧床休息或复诊的前房积血的病人要考虑住院治疗，防止再出血，监测眼压。
2. 继发于钝挫伤的前房积血存在房角后退、晶状体悬韧带断裂或视网膜裂孔/脱离的危险。继发青光眼的风险长期存在。
3. 非洲裔美国人患者应排除镰状红细胞性贫血，因为此类病人前房积血并发症发生率增高，较难控制。禁用碳酸酐酶抑制剂。
4. 自发性前房积血的病人和无外伤史者，应判断有无虹膜新生血管、凝血功能异常、视网膜母细胞瘤、白血病、转移癌和青少年黄色肉芽肿（JXG）。亦应考虑到儿童虐待。

（李金涛译　梁仲琪校）

参考文献

1. Lai WW, Edward DP, Tessler HH, et al. Risk factors for complications following traumatic hyphema. Arch Ophthalmol 2001; 119: 1732.
2. Wilson TW, Nelson LB, Jeffers JB, et al. Outpatient management of traumatic microhyphemas. Ann Ophthalmol 1990; 22: 366-368.
3. Wilson TW, Jeffers JB, Nelson LB. Aminocaproic acid prophylaxis in traumatic hyphcma. Ophthalmic Surg 1990; 21: 807-809.

病例 80 双眼视力下降

Tehmina Haque

患者男性，40 岁，主诉双眼视力下降加重 6 个月，右眼尤其显著。患者在日间驾驶或尝试阅读时症状明显，在阳光下户外散步时经常“眩光”，戴太阳镜帮助不大。

眼科检查

视力右眼 20/60（0.3），左眼 20/30（0.6）。眼压右眼 15mmHg，左眼 15mmHg。

外部检查正常。裂隙灯检查双眼角膜，前房透明。眼底检查，右眼晶状体后部大部分为浓密不透明的斑块。视网膜正常但观察欠清晰。左眼晶状体有与右眼相似的斑块，但较小，并未完全遮挡视轴。

实验室检查发现/特殊检查

强光下视力检查右眼 20/200，左眼 20/80。

问题

什么因素促使患者在高亮度或阅读时症状加重？什么原因导致患者患病？本病人手术与老年患者有何不同？诊断是什么？

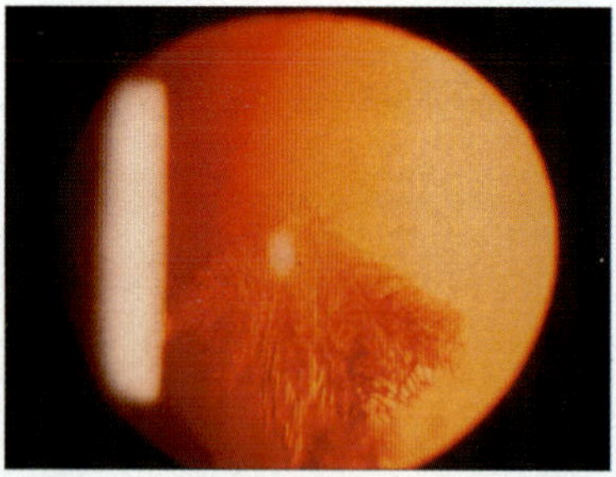

裂隙灯后部照亮法显示晶体后囊下混浊斑块。

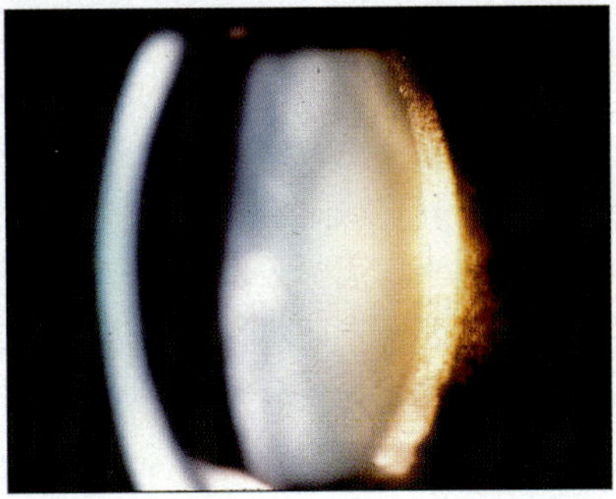

裂隙灯发现浓密不透明的后囊下白内障。

诊断和治疗

后囊下白内障（PSC）。要与糖尿病、外伤性、局部或全身应用类固醇、放射线接触史、视网膜色素变性及炎症因素继发的白内障相鉴别。治疗行手术摘除白内障联合后房型人工晶状体植入。

讨论

PSC 比典型的年龄相关性核硬化性白内障起病早，许多病人小于 50 岁。症状可在数月内进展，且当瞳孔缩小时（调节或强光刺激）因混浊斑块遮挡，视轴症状加重。然而，病人因为眩光在夜间阅读和驾驶有更多困难。有些病人还会出现单眼复视。与之不同，核硬化性白内障病人视力逐渐下降且在近距离加重。

PSC 病理生理发现晶状体细胞向后囊迁移。混浊出现在后囊皮质，散瞳后裂隙灯观察最佳，后部照明法对诊断也很有帮助。强光下视力检查是诊断 PSC 的重要手段，当在强光下检查时，多数病人表现严重的视力下降。

当患 PSC 的较年轻的病人被告知视力下降是由白内障引起时常会感到惊讶。如果不能充分证明混浊斑块由 PSC 引起，应向病人解释其他因素造成视力下降的机会很小，而视轴混浊不清除，视力下降就不能彻底解决。明确患者有无其他病史可导致 PSC 和视网膜疾病非常重要，如糖尿病。手术是不容置疑的治疗方法，并且即使患者术前不用戴镜而在植入人工晶状体后需戴近视眼镜。

手术医生必须意识到为年轻患者摘除透明核白内障的手术技术比为老年患者摘除完全的核性白内障更困难。即使用超声乳化，前囊切除时囊膜表现更有弹性，摘除晶状体需要较小能量。有些手术医师采取把软核移至前房进行抽吸。一旦晶状体摘除后都要求行后囊抛光，以便使视轴透明，也可减缓晶状体上皮细胞移行导致后发障。

本患者夜间驾驶感觉不安全。相隔 6 周，其双眼先后顺利的进行了白内障摘除和人工晶状体植入术。目前双眼裸视 20/20（1.0），而近视需加+2.5D，感觉舒适。

临床要点

1. **具有明显眩光症状的病人要考虑 PSC，并且要用正规的强光视力检查。**
2. **要排除引起视力下降的相关疾病，如果不能对眼底进行充分评估，术前应向病人交代术后可能出现的各种情况。**
3. **向年轻患者讲明摘除晶状体后他们将依靠眼镜阅读。**
4. **PSC 患者术后大多数需要 YAG 激光后囊切开。这要比核硬化性白内障患者术后更早发生。**

（李金涛译　梁仲琪校）

参考文献

1. Jaffe, NS, Jaffe MS, Jaffe, GF. Cataract Surgery and its Complications, 6th ed. St. Louis, Mosby, 1997.
2. Koch PS. Simplifying Macoemulsification: Safe and Efficient Methods for Cataract Surgery, 5th ed. Slack, 1997.

病例 81　一只眼睛不能外转

Ekaterini C. Karatza 和 Janice A. Gault

一母亲主诉其孩子一只眼睛不能转向一边。

眼科检查

最佳矫正视力右眼 20/30（0.6），左眼 20/20（1.0）。第一眼位注视时，病人右眼内斜 5 棱镜度。向左注视时，右眼睑裂变窄。无内转不足。向右注视时，右眼不能外转，且睑裂变宽。无头位改变。其他检查正常，儿科体格检查未见异常。

问题

诊断是什么？

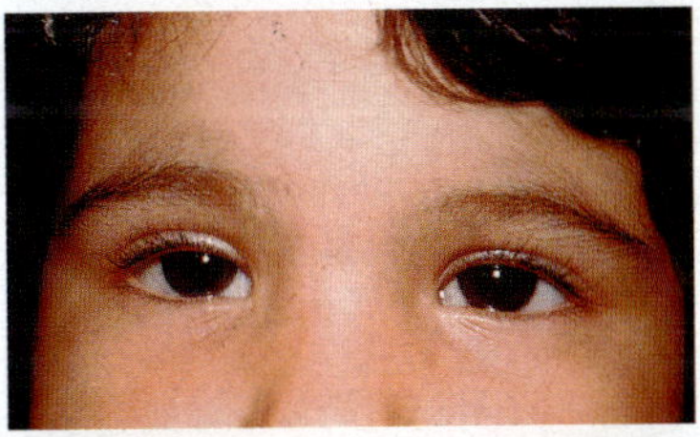

看远时，右眼内斜 5 棱镜度。

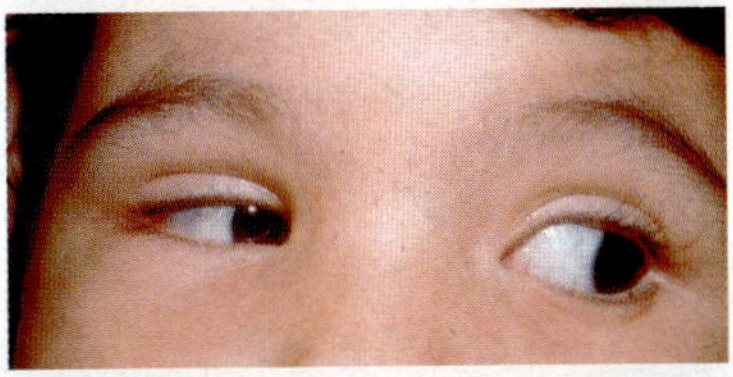

向左看，右眼睑裂变窄。

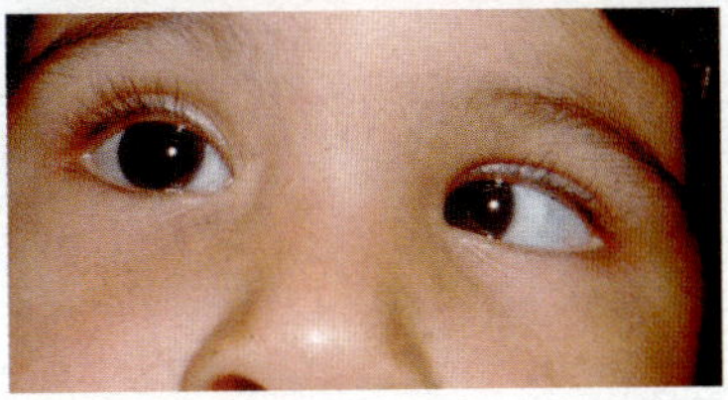

向右看，右眼不能外展，且睑裂变宽。

诊断

Duane 眼球后退综合征Ⅰ型合并右眼弱视。

讨论

Duane 眼球后退综合征（DRS）最初由 Alexander Duane 于 1905 年提出，是先天性斜视的一种，导致眼球水平转动受限、眼球后退，且试图内转时睑裂变窄，后者是由于水平协同肌肉收缩。患眼在试图外转时由于受限也可能表现迅速上转或下转。DRS 更多见于女性（3∶2），约 60% 左眼受累，大约 20% 的患者双眼发病。Huber 以肌电图（EMG）结果为基础将 DRS 分为 3 型（见表 1）。

DRS 病因尚不明确，关于发病机制存在许多假说。目前大多数人相信神经支配异常是问题所在，可能是由于第Ⅵ对颅神经核功能异常或缺失，外直肌（LR）由第Ⅲ颅神经异常支配所致。例如，左眼 DRS，左展神经核缺失，于是左外直肌由第Ⅲ颅神经的低位分支不完全支配。DRS 合并眼和全身其他广泛病变（见表 2）。

表 1. Duane 眼球后退综合征分型

Ⅰ型	最常见 外转时明显受限或完全不能且睑裂变宽 内转正常或轻度受限 第一眼位内斜合并代偿头位面部转向患侧 EMG：外直肌外转时收缩缺乏而内转时内外直肌都出现收缩高峰
Ⅱ型	较少见 内转明显受限 外转正常或轻度受限 第一眼位正位或外斜，代偿头位面部转向健侧 EMG：内转或外转时外直肌均收缩
Ⅲ型	内转外转严重受限 第一眼位内斜，代偿头位面部转向患侧 EMG：内外直肌内外转都收缩

表 2. DRS 相关异常病变

眼部	白内障，眼组织残缺，异色，Marcus - Gunn 颌动瞬目，鳄鱼泪
系统	Goldenhar 综合征，腭裂，失聪，骨 X 线照相表现异常

许多 DRS 患者眼位正常，但一部分表现为小角度（<30 棱镜度）斜视（内斜占 25%，外斜占 25%）合并为了符合面部转向患侧逐渐加重的代偿头位。A 征和 V 征常见。另外，可合并弱视，据报道，屈光参差性弱视发生率在 10%～30%。代偿头位的程度取决于眼球转动受限的程度，而后者取决于内直肌（MR）或外直肌协同收缩的程度，临床常见绷紧的内直肌（被动牵拉试验阳性）。DRS 应当区别于第Ⅵ颅神经麻痹。实际上，DRS 可以认为是先天性第Ⅵ颅神经麻痹合并动眼神经对外直肌的异常支配。DRS 继发肌肉协同收缩时眼球内转变慢。

寻找合适的治疗 DRS 手术方法存在较大争论。不同的手术方法产生不同的效果。大部分 DRS 患者原眼位近于正位且没有明显代偿头位。这些患者无症状且有立体视觉，最好不处理，因为手术治疗不能使眼球运动变正常。手术指征是第一眼位时存在明显的斜视、明显代偿头位、内转时明显眼球后退或有上转现象。适当的水平肌肉后退可使头位正常，减轻眼球后退，减轻内转时眼球上转，且很少过矫。水平肌肉后退在任何时候都尽可能用可调节技术。当然，弱视也应进行治疗。

此病人患 DRS Ⅰ型，同时合并弱视亦应治疗。第一眼位内斜很小，没有代偿头位。病人的父母已意识到病人永远也不会有正常的眼球运动，但因为没有症状，不需要治疗。

临 床 要 点

1. **EMG** 表明，**DRS** 患者内转时内直肌和外直肌同时收缩。
2. 因为肌肉缩短可加剧眼球后退，这些病人永远不做肌肉缩短。
3. 内直肌后退术可使头位改善。Ⅱ型病人，外直肌后退可改善头位和外斜。内直肌和外直肌都后退可明显减轻眼球后退。外直肌“**Y**”字形劈开对眼球上转常有帮助(不必手术治疗)。

（李金涛译　梁仲琪校）

参 考 文 献

1. Alexandrakis G. Sanders RA. Duane retraction syndrome. Ophthalmol Clin North Am 2001；14：7－17.
2. Lee JP. Paralytic and incomitant strabismus. Curr Opin Ophthalmol 1996；7：19－23.
3. Raab EL. Clinical features of Duane's syndrome. J Pediatr Ophthalmol Strabismus 1986；23：64－68.

病例 82　右眼红

Tehmina Haque

患者女性，30 岁，主诉右眼红 2 天。发病后患者立刻摘掉隐形眼镜，但症状仍在加重。现在主诉“眼痛”。因为睁眼困难，所以不能确定看东西是否模糊。回想前些年时左眼曾有过相似的症状，所以患者认为是由于隐形眼镜的缘故。

眼科检查

患者的右眼明显畏光。外观眼周皮肤和眼睑正常。裂隙灯检查右眼结膜充血（++），纹状角膜水肿，细小的角膜后沉着物，前房细胞和闪烁（++），虹膜、晶状体和后房正常，左眼正常。

实验室检查发现

未进行实验室检查。

问题

该疾病的病因是什么？病情如何演变？为什么需及时治疗？哪些血液检查有助于诊断？

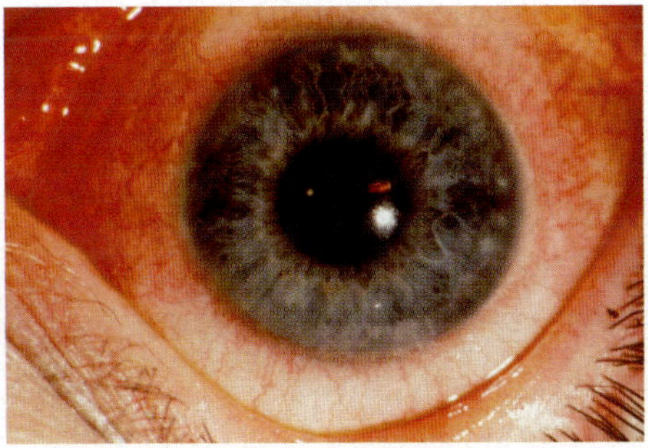

裂隙灯检查结膜充血（++），角膜纹状水肿，细小 KP。

诊断和治疗

非肉芽肿性前葡萄膜炎。初期治疗包括局部应用激素眼液和睫状肌麻痹剂，严重的可以在眼周用和（或）口服激素，细胞毒性药物用于特别严重的顽固性病例，病情改善后激素药物要缓慢减量。对于这位戴隐形眼镜的患者，必须排除角膜感染。

讨论

大多数前葡萄膜炎病例是由不明原因的无菌性炎症反应所致。典型症状包括眼红、疼痛（因为虹膜受累、睫状肌痉挛或者继发性青光眼）、眼前黑影飘动和视物模糊（因为角膜水肿、屈光改变、炎性渗出物或者继发性白内障），流泪和畏光常见，和肉芽肿性葡萄膜炎不同，无 mutten 脂状角膜后沉着物（KP）。迅速减轻炎症反应和散大瞳孔对避免引起后遗症非常重要。炎性碎屑和纤维素可以导致瞳孔闭锁和阻塞小梁网，从而引起眼内压升高，因未应用睫状肌麻痹剂而快速形成的虹膜粘连，亦可造成继发性青光眼，和继发性白内障，病人也可以发展成黄斑囊样水肿。

尽管给予了适当的治疗，前葡萄膜炎仍可复发，持续数天到数周，双眼可交替受累。在没有确诊和未进行适当治疗的情况下，血管内皮的损害将使疾病慢性化，处理困难加重。

复发的或双侧非肉芽肿性前葡萄膜炎的病人应做血液学检查。虽然大多数病人未发现实验室检验异常，但可以发现潜在的感染或自身免疫方面的病因（见表 1）。基本的血液检查（见表 2）。

因为这是病人的第二次发病，所以做了相关检查，检查结果是阴性。局部应用激素类眼药水点眼，每日 4 次，应用 2 周后病情明显缓解，接下来的几个月要逐渐减量。

表 1. 鉴别诊断

急性非肉芽肿性葡萄膜炎

特发的

HLA - B27 相关性葡萄膜炎

创伤

强直性脊柱炎——青年男性，下部腰痛，血沉加快，骶髂部、脊柱 X 线片异常

Reiter 综合征——青年男性，结膜炎，尿道炎，多发性关节炎，血沉快

肠炎综合征——慢性间歇性腹泻与便秘交替发作（多次）

术后虹膜炎

牛皮癣性关节炎

Posner - Schlossman——眼内压周期性升高，房角开放，角膜水肿，细小 KP，瞳孔固定中度大，轻度虹膜炎

带状疱疹，单纯性疱疹

晶状体诱发的——继发于成熟过度的白内障或不完全的白内障摘除手术

葡萄膜炎-青光眼-前房积血（UGH）综合征——继发于人工晶状体的刺激

Behçet 综合征——青壮年，急性前房积脓，虹膜炎，口腔黏膜溃疡，生殖器溃疡形成，结节性红斑，可以有视网膜血管炎和出血

Lyme 病

眼前节局部缺血——继发于颈动脉供血不全

药物性——利福布汀、磺胺类、西多福韦

慢性非肉芽肿性葡萄膜炎

青少年类风湿性关节炎（JRA）——年轻女性，常无疼痛，少关节型关节炎，ANA 阳性，RF 阴性，ESR 增快，青光眼，白内障

慢性儿童型虹膜睫状体炎——除没有关节炎外，与 JRA 相似

Fuch 异色性虹膜睫状体炎——单眼，患侧虹膜基质层弥漫性萎缩，虹膜透照缺损，散在的细小 KP，青光眼，白内障

表 2. 前葡萄膜炎的早期实验室检查发现

特异性的 CBC
ESR
HLA - B27
ACE 水平（高度）
ANA，类风湿因子（RF）
RPR 或 VDRL
FTA - ABS 或 MHA - TP
PPD 和无反应性试纸测试
胸片
Lyme 效价

临床要点

1. 对于患前葡萄膜炎的病人，详细的病史很重要，要寻找过去的病情或其他系统的疾病。
2. 详细的眼底检查对于排除早期的后部受累和随访不典型的或静止期病变是必要的。
3. 激素不能突然停药，有时候极低量的维持疗法是必要的，延长使用激素时要监测眼内压的情况。
4. 应该告知病人这种病易复发，以引起对起病时症状的注意，强调必须服从治疗。

（李春江译　梁仲琪校）

参考文献

1. Dodds EM. Treatment strategies in patients with anterior uveitis. Int Ophthalmol Clin 2000；40：55 - 68.
2. Haupert CL，Jaffe GJ. New and emerging treatments for patients with uveitis. Int Ophthalmol Clin 2000；40：205 - 220.
3. McCluskey PJ，Towler HM，Lightman S. Management of chronic uveitis. BMJ 2000；320：555 - 558.

病例 83　双眼刺激感、烧灼感

Tehmina Haque

患者女性，45 岁，主诉双眼刺激感、烧灼感，傍晚加重。患者自述双眼砂粒感，有时必须不断眨眼才能视物清晰。一年前试戴柔软的接触镜时不能耐受。

眼科检查

外观睑板腺轻度堵塞。裂隙灯检查双侧结膜充血，弥漫的浅层点状角膜病变，角膜下 1/3 密度增加，角膜边缘 3 点、9 点时钟位和下部角膜孟加拉玫瑰红染剂着色，前房和后房正常。

实验室检查发现/特殊检查

麻醉后 Schirmer 试验结果显示，5 分钟时（滤纸条）湿润 2mm。泪膜破裂时间为 4~5 秒。

问题

1. 什么免疫失调因素是造成后天泪液缺乏的常见原因?
2. 应该询问什么其他的用药史?
3. 进展型病例会有哪些眼部表现?

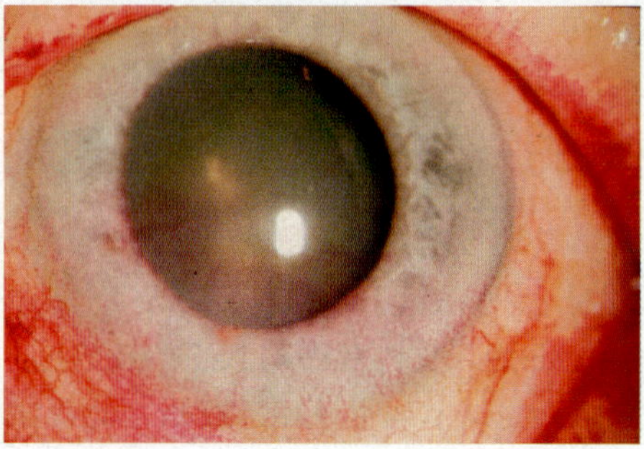

裂隙灯检查结膜充血，浅层点状角膜炎，以角膜下 1/3 为著。

诊断和治疗

干燥性角膜结膜炎（KCS）。最初的治疗包括保持眼睑卫生以改善睑板腺功能紊乱，使用不含防腐剂的人工泪液替代疗法。症状无改善者必要时可行泪点栓塞。

讨论

干燥性角膜结膜炎（KCS）是由泪膜异常或缺乏造成的。在冬季，当病人暴露在非湿热的空气中或戴由泪液水合的隐形眼镜时，病情恶化。因为眨眼使眼球表面湿润，所以当病人主诉眨眼后症状改善或视力好转时应确诊（诊断标准见表 1）。

泪膜里有结膜冗余或碎片是 KCS 的另一种表现。在进展的病例中可见到痛性角膜卷丝、角膜变薄和罕见的穿孔。

在 KCS 患者中，水性的泪液缺乏（ATD）比脂质的或黏液性的泪液缺乏更常见。炎症、外伤、药物、受损的神经支配导致泪腺的功能下降也是 ATD 的常见病因。减少泪液分泌的常见药物有噻吗洛尔、阿托品、地高辛、吸入性麻醉剂、抗组胺药、抗利尿剂和精神药品。口服避孕药和其他类型的雌激素也能减少泪液分泌。Sjögren 综合征是泪腺炎症的最常见病因。原发的 Sjögren 综合征见于携带 HLA－B8 单体型和抗 SSB 抗体的青年至中年的女性；继发的见于患结缔组织病的中年女性。

黏液性泪液缺乏一般出现在维生素 A 不足时，也见于杯状细胞受过灼伤、眼部有瘢痕的类天疱疮、沙眼和 Stevens Johnson 综合征、睑缘炎或酒糟鼻使睑板腺功能不良导致脂质泪液的缺乏。

KCS 的治疗主要是针对恢复足够的泪液量，通过泪液替代和对异常泪膜的病因治疗（也就是睑缘炎的睑板擦洗、黏液缺乏的维生素 A 疗法、避免使用能加剧泪腺功能低下的已知药物）。乙酰半胱氨酸治疗丝状角膜病变。当初次治疗失败或患者不能适应频繁的人工泪液治疗时，应考虑用硅树脂堵塞或烧灼的方法，暂时或永久的泪点栓塞。溢泪可能是该过程的并发症。严重的干眼可继发角膜变薄或感染，应进行睑裂缝合术。防护物或护目镜可减少泪液蒸发，但许多患者很难适应。睡眠时涂泪液软膏有效，尤其适合睡眠时眼睑不完全闭合的病人。

应从兔眼征、神经营养问题、疱疹病史、睑缘炎和暴露方面对病人进行评估。

长距离驾驶、读书或用电脑等持久用眼以及烟、风、低湿度的环境下，症状会加重。当眼极其干燥时患者会感到疼痛增加。不含防腐剂的人工泪液比含有防腐剂的更易耐受，后者频繁使用会导致毒性角膜炎。

表 1. KCS 诊断依据

孟加拉玫瑰红/荧光素染色
泪液弯月面<1mm
泪膜破裂时间<10 秒
麻醉后 Schirmer 试验 5 分钟后（滤纸条）湿润<5mm
Schirmer Ⅰ试验不用麻醉药 5 分钟后（滤纸条）湿润<10mm
Schirmer Ⅱ（反射）5 分钟后（滤纸条）湿润<15mm
泪液中溶菌酶/乳铁蛋白水平降低
泪液的渗透压增高
HLA-B8 单体型
抗 SSA/SSB 抗体

KCS 患者应禁用软的接触镜。更安全的是戴硬性高透氧角膜接触镜或是屈光手术。但是，屈光手术本身能形成干眼状态，术后可能需要长期使用润滑剂或施行泪点栓塞。

研究发明促进泪液分泌的药物是今后的方向。口服激素、溴己新和 3-异丁基-1-甲基黄嘌呤已取得一定效果。

该病人只有每隔 1~2 小时使用无防腐剂的人工泪液，症状才会减轻。施行了双侧下泪点栓塞后，现在每天只需点眼 3~4次，冬季次数略多些。

临床要点

1. 每个有干眼症状的病人都要用 Schirmer 试验来检测。
2. 通过询问药物史、眼的外伤史、导致维生素 A 的胃肠吸收不良的胃肠功能紊乱或手术史及眼睑检查可得出诊断。特别是对女性，要考虑 Sjögren 综合征。
3. 治疗适用于严重病例和能遵医嘱的病人。泪液分泌极少的老年病人和用滴眼剂困难的病人应尽早施行泪点栓塞。

（李春江译　梁仲琪校）

参考文献

1. Pflugfelder SC, Solomon A, Stern ME. The diagnosis and management of dry eye: a twenty - five - year review. Cornea 2000; 19: 644 - 649.
2. Nelson JD, Helms H, Fiscella R, et al: A new look at dry eye disease and its treatment. Adv Ther 2000; 17: 84 - 93.
3. Avisar R, Savir H, Machtey I, et al. Clinical trial of bromhexine in Sjögren's syndrome. Ann Ophthalmol 1981; 13: 971 - 973.
4. Gilbard JP, Rossi SR, Heyda KG, et al. Stimulation of tear secretion and treatment of dry - eye disease with 3 - isobutyl - 1 - methylxanthine. Arch Ophthalmol 1991; 109: 672 - 676.

病例 84　双眼视力渐进性下降

Mark Nelson

患儿 9 岁，男孩，主诉上学时经常出现视物不清。自述看书可以，但看黑板就有问题。否认夜盲、色盲或畏光。既往体健，无用药史。顺产，无家族眼病史。

眼科检查

血压 100/60mmHg，双眼最佳矫正视力 20/100。无传入性瞳孔障碍。眼压、色觉和视野正常，眼前部检查正常，眼后部检查可见两侧的黄斑区有一些圆形黄色沉积物及色素上皮（RPE）萎缩。视神经正常。

问题

什么辅助检查有助于疾病正确诊断？诊断是什么？

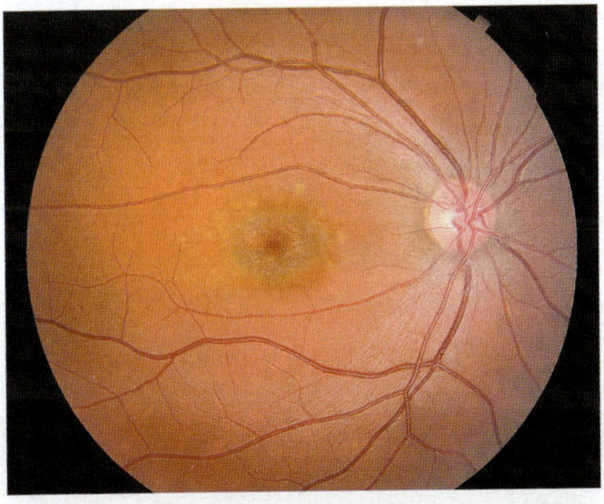

右眼底见黄斑区黄色圆形沉积物和色素上皮萎缩。

诊断

Stargardt 病。视网膜电图（ERG）和眼底荧光血管造影（FA）有助于确诊。ERG 可以正常，尤其是在疾病早期，但锥-杆细胞营养不良的病人会出现异常，其病史和临床检查与 Stargardt 病相似。FA 通常（但不总是）显示“暗脉络膜”或“淹没征”，在脉络膜暗弱荧光衬托下，视网膜血液循环呈强荧光［大概是由于异常视网膜色素上皮细胞（RPE）增加了阻碍］。

讨论

Stargardt 病是一种遗传性黄斑营养不良，其特征是在 RPE 水平形成微黄色圆形或鱼形斑。通常在 20 岁前发生渐进性视力下降，大多数病例视力在 20/200 以上。病人在疾病晚期出现夜间视力下降，如果视网膜周边受累达到 50%，称为“眼底黄色斑点症”。

病人可有多种表现和主诉，多在 10 岁到中年发病。病人可能症状轻微，检查后才有所发现。有些病人黄斑广泛 RPE 损伤（表现为骨细胞样），伴 RPE 的萎缩和增生。Stargardt 病为常染色体隐性遗传，但某些家系呈常染色体显性遗传，在同

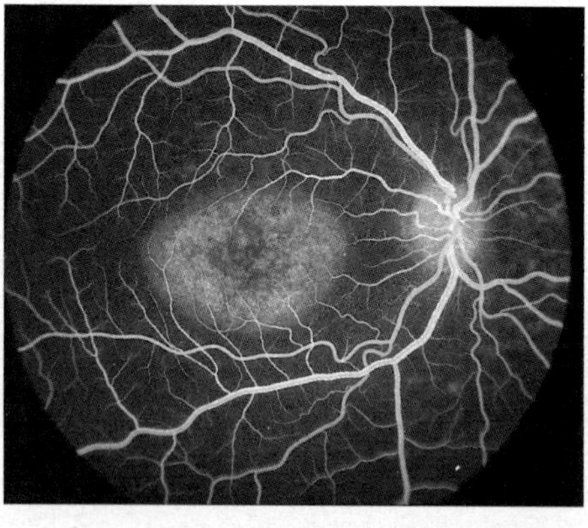

荧光造影显示暗脉络膜和黄斑部透见缺损。

一家族中也可能有不同的临床表现。

疾病的早期诊断困难。如上所述，如果在荧光血管造影下表现“暗脉络膜”，则有诊断价值。病人的ERG正常，有助于在疾病早期除外锥-杆细胞营养不良。在Stargardt病晚期出现轻微ERG改变。家族史和异常的暗适应有助于诊断。

处理应包括做出正常的诊断、向患者讲解疾病发展过程和请低视力专家给予视觉方面的指导。目前尚无任何治疗措施，但病人应每年随诊。目前对Stargardt病的遗传学做了大量研究，如果患者感兴趣，可进行遗传学分析，以便更好的了解Stargardt病中存在的遗传缺陷。

该病人的临床检查和荧光造影检查与Stargardt病相符。病人和其家属咨询低视力专家，了解了该病的发展过程。

临床要点

1. **患Stargardt病的病人通常具有一定的视力，但视力不固定。**
2. **患Stargardt病的儿童尽管视觉敏感度有了显著减退，也仍能阅读，这是因为儿童有极强的适应性调节能力，并且只需将书拿近些就能看到放大了的图像。**
3. **Stargardt病有很多不同的表现型，造成诊断困难。**

（李春江译　梁仲琪校）

参考文献

1. Armstrong JD, Meyer D, Xu S, et al. Long - term follow up of Stargardt's disease and fundus flavimaculatus. Ophthalmology 1998; 105: 448 - 458.
2. Gass JD. Stereoscopic Atlas of Macular Disease: Diagnosis and Treatment, 4th ed. St Louis, Mosby, 1997; pp 326 - 333.
3. Weleber RG. Stargardt's macular dystrophy. Arch Ophthalmol 1994; 112: 752 - 754.

病例 85　畏光和斜视

Vera O. Kowal

患儿 7 岁，女孩，主诉畏光和斜视 2 周。几个月前曾有类似的症状，儿科医师按“红眼病”治疗。近期无发病、发热和视力改变。

眼科检查

双眼视力为 20/25，瞳孔正常，无耳前结节，视轴正常。裂隙灯检查双侧结膜苍白，无充血，双侧角膜有众多的（10~15）星形或点状混浊（见图），荧光素可轻微着染，微隆起，其间的上皮和基质透明，前房深而清亮。

实验室检查发现

无。

问题

病人的临床表现提示什么疾病？

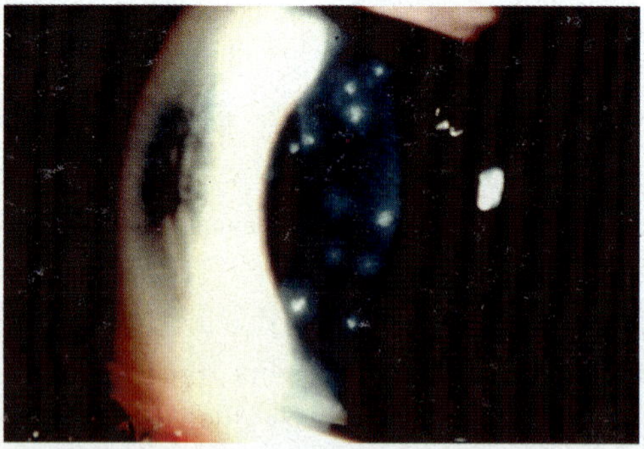

有众多星形或点状混浊的角膜裂隙灯图像。

诊断

Thygeson 浅层点状角膜炎（SPK）。

讨论

Thygeson SPK 是一种病因不明的反复发作的角膜炎，疑为病毒所致。特点是反复发作的畏光、流泪和异物感。典型的检查发现明显的眼白而安静。对于诊断最有意义的是在裂隙灯下见到明显的、粗的、点状角膜炎的灰白星状区域。此类角膜炎不累及基质。眼部其他检查正常，无眼睑异常、前房反应、角膜水肿和结膜充血。

Thygeson SPK 损害的自然病程并不确定，加重和缓解常交替出现达 2~4 年，若不治疗，损害可持续数周。典型的损害位于视轴附近，数量不同，在任一个时期可有 1~20 多个不等。患者病情复发可以在相同的区域，或者出现在角膜上皮的新的区域。局部应用激素药物能导致 Thygeson SPK 的自然病程延长（10 年或更多）。鉴别诊断包括其他病因的点状角膜炎，这类点状角膜炎均有持续性的眼睛充血和活动性炎症的表现。早期，干眼、复发的角膜浸润和病毒性结膜炎可能有相似的表现，但是患者通常伴结膜充血。

虽然 SPK 是良性疾病，但是患者可因不适而要求治疗。局部应用皮质类固醇对 Thygeson SPK 有效。每天用 1~2 次 0.12% 醋酸泼尼松龙，1~2 天即可见效，很少需要大剂量的局部应用激素。由于 Thygeson SPK 的自然复发，可以教给患者自行应用表面激素以控制症状。必须告知患者关于局部应用激素的不良反应，如白内障和眼压的升高，并要定期检查，局部应用皮质类固醇时还要指导病人用药的持续时间。

Thygeson SPK 的另一种治疗就是应用软的角膜接触镜，特别要延长佩戴。角膜接触镜通常可以完全缓解症状，然而角膜的损害将持续并经过加重和缓解的典型周期。

最近一次研究表明，局部用 2% 环孢霉素 A 在成人治疗期间 2/3 能有效的清除 Thygeson SPK 的损害，1/3 能治愈。小儿中则不同，这可能是较好的长期使用激素的替代疗法。

有 1 个病例，为治疗近视眼做了准分子激光治疗性角膜切削术，虽然 Thygeson SPK 复发，但是在激光治疗的区域之外。

该患儿的症状明显，特别是畏光，其母亲非常关心患儿在学校的表现。因此，我们选择 0.12% 醋酸泼尼松龙每天 2 次进行治疗，显效迅速，1 天内症状改善，1 周内表浅损害消退，这时逐渐减少类固醇的用量，未再复发。

临 床 要 点

1. **Thygeson SPK 可发生于任何年龄组。**
2. **在畏光和异物感的典型症状表现中，眼睛无充血和无活动性炎症是 Thygeson SPK 的标志。**
3. **Thygeson SPK 是典型的自限性疾病，持续 2~4 年，然而局部激素的应用可延长病程至 10 年或更长时间。**
4. **表面应用 2% 的环孢霉素 A 可成为激素治疗 Thygeson SPK 的替代疗法。**

（李春江译　梁仲琪校）

参 考 文 献

1. Fite SW, Chodosh J: Photorefractive keratectomy for myopia in the setting of Thygeson's superficial punctate keratitis. Cornea 2001; 20: 425-426.
2. Reinhard T, Sundmacher R: Topical cyclosporin A in Thygeson's superficial punctate keratitis. Graefes Arch Clin Exp Ophthalmol 1999; 237: 109-112.
3. Smolin G, Thoft RA: The Cornea, 3rd ed. Boston, Little, Brown, 1994; 298-300.

病例 86　反复眼痛、流泪和畏光

Vera O. Kowal

患者男性，45 岁，近视，主诉单眼异物感 2 天，伴有畏光、流泪、视物模糊。清早醒来时症状开始出现。否认近期外伤史。两年来间断出现醒来时轻度的畏光和异物感，但是，症状会在数小时内自行缓解。至今未寻求过治疗。

眼科检查

患眼的矫正视力为 20/40，瞳孔正常。裂隙灯检查示结膜中度充血，近中心处有 1mm×3mm 不规则椭圆形上皮着色，无角膜浸润，在前基底膜外周有无着色小点状改变。

实验室检查发现

无。

问题

诊断是什么？该如何治疗？

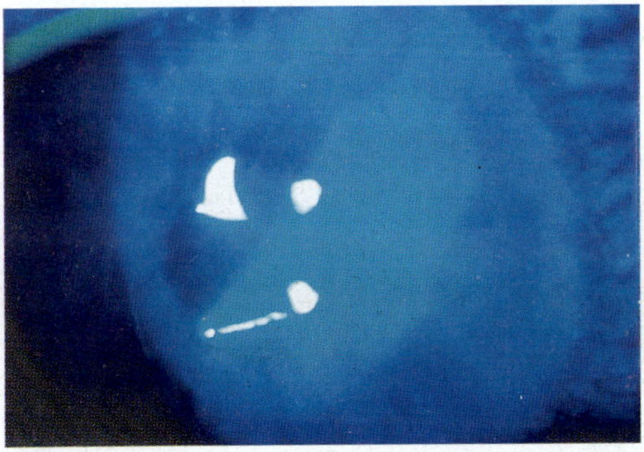

裂隙灯图像示 1mm×3mm 椭圆形不规则角膜上皮着色。

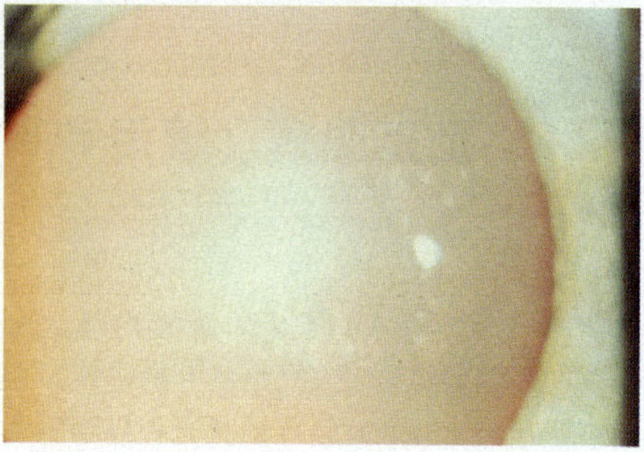

裂隙灯检查示在前基底膜外周有无着色的点状改变。

诊断

复发性角膜糜烂，伴前基底膜营养不良。

讨论

复发性角膜糜烂综合征（RES）的特点是在异常基底膜上反复发生上皮破溃。通常是外伤造成基底膜异常。然而，有半数 RES 患者患有前基底膜营养不良（ABMD）。因为病变类似地图、斑点和指纹的波形，也称作“地图-斑点-指纹”营养不良，ABMD 涉及上皮基底膜的异常，有变厚和增生。上皮与下面的基底膜粘连异常导致了细胞（角膜上皮）脱落倾向。ABMD尽管有时不对称，但是典型的双侧发病。

RES 的患者的典型表现为反复发作的异物感、畏光和结膜充血。这些症状于醒来时开始，眼睑在干燥角膜上移动，造成上皮脱落。病人常描述眼睑粘着感，睁眼时伴有锐痛。随后的 1~2 小时内症状自行缓解。如果不治疗，大的糜烂会使症状持续数天。若糜烂累及视轴，则表现视物模糊。

保守治疗有效，频繁的局部润滑、睡觉时用润滑油膏、睫状肌麻痹、加压包扎、上皮清创术、用绷带接触镜有事半功倍的效果。留置绷带接触镜 6~12 周或更长，可使大的上皮粘连，也能缓解治疗过程中的疼痛。一旦去除接触镜，睡眠时润滑油膏的使用至少应维持 3 个月。

难治性RES需要外科干预。一种有效的方法是前基质穿刺术（ASP）。ASP适用于有或无完整上皮者，用小号（27号）的弯针刺微小的孔穿过表层到前基质，视糜烂面的大小需要至少100个孔。该技术可使角膜遗留持久的、小的不透明区，故应避开视轴的中央，以免造成最佳矫正视力的急剧下降。

金刚石磨钻表面角膜切削术指上皮清除后，用金刚石磨钻轻柔磨光前界膜的病变处。在RES的治疗中准分子激光表面切削术是一种有效的方法。手工切除上皮后，准分子激光治疗性角膜切削术（PTK）消融前界膜5μm的深度，不进行屈光矫正。如果病人伴有屈光不正，那么准分子激光表面消融术是一种更好的选择。不管是PRK还是准分子激光角膜上皮瓣下磨镶术（LASEK）都会取得很好的疗效。

PTK和金刚石磨钻表面角膜切削术都是RES的有效治疗方法，特别适用于范围大、不规则或视轴上的病变。但是，与PTK相比，金刚石磨钻表面角膜切削术具有操作简单、费用低的特点，故更便于实施。近期有人做了回顾性研究显示，与PTK相比，金刚石磨钻表面角膜切削术有混浊发生率较小、复发率也较小。

该病人做了6周的绷带接触镜留置，遵医嘱每夜睡时应用润滑油膏。4个月后（曾停用润滑油膏）病情复发。选择做LASEK治疗轻度近视屈光不正（−2.00）。术后，RES未再复发。

临床要点

1. 逐步治疗复发性角膜糜烂是明智的。
2. 金刚石磨钻表面角膜切削术是治疗大和（或）中心性糜烂的有效方法。
3. 治疗屈光不正的准分子激光表面消融术（PRK或LASEK）也是治疗复发性角膜糜烂的成功方法。
4. 合并前基底膜营养不良时，准分子激光表面消融术应取代LASIK治疗屈光不正。

（李春江译　梁仲琪校）

参 考 文 献

1. Sridhar MS, Rapuano CJ, Cosar CB, et al: Phototherapeutic keratectomy versus diamond burr polishing of Bowman's membrane in the treatment of recurrent corneal erosions associated with anterior basement membrane dystrophy. Ophthalmology 2002; 109: 674 - 679.
2. Soong JK, Farjo Q, Meyer RF, Sugar A: Diamond burr superficial keratectomy for recurrent corneal erosions. Br J Ophthalmol 2002; 86: 296 - 298.
3. Reidy JJ, Paulus MP, Gona S: Recurrent erosions of the cornea: epidemiology and treatment. Cornea 2000; 19: 767 - 771.

病例 87 LASIK 增进术后持续异物感

Vera O. Kowal

患者，女性，58 岁，诉 LASIK 术后持续异物感 2 周。因双眼有－4.00D 的屈光不正，1 年前做了 LASIK 手术。又因残留－1.00D 的屈光不正，其优势眼需增进手术治疗。在强化手术过程中角膜瓣被掀起，掀起时，折返处造成了一小范围的上皮损伤。

体格检查

术后第一天检查时发现折返处附近的上皮损伤已经愈合，角膜瓣的边缘仍有着色。2 周后随访，在角膜瓣接触面出现一小块发白的物质，在折返处角膜瓣边缘有着色。视力是 20/20。

实验室检查发现

无。

问题

病人为什么会有持续的异物感？

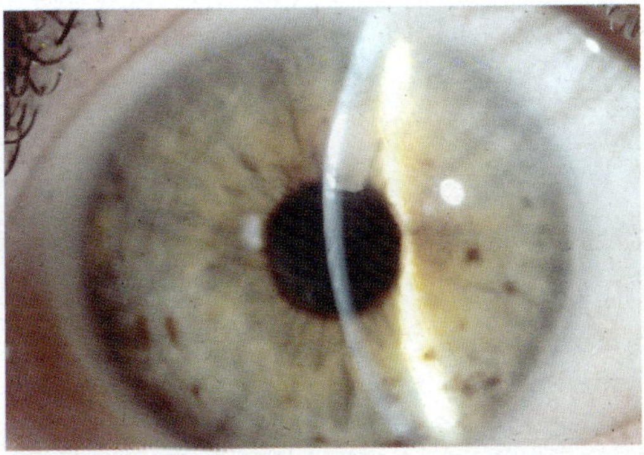

LASIK 强化后 2 周裂隙灯图示：近中央角膜瓣界面可见一小块发白的物质。

诊断

LASIK 术后上皮内生。

讨论

LASIK 术后上皮内生是单纯的角膜瓣接触面上皮生长，是与 LASIK 手术相关的不常见的并发症，上皮内生更常见于 LASIK 术后的增进手术而非初次的 LASIK 手术。内生可表现为：(1) 孤立的巢状细胞好像微小的“珍珠”；(2) 从角膜瓣边缘长入的上皮细胞“舌”。上皮在角膜瓣下发白的外观可被识别，常呈一簇簇圆形的珍珠状。上皮融合成片可能更棘手。上皮内生如果不治疗，将导致远视、不规则散光和角膜瓣基质溶解。通常，当上皮内生靠近视轴时会影响视力。

上皮内生是典型的继发于术后表面上皮细胞侵入角膜瓣而不是术中上皮细胞的植入。接触面上许多孤立的上皮珠是自限性的并能观察到。有些上皮内生不进展，无视觉意义，在角膜瓣边缘无影响。这种类型的内生不需治疗，可自行缓解。

去除上皮内生的指征包括威胁到视轴、导致严重的不规则的散光、随访期持续进展、从角膜瓣边缘向内生长超过 2mm 或严重的角膜瓣基质溶解。由于上皮内生层的干预，供给角膜瓣基质营养的房水循环受阻，造成角膜瓣的基质溶解或糜烂。

治疗应包括彻底机械去除角膜瓣后表面和角膜切削床面的上皮。必须彻底冲洗内表面，同时要保证将角膜瓣与角膜床紧密对合。有些病例，术后使用绷带角膜接触镜有效。对于复发者，可在病变处谨慎应用 10%～50% 的酒精。另外有报道可用准分子激光治疗性角膜削切术去除上皮内生。

本病例从最初就进行了密切的观察。2 周后，上皮层继续向视轴生长，异物感持续存在。经过掀起角膜瓣，彻底机械去除内生上皮后，病人的最佳矫正视力达到 20/20。

临 床 要 点

1. 避免 LASIK 术中上皮损伤有利于防止上皮内生。
2. 需要仔细观察来确定上皮内生的进展情况。
3. 严重的上皮内生病例核心治疗是机械去除全部上皮细胞。

（李春江译 梁仲琪校）

参 考 文 献

1. Domniz Y，Comaish IF，Lawless MA，et al：Epithelial ingrowth：causes，prevention，and treatment in 5 cases. J Cataract Refract Surg 2001；27：1803－1811.
2. Haw WW，Manche EE：Treatment of progressive or recurrent epithelial ingrowth with ethanol following laser in situ keratomileusis. J Refract Surg 2001；17（1）：63－68.
3. Walker MB，Wilson SE：Incidence and prevention of epithelial growth within the interface after laser in situ keratomileusis. Cornea 2000；19（2）：170－173.
4. Wang MY，Maloney RK：Epithelial ingrowth after laser in situ keratomileusis. Am J Ophthalmol 2000；129（6）：746－751.

病例 88　单眼疼痛和刺激感

Vera O. Kowal

患者男性，48 岁，因工作关系游历很广，主诉单眼红、刺激感 3 周。患者戴软性接触镜，在症状出现 3 天时就曾被诊断为“红眼病”。局部使用多种抗生素和抗过敏滴剂治疗，症状无改善。视力下降，刺激感进一步加重。

体格检查

患眼视力 20/50，中度结膜充血，角膜近中心的前基质浸润，边界模糊，弥漫性点状角膜炎，基质严重水肿，前房清亮，眼后部正常。

实验室检查发现

角膜碎屑涂片及革兰染色阴性，Giemsa 染色见细丝状真菌菌丝。

问题

诊断是什么？细丝样真菌角膜炎的最佳经验治疗是什么？

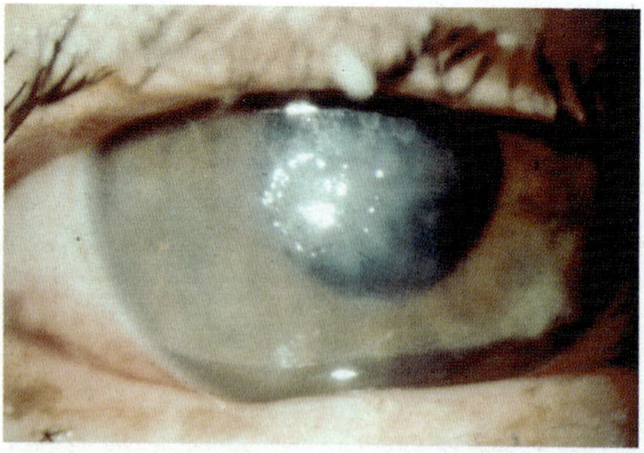

裂隙灯检查所见中度结膜充血，角膜近中心的前基质浸润，边界模糊，重度基质水肿。

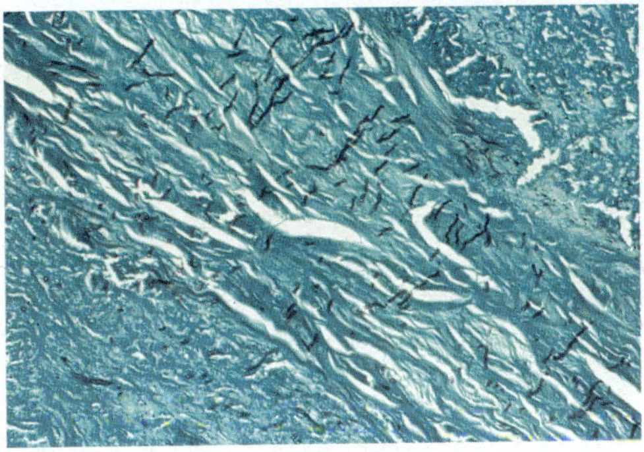

角膜碎屑涂片 Giemsa 染色见细丝状真菌菌丝。

诊断

角膜真菌病（真菌性角膜炎），很可能为曲霉菌感染。

讨论

角膜真菌病即角膜的真菌感染，一般很难做出诊断。

在美国，曲霉菌属、镰刀菌属和念珠菌属是角膜真菌病的最常见致病微生物。这些真菌很难通过染色或培养的方式分离出来。在世界其他地方，暗色真菌则是主要的病原体。

真菌病原体的分离和鉴定困难，严重感染的及时诊断更依赖于临床经验。角膜溃疡的治疗效果不佳时应高度怀疑角膜真菌病。其他应高度怀疑角膜真菌病的临床特征包括对常用的广谱抗生素治疗反应不良、边界模糊或不规则的损害/浸润灶、“卫星”病灶、无痛的但病情每况愈下、有动物和（或）植物接触史。病人常有户外工作史（如农民、林业者、渔民等）、创伤、动物接触史或热带、亚热带地区旅游史。其他诱因包括戴隐形眼镜、角膜损伤（干眼、外伤/擦破时或其他眼病）、糖尿病或其他免疫损伤的情况。

典型的真菌角膜病病程缓慢且为无痛性。通常当已确诊的病例对抗真菌药物治疗不敏感时临床医生会很不安。此病能进一步累及巩膜和（或）前房。前房积脓常见，但重要的是区分这种疾病是炎性的还是真菌性的。

通过染色的方法识别真菌成分（有菌丝或无菌丝）来确诊。特别是 Giemsa 染色、PAS、GMS 或荧光增白染色。若培养是阴性，则应进行角膜活检。

真菌角膜病的治疗依赖于真菌的分型鉴定。如果最初角膜刮片染色结果是阴性的，数周内，可能不会变为阳性。基于此原因，一定要求实验室长时间保留培养以找到真菌。对有菌丝的角膜炎首选局部应用 5% 纳他霉素同时口服伊曲康唑200～400mg/d。若鉴定为类酵母菌感染可局部应用 0.15% 两性霉素 B 同时口服伊曲康唑 200～400mg/d。必须坚持长期治疗，疗程多为数月。如果角膜上皮不完整，药物吸收和浸透入角膜基质效果较好，因此，把病变角膜上皮刮除会对治疗非常有益。

局部应用皮质类固醇治疗真菌角膜病有很大争议。初期局部应用激素常使症状及浸润病灶的表现好转，然后病情会恶化并且混淆诊断。通常，真菌角膜病的处理最好避免局部应用皮质类固醇，如果要用，至少要在抗真菌治疗效果显现之后。

角膜移植术是晚期真菌性角膜炎重要治疗方法。当感染累及巩膜和（或）前房时，应进行角膜移植术治疗。

该患者在角膜刮片中发现有真菌菌丝，根据经验在清醒状态时每半小时一次 5% 纳他霉素局部点眼，同时口服伊曲康唑 200mg，每日 2 次。治疗期间多次基质浸润上皮细胞的清除对纳他霉素的渗透有帮助。5 天后，培养结果鉴定为曲霉菌，对纳他霉素敏感。治疗进展缓慢，数周后病灶有明显好转迹象。由于得到了及时有效的早期治疗，该病例的视力损害很小，最好的矫正视力达到了 20/40。

临 床 要 点

1. 对于经验治疗无改善的结膜炎/角膜炎病例，旅行史和职业史很重要。
2. 当角膜炎表现不典型和（或）细菌性角膜炎的经验治疗无效时，进行角膜刮片检查可获得早期诊断。
3. 角膜上皮完整者对抗真菌药物的治疗效果差。
4. 清除角膜的全部真菌需要长期的治疗。

（李春江译　梁仲琪校）

参考文献

1. O'Day DM, Head WS: Advances in the management of keratomycosis and *Acanthamoeba* keratitis. Cornea 2000; 19: 681-687.
2. Garg P, Gopinathan U, Choudhary K, Rao GN: Keratomycosis: clinical and microbiologic experience with dematiaceous fungi. Ophthalmology 107: 574-580.

病例 89　右半侧面部/头皮疼痛

Vera O. Kowal

患者男性，67 岁。主诉右侧头部近发际处针刺样疼痛 2 天，同时右前额部和右眼周围也有相似的疼痛，伴有不适。患者否认外伤史，否认视觉异常。其前额有一个刚出现的皮疹，儿时有水痘病史。

体格检查

头部右侧发际处有簇集小水疱，内含透明液体，周围有红斑。双眼视力 20/20。其他检查未见异常。

实验室检查发现

无。

问题

诊断是什么？如何评价这位患者？如何治疗？

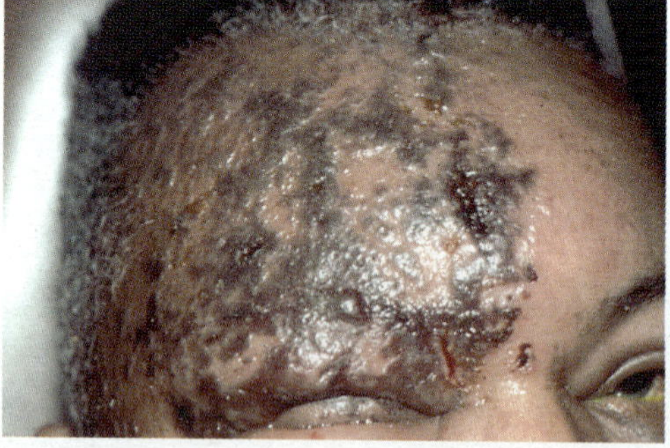

发际附近有一簇集小水疱，有的内含透明液体，其他的开始结痂。注意：皮疹未过中线。

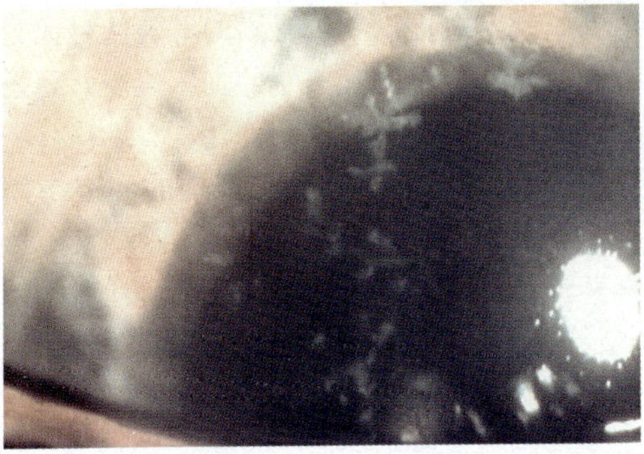

角膜的假树突的裂隙灯图片假树突不规则，无末端膨大，无荧光素染色。

诊断

带状疱疹。

讨论

带状疱疹是局灶性皮疹，由隐伏在脊髓后根神经节内的水痘-带状疱疹病毒重新活化引起，原发感染表现为儿时的水痘。带状疱疹可发生于任何有过水痘史的人，但是更常见于成人和免疫缺陷的病人。皮疹沿皮节分布，可出现在皮肤的任何部位，但以胸、腰和面部常见，带状疱疹也可以见于儿童，但远远低于成人。免疫缺陷病人，如器官移植的受体和 HIV 携带者发病率也较高。

在水疱皮疹出现前 1~5 天患者常诉典型的受累皮肤感觉迟钝、（刺）痛、麻刺感。相关的前驱症状有不适感、头痛、畏光、皮疹呈红斑样，其间有簇状透明疱疹，持续 3~5 天。水疱在 2~4 周内破溃、结痂，通常会导致色素沉着改变和瘢痕，皮疹不会穿过中线。诊断一旦确立便开始口服抗病毒药，特别是在水疱出现 72 小时内会帮助缩短病程和减少疼痛持续时间。

霍金森氏征（鼻根处有水疱）是指特征性的 V1（三叉神

经）分布区受累及，也提示眼部受累的可能性更大。

带状疱疹的诊断是根据其典型的临床表现，但是直接免疫荧光法检验有助于对非典型病例的确认。

沿 V1（三叉神经第一支）分布疱疹的病人，如果未经口服抗病毒药物治疗，50% 将最终累及眼部（带状疱疹眼炎）。口服抗病毒药治疗可使眼部的晚期并发症发生率由 50% 减少到 20～30%。眼部的一些表现可能包括在角膜上的假树突（不同于 HSV 的树枝形状，HZV 末端没有真正的终端“球茎”，在外观上更不规则，像敷了一层“石膏”，无荧光染色）、间质炎/角膜炎、虹膜炎/葡萄膜炎、神经营养的变化，更少见的巩膜炎/脉络膜炎、眼神经炎和急性视网膜坏死。

带状疱疹治疗包括 7 天口服抗病毒药物（泛昔洛韦、伐昔洛韦），药物可减少病变持续时间和疼痛时间，尽管使用阿昔洛韦在带状疱疹治疗上得到认可，但是有关这种药物较好的服药方案和药物动力学的描述却很少。上述两种药物均可耐受。一旦疑似诊断就应开始用药，特别是在水疱出现 72 小时内用药最有效。

如果带状疱疹眼炎进展，应给予局部的润滑剂和（或）局部的激素类药物以用于减轻症状和眼的炎症的治疗。在带状疱疹眼炎治疗中，局部抗病毒药物无作用。由于炎症消散需要数周乃至数月，所以局部应用激素类药物要缓慢减量。眼部炎症会复发，甚至无典型的皮疹，可用同样的方法治疗。在严重的有瘢痕生成的角膜炎病例，需要角膜移植。尽管带状疱疹眼炎可能复发，其原因根源于隐伏于脊髓后根神经节内的病毒，但是神经营养的角膜炎的长期后遗症少见。

在该病例中，由于典型的主诉与特异的皮疹表现，临床上做出明确的诊断，开始便口服泛昔洛韦，并且很快治愈，患者无任何眼部受损的表现。

临 床 要 点

1. 带状疱疹的治疗需 7 天为一疗程的口服抗病毒药物治疗，如泛昔洛韦或伐昔洛韦。最理想的是在起病后 72 小时之内开始治疗。
2. 局部抗病毒药物治疗带状疱疹眼炎无作用。
3. 局部激素类药物的使用对治疗带状疱疹的眼部并发症非常有效。

（李春江译　梁仲琪校）

参 考 文 献

1. Gnann JW，Whitley，RJ：Clinical Practice. Herpes Zoster. N Engl J Med 2002；347：340－346.
2. Starr CE，Pavan－Langston D：Varicella－zoster virus：mechanisms of pathogenicity and corneal disease. Ophthalmol Clin North Am 2002；15：7－15.

病例 90　戴接触镜出现视物不清

Vera O. Kowal

患者男性，19 岁，主诉最近几周视力明显下降。患者戴软的接触镜 6 个月。刚戴镜时视物清晰，但最近几周视力明显下降，以致看不清路标。无戴玻璃眼镜史，并否认眼痛或发红。

眼科检查

戴镜最佳矫正视力右眼 20/40，左眼 20/20。显然验光右眼−5.50+2.75×140，左眼 −4.00+1.25×82。Munson 征阴性。裂隙灯检查右角膜下方轻度变薄，左角膜正常。

实验室检查发现

角膜曲率计右眼不规则的凹陷。角膜地形图（见图）示右眼角膜下方和后方变陡。戴硬性透气性接触眼镜屈光，双眼最佳矫正视力 20/15。

问题

临床病史及检查发现意味着什么？其特点是什么？

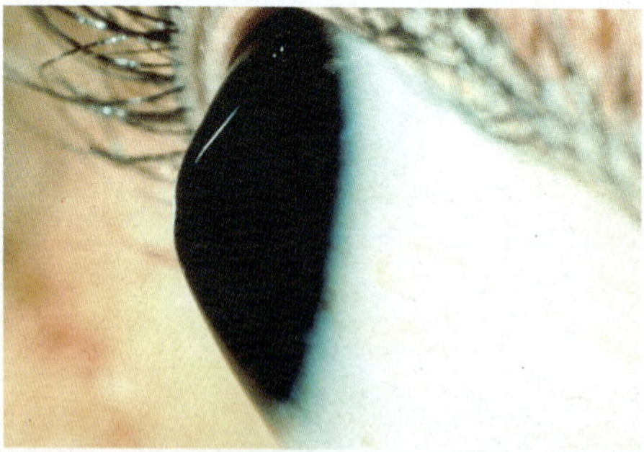

裂隙灯侧面图示角膜呈锥形。

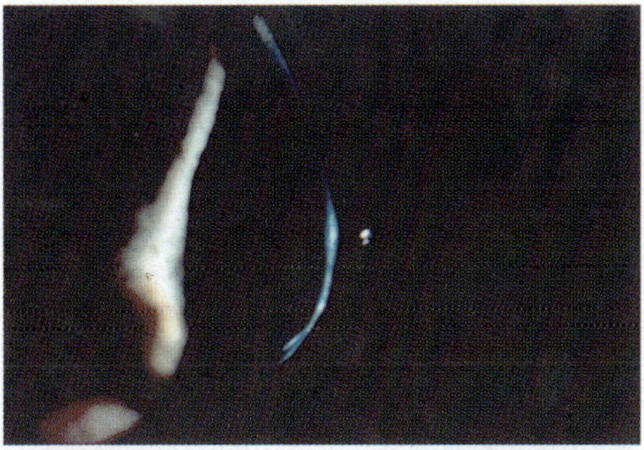

裂隙灯图示角膜下方变薄。

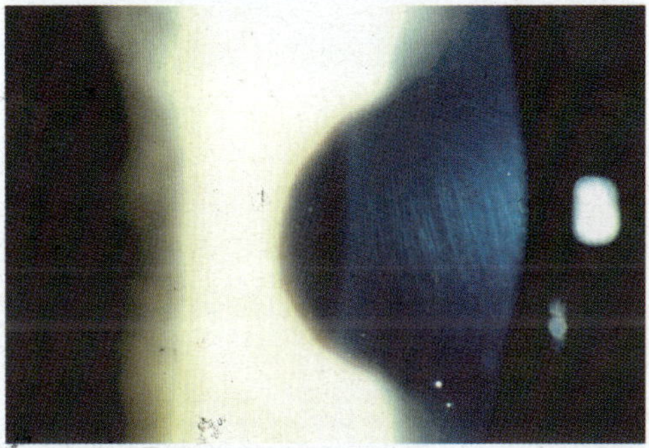

裂隙灯下的 Vogt 细沟。

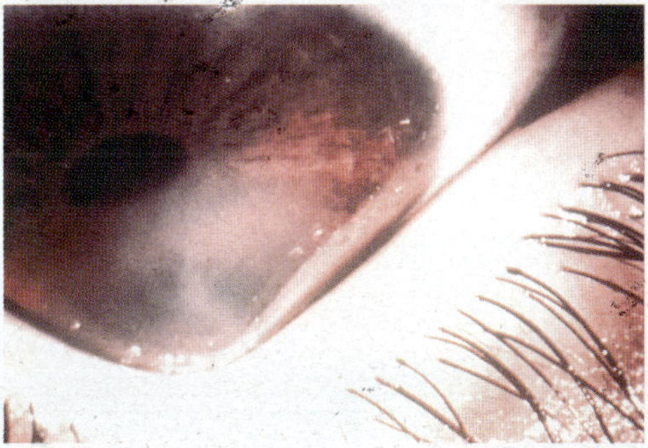

Munson 征：下视时圆锥形角膜使眼睑变形。

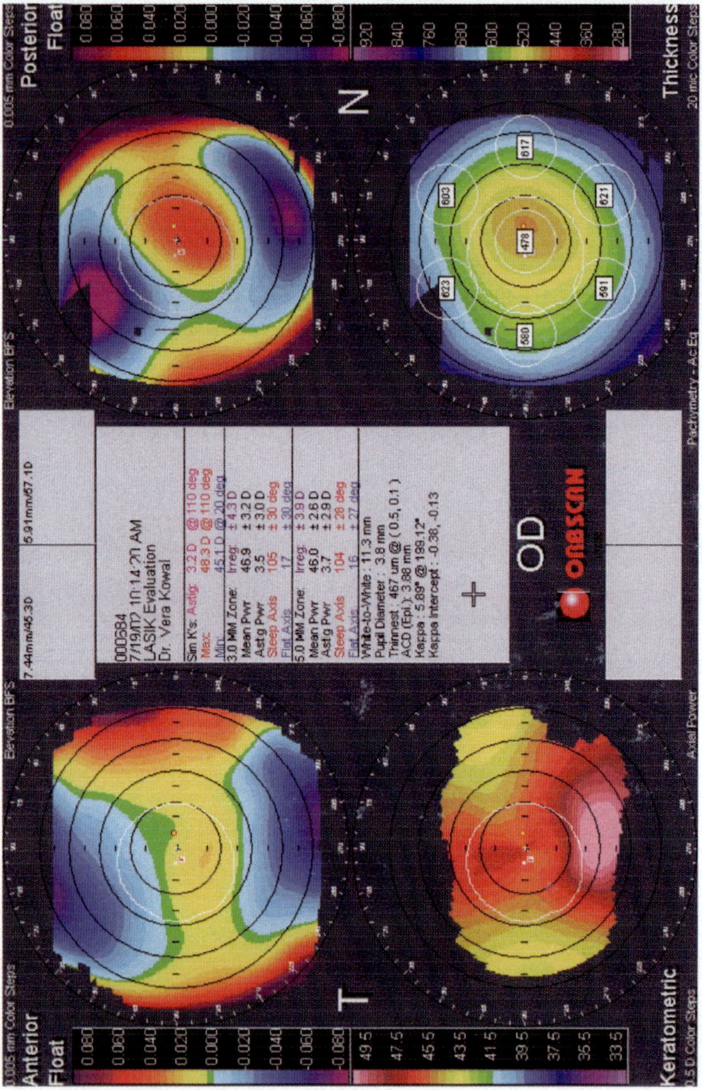

角膜地形图示右眼角膜下方变陡。

诊断

圆锥角膜。

讨论

圆锥角膜是角膜的非炎症性进行性扩张或变薄，病因未知，但可能与特应性疾病、眼睛摩擦和 Down 综合征等诸多因素有关。只有少数病例有家族史。随着下部“圆锥体”的形成，其特征为进行性不规则散光。“圆锥体”的顶部变薄，瘢痕和 Vogt 细沟形成。Vogt 细沟是后弹力层纤细的平行的折线，轻压角膜缘时可消失。围绕圆锥的上皮基底膜有一个部分或完整的铁色素沉着环称为 Fleischer 环，裂隙灯检查时在钴蓝光下清晰可见。在较严重的圆锥角膜病例中表现 Munson 征，此特征是下视时由圆锥角膜造成的下眼睑变形。

最早的临床表现为频繁更换眼镜来矫正渐增的散光。发病年龄呈双峰曲线，第一个高峰为 15～25 岁，第二个高峰为 35～45岁。戴玻璃眼镜和软的接触眼睛视力很差，病人最终需戴硬性透气性接触眼镜以获得最佳视力。临床检查用检影法红光反射的剪取移动是圆锥角膜典型标志，是由于角膜曲率不规则凹陷所致。双眼不对称很常见。非典型性圆锥角膜是圆锥角膜的亚临床型，仅有异常的角膜地形图，无临床发现或症状。一般情况下，典型的圆锥角膜只表现在单眼，另一侧表现为非典型性圆锥角膜。

水肿指圆锥角膜病人的后弹力层急剧裂开造成突然的严重的角膜水肿。当后弹力层愈合时，水肿消退，常只留下极小的瘢痕。

圆锥角膜的诊断依据为临床上屈光变化史、不规则散光表现、典型的裂隙灯检查结果等等。然而，角膜地形图特别是 Orbscan（眼前节分析）技术，已成为圆锥角膜诊断的金标准。在缺乏临床迹象和症状时，非典型性圆锥角膜的确诊依赖于角膜地形图检查。典型的地形学检查特征包括下方变陡、上方扁平、角膜后方变陡伴高阶漂浮和角膜最薄点下部的移位。

未确诊圆锥角膜的病人因为戴玻璃眼镜和（或）接触镜视力不能得到矫正，所以常选择屈光手术。识别这些病人非常关键，尤其那些患非典型性圆锥角膜的更不适合做屈光手术。任何类型的屈光手术对圆锥角膜的效果不可预知。

大多数病例，靠戴硬性透气性接触镜的保守治疗有效。如果对接触镜不能耐受，或最佳矫正视力极度减低，应考虑角膜移植。有报道可用分割基质内角膜环来稳定扩张的过程，以使接触镜更合适或延迟对角膜移植的需要。

根据病人的病史和临床检查，其右眼是典型的圆锥角膜，左眼是非典型性圆锥角膜。用硬性透气性（RGP）接触镜治疗效果良好。

临 床 要 点

1. **大多数圆锥角膜病人使用 RGP 接触镜治疗可使视物清晰，只有 10%～15% 的病人因为不耐受接触镜或视力很差。即使 RGP 接触镜非常恰当，这类患者还需要进行角膜移植。**
2. **圆锥角膜病人进行角膜移植的远期成功率是极好的。**
3. **圆锥角膜是屈光手术的绝对禁忌证。**

（李春江译　梁仲琪校）

参 考 文 献

1. Cosar CB, Sridhar MS, Coher EJ, et al: Indications for penetrating keratoplasty and associated procedures, 1996 - 2000. Cornea 2002; 21: 148 - 151.
2. Edwards M, McGhee CH, Dean S: The genetics of keratoconus. Clin Experiment Ophthalmol 2001; 29: 339.
3. Brierly SC, Izquierdo L, Mannis MJ: Penetrating keratoplasty for keratoconus. Cornea 2000; 19: 329 - 332.

病例 91　LASIK 术后 2 天视力下降

Vera O. Kowal

患者女性，34 岁，主诉 LASIK 术后 2 天视力下降。患者在加拿大做过 LASIK 手术，术后第一天随诊一切均好。当天晚上开始视物越来越模糊。现在家乡就医。

体格检查

视力为右眼 20/25，左眼 20/50；裂隙灯检查双眼结膜轻微充血，角膜上皮完整，角膜瓣的蒂在上方，右眼界面清亮，左眼界面局部雾状混浊呈早期流动的撒哈拉沙漠样表现；无浸润，前房深而安静。

实验室检查发现

无。

问题

诊断是什么？病因是什么？如何治疗？

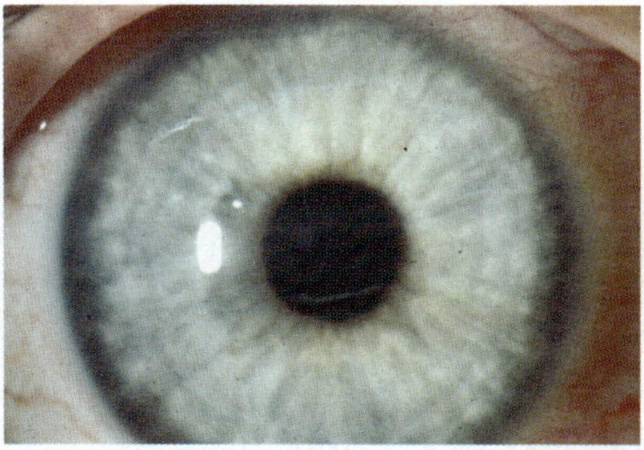

裂隙灯检查左眼角膜瓣界面雾状混浊病灶，呈层间沙漠反应。

诊断

DLK（弥漫性板层角膜炎）。

讨论

DLK（弥漫性板层角膜炎）病因不明，特征是 LASIK 术后白细胞向基质界面聚集的进行性炎症。白细胞在界面上分布经常波动，最早被描述成“撒哈拉之沙”现象（层间沙漠反应）。轻度 DLK 在 LASIK 术中上皮损伤时出现。许多累及视轴的重度的炎症是由于界面上抗原的沉积，如内毒素或显微角膜镜的油滴。这些理论尚未得到证实，但是，许多研究已排除细菌感染。有分表明认为，DLK 与各种因素有关，如使用仪器清洁液的更换、手术日前高压灭菌锅的烘干不全；LASIK 术中上皮损伤；治疗过程中应用新的局部药物；多例病人同一天由同一外科大夫和（或）使用同一器械手术等等。

典型的 DLK 常在 LASIK 术后 1～7 天出现，但也可出现在掀起角膜瓣的强化术后或稳定的 LASIK 术后由于外伤导致角膜上皮缺损的病人。

DLK 至少有两种分级方案。Linebarger 等人根据病情严重程度将 DLK 分为 I 级到 IV 级。Johnson 等人最近将 DLK 根据是否累及视轴中心分类（Ⅰ级不累及，Ⅱ级累及），把散发 DLK 定为 A 型，群发 DLK 定为 B 型（同一天内出现 2 例或更多例病人）。

DLK 的治疗取决于其严重程度。诊断一旦确立，只要病人清醒，应立即开始 1% 的醋酸氢化波尼松治疗，每小时一次。在视力改善前应每天做一次检查。累及中心的 DLK 病例除了局部应用激素外，还应掀起角膜瓣用平衡盐溶液冲洗界面。大多数 DLK 病人会在 1～10 天内治愈，严重病例需 1 个月的时间。一旦大部分炎症缓解激素要逐渐减量。绝大多数病例视力恢复良好，但中心受累的极重度 DLK 病例由于瘢痕形成或不规则散光，会使最佳矫正视力降低。

该患者进行了每小时一次的 1% 的醋酸氢化波尼松治疗和

每 24 小时的复诊，炎症逐渐消退，视力一度降至 20/100。此次复诊时，将左眼的角膜瓣掀起进行了彻底的平衡盐溶液冲洗。将瓣放回原位，每小时局部激素继续使用。随后的复诊界面始终保持清晰，左眼视力最终恢复到了 20/20。

临 床 要 点

1. 对 LASIK 术后的病人密切随访很重要，甚至认为“不可能有问题”的病例也能发展为 DLK。

2. 及早识别和治疗 DLK 能极大地改善预后。

3. 尽管每小时行局部激素治疗，但是如果视力下降，炎症加重，应立即实施掀起角膜瓣冲洗。

（李春江译　梁仲琪校）

参 考 文 献

1. Fohnson JD, Harissi - Dagher M, Pineda R, et al: Diffuse lamellar keratitis: Incidence, associations, outcomes, and a new classification system. J Cataract Refract Surg 2001; 27: 1560 - 1566.
2. Harrison DA, Periman LM: Diffuse lamellar keratitis associated with recurrent corneal erosions after laser in situ keratomileusis. J Refract Surg 2001; 17: 463 - 465.
3. Linebarger EJ, Hardten DR, Lindstrom RL: Diffuse lamellar keratitis: Diagnosis and management. J Cataract Refract Surg 2000; 26: 1072 - 1077.

病例 92　眼睛被脏水喷伤后剧痛、眼红、视力严重下降

Vera O. Kowal

患者男性，42 岁，管工，佩戴软性隐形眼镜。主诉眼睛被脏水喷伤后剧烈疼痛、眼红、视力严重下降。几天前患者工作时被有压力的脏水喷伤眼睛，当时隐形眼镜坠落，角膜遭到了轻微擦伤。在急救中心用外用红霉素软膏和外用润滑剂给予治疗。由于症状加重，包括视物模糊、剧烈灼痛、眼红加重和刺激感，到眼科就诊。

体格检查

疼痛与临床表现不符。裂隙灯检查示中度结膜充血，角膜近中央区域可见新月形点状着色，无明显的基质层受累，前房安静。

实验室检查发现

无。

问题

诊断是什么？下一步怎么办？

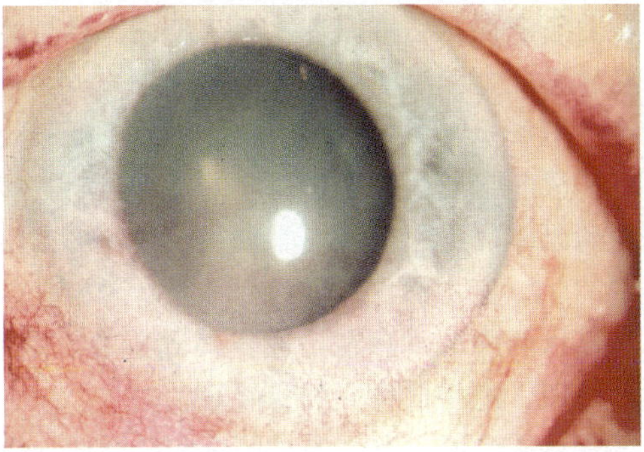

中度结膜充血和角膜近中央区新月形点状色素的裂隙灯图片。

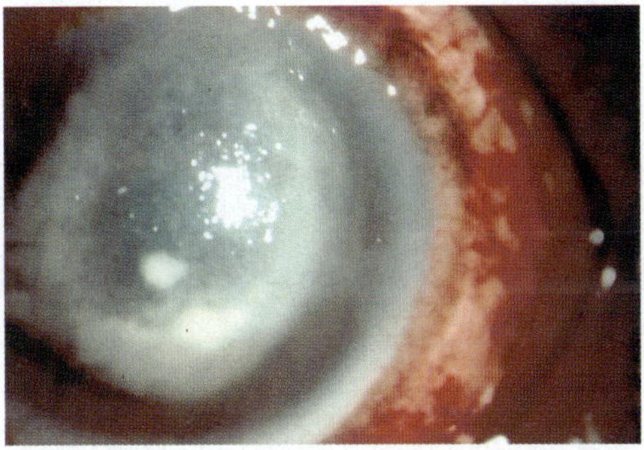

基质环形浸润的裂隙灯图片——棘阿米巴感染的典型表现。

诊断

棘阿米巴角膜炎。

讨论

棘阿米巴角膜炎于 1973 年首次提出，以后很少发生，直到 20 世纪 80 年代初期美国的一次流行。早期流行病例是由于在家中应用为消毒隐形眼镜配制盐水的盐片引起感染所致，其他的危险因素包括外伤、热水浴盆的使用、接触污染的湖泊水、环境改变和角膜移植。棘阿米巴是眼内非常态的病原体。

资料显示，上皮缺损对感染的发生非常关键。典型的感染开始于上皮，然后进展到深基质层，在此可持续一段时间。早期病例可与单纯性疱疹角膜炎混淆，因此，早期诊断和处理对该病至关重要。如果能够迅速识别，简单的上皮清创术和表面治疗有效。一旦病原体侵犯到角膜的深层，治疗就更困难，视力恢复不好。

棘阿米巴以两种形式存在，滋养体和胞囊。胞囊耐干燥、高温和化学处理。胞囊很难从角膜根除。

一旦发生基质受累，炎症将是严重和持续的。角膜基质环形浸润、角膜神经受累和前房发炎，这些典型表现都是棘阿米巴角膜炎的晚期表现。疼痛与临床表现不相称可能是因为角膜神经受累（辐射状的角膜神经炎）。

通过革兰染色、Giemsa 染色或氢氧化钾与钙蛋白染色确定滋养体或胞囊存便可诊断。生物体也能培养出来。

对于棘阿米巴角膜炎患者，早期诊断对治疗非常关键。当钙蛋白染色证明滋养体和（或）胞囊存在时，应当实施上皮清创术。0.5% 的羟乙磺酸丙氧苯脒和聚六甲撑基双胍（PHMB）联合应用的眼表治疗是首选的治疗方法。丙氧苯脒能够有效抵抗滋养体，PHMB 能够有效抵抗滋养体和胞囊两种形式。另外两个眼局部治疗用药新孢霉素和 0.02% 的洗必泰（氯己定）可以追加用于严重病例。

与角膜真菌病类似，皮质类固醇的作用对于棘阿米巴角膜炎的治疗有争议。在棘阿米巴角膜炎期间，炎症可能是持续的而且基质严重受累。事实上，在抗阿米巴疗法开始后炎症经常加重，可能是由于濒死生物体潜在有害抗原的释放。

感染控制后，角膜移植对于视力的恢复是最好的选择。在炎症的急性阶段实施角膜移植术很少成功。

根据被脏水喷伤和角膜遭受创伤的病史，这位特殊的棘阿米巴角膜炎病人得到早期诊断。角膜上皮清创术后通过钙蛋白染色显示存在滋养体和胞囊两种形式。该病人每小时一次丙氧苯脒和 PHMB，几天后逐渐减少用药次数，持续 4 月余。恢复很好，无视力损害。

临 床 要 点

1. 早怀疑和早诊断对于棘阿米巴角膜炎的治疗至关重要。
2. 典型的环形浸润是棘阿米巴角膜炎的晚期表现。
3. 0.1% 的羟乙磺酸丙氧苯脒和 PHMB 联合疗法是首选的治疗方法。
4. 为了控制炎症，通常需要眼局部应用皮质类固醇，同时需要特异的抗阿米巴疗法。

（李春江译　梁仲琪校）

参 考 文 献

1. O'Day DM, Head WS: Advances in the management of keratomycosis and *Acanthamoeba* keratitis. Cornea 2000; 19: 681 - 687.
2. Sharma S, Garg P, Rao GN: Patient characteristics, diagnosis, and treatment of non - contact lens related *Acanthamoeba* keratitis. Br J Ophthalmol 2000; 84: 1103 - 1108.